Série Pockets de

MEDICINA INTENSIVA

VOLUME V

MANEJO DE VIAS AÉREAS

———— Série Pockets de ————

MEDICINA INTENSIVA
Editor da Série: Hélio Penna Guimarães

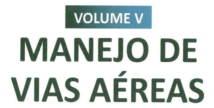

VOLUME V
MANEJO DE VIAS AÉREAS

EDITORES

Fabio Tanzillo Moreira
Roseny dos Reis Rodrigues

São Paulo
2024

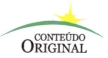

POCKETS DE MEDICINA INTENSIVA ■ MANEJO DE VIAS AÉREAS

Hélio Penna Guimarães ■ Fabio Tanzillo Moreira ■ Roseny dos Reis Rodrigues

---

Produção editorial	VILLA D'ARTES
Projeto gráfico	Catia Soderi
Diagramação	VILLA D'ARTES
Copidesque	Vânia Cavalcanti
Revisão	VILLA D'ARTES

© 2024 Editora dos Editores

Todos os direitos reservados. Nenhuma parte deste livro poderá ser reproduzida, sejam quais forem os meios empregados, sem a permissão, por escrito, das editoras. Aos infratores aplicam-se as sanções previstas nos artigos 102, 104, 106 e 107 da Lei nº 9.610, de 19 de fevereiro de 1998.

Editora dos Editores

São Paulo: Rua Marquês de Itu, 408 – sala 104 – Centro. (11) 2538-3117

Rio de Janeiro: Rua Visconde de Pirajá, 547 – sala 1121 – Ipanema.

www.editoradoseditores.com.br

Impresso no Brasil
Printed in Brazil
1ª impressão – 2024

Este livro foi criteriosamente selecionado e aprovado por um Editor científico da área em que se inclui. A Editora dos Editores assume o compromisso de delegar a decisão da publicação de seus livros a professores e formadores de opinião com notório saber em suas respectivas áreas de atuação profissional e acadêmica, sem a interferência de seus controladores e gestores, cujo objetivo é lhe entregar o melhor conteúdo para sua formação e atualização profissional.
Desejamos-lhe uma boa leitura!

Dados Internacionais de Catalogação na Publicação (CIP)
(Câmara Brasileira do Livro, SP, Brasil)

Manejo de vias aéreas / editores Fabio Tanzillo Moreira, Roseny dos Reis Rodrigues. -- São Paulo : Editora dos Editores, 2024.
-- (Série pockets de medicina intensiva ; v. 5 / editor Hélio Penna Guimarães)

Vários colaboradores.
Bibliografia
ISBN 978-65-6103-005-2

1. Medicina e saúde 2. Medicina intensiva - Manuais, guias, etc. 3. Via aérea (Medicina)
I. Moreira, Fabio Tanzillo. II. Rodrigues, Roseny dos Reis. III. Série.

24-196211
CDD-610
NLM-WB-100

Índices para catálogo sistemático:
1. Medicina 610

Eliane de Freitas Leite - Bibliotecária - CRB 8/8415

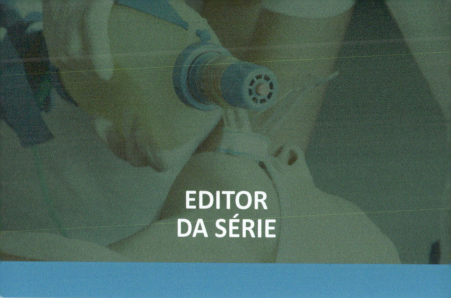

EDITOR DA SÉRIE

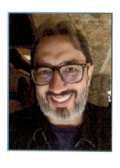

Hélio Penna Guimarães

- → Médico Especialista em Medicina de Emergência (ABRAMEDE), Medicina Intensiva (AMIB) e Cardiologia (IDPC).
- → Doutor em Ciências pela Universidade de São Paulo (USP).
- → Médico do Departamento de Pacientes Graves do Hospital Israelita Albert Einstein (HIAE).
- → Médico Supervisor do Programa de Residência em Medicina Emergência do Hospital de Clínicas da Faculdade de Medicina da Universidade de São Paulo (HCFMUSP).
- → Médico diarista da UTI da Disciplina de Cirurgia Cardiovascular da Universidade Federal de São Paulo (EPM-UNiFESP).
- → Professor Titular de Medicina de Emergência do Centro Universitário São Camilo-SP.
- → Presidente da Federação Latino Americana de Medicina de Emergência (FLAME):2023-2025.

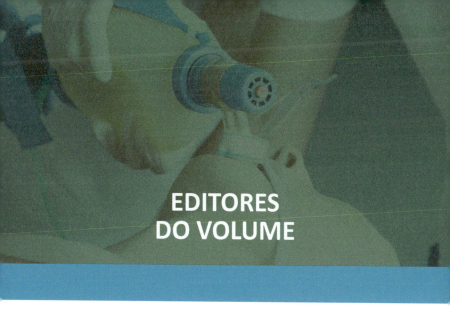

EDITORES DO VOLUME

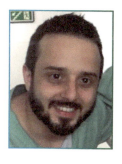

Fabio Tanzillo Moreira

→ Especialista em Clínica Médica e Medicina Intensiva.
→ Título de especialista em Medicina Intensiva pela Associação de Medicina Intensiva Brasileira (AMIB).
→ Médico Intensivista do Departamento de Pacientes Graves do Hospital Israelita Albert Einstein – São Paulo (SP).
→ Instrutor do Centro de Treinamento em Vias Aéreas (CTVA) – São Paulo (SP).

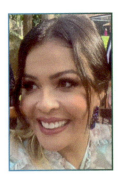

Roseny dos Reis Rodrigues
→ Médica anestesiologista e intensivista.
→ Doutorado e pós doutorado pela FMUSP.
→ Médica Intensivista do Departamento de Pacientes Graves do Hospital Israelita Albert Einstein (HIAE).
→ TSA e Título especialista em Medicina Intensiva AMIB.
→ Coordenadora técnica do Pronto Socorro da anestesia do Instituto Central da FMUSP.

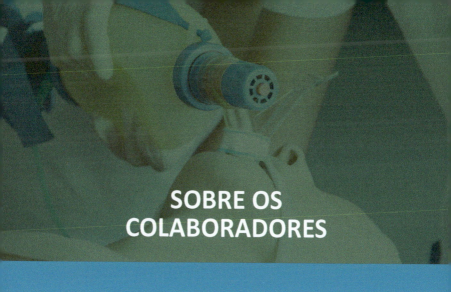

SOBRE OS COLABORADORES

Bárbara Vieira Carneiro
- → Médica Intensivista pelo HCFMUSP-SP.
- → Intensivista Diarista da UTI de Transplantes do HIAE.
- → Médica Assistente da UTI de Trauma e Emergências Cirúrgicas do HCFMUSP.
- → Coordenadora da pós-graduação de Neurointensivismo do HIAE.

Camila Soriano de Araújo Pedrinha
- → TSA-SBA.
- → Instrutora do CET do Instituto Nacional de Câncer José Alencar Gomes da Silva (INCA).
- → Anestesiologista do Instituto Estadual de Cardiologia Aloysio de Castro.

Carlos Eduardo Saldanha de Almeida
- → Médico intensivista do Hospital Beneficente Israelita Albert Einstein e do A. C. Camargo Cancer Center.

Cecilia Leon Calderon
- → Médica especialista em Clinica Médica.
- → Intensivista pelo Hospital Israelita Albert Einstein.

Daniel Lima da Rocha
- → Médico Intensivista do Hospital Israelita Albert Einstein.

Daniel Perin
- → Anestesiologista.
- → Doutor em Ciências pela Faculdade de Medicina da Universidade de São Paulo.
- → "Leadership in Airway Training" pela University of Chicago.

Eduardo Paolinelli
- → Médico formado pela UFMG, residente de Terapia Intensiva do Hospital Israelita Albert Einstein.

Enéas Eduardo Sucharski
- → Médico Anestesiologista do Hospital Israelita Albert Einstein.
- → TEA – Título de Especialista em Anestesiologia.
- → Membro da Sociedade Brasileira de Anestesiologia.

Fábio Tanzillo Moreira
- → Especialista em Clínica Médica e Medicina Intensiva.
- → Título de especialista em Medicina Intensiva pela Associação de Medicina Intensiva Brasileira (AMIB).
- → Médico Intensivista do Departamento de Pacientes Graves do Hospital Israelita Albert Einstein – São Paulo (SP).
- → Instrutor do Centro de Treinamento em Vias Aéreas (CTVA) – São Paulo (SP).

Felipe Robalinho
- → TSA/SBA.
- → Anestesiologista INCA- Ministério da Saúde.
- → Anestesiologista Transplante Hepático- Ministério da Saúde.
- → Residência em Anestesiologia INCA.

Felipe Souza Lima Vianna

- → Residência Médica em Neurologia pela Universidade Federal Fluminense e Medicina Intensiva pelo Hospital Israelita Albert Einstein.
- → Título de especialista em Medicina Intensiva pela Associação de Medicina Intensiva Brasileira (AMIB).
- → Médico Intensivista do Departamento de Pacientes Graves do Hospital Israelita Albert Einstein- São Paulo (SP).
- → Doutorando do Programa de Pós-graduação em Anestesiologia, Ciências Cirúrgicas e Medicina Perioperatori da Faculdade de Medicina da Universidade de São Paulo.

Fernanda Guimarães Aguiar

- → Residência em Terapia Intensiva pelo Hospital Israelita Albert Einstein.
- → Fellowship em Trauma e Neurointensivismo pelo St. Michael's Hospital – Toronto University.
- → Médica Plantonista da UTI do Hospital Israelita Albert Einstein.

Flávia Sales Leite

- → Mestre em Ciências da Reabilitação pela Universidade Nove de Julho (2011).
- → Pós Graduada em Docência no Ensino em Saúde pela Faculdade de Ciências da Saúde Albert Einstein (2021).
- → Especialista em Fisioterapia Respiratória pela Santa Casa de São Paulo (2005) e Escola Paulista de Medicina (2007).
- → Fisioterapeuta Referência da Unidade de Terapia Intensiva Adulto do Hospital Israelita Albert Einstein.
- → Docente da Pós-Graduação de Fisioterapia em Terapia Intensiva do Hospital Israelita Albert Einstein.

Francília Faloni Coelho

- → Residência em Anestesiologista pelo Hospital Estadual Adão Pereira Nunes- Rj.
- → Pós- graduação em Anestesia Regional pelo Hospital Sírio Libânes- Sp.
- → Médica Anestesiologistas dos Hospitais Américas Medical City e Glória D'or- RJ.

Gustavo Potratz Gonçalves
- → Médico Especialista em Medicina Interna.
- → Médico Intensivista pelo Hospital Israelita Albert Einstein (HIAE).

Hélcio Jangue Ribeiro
- → Médico graduado pela Faculdade de Medicina da Universidade de São Paulo (FMUSP).
- → Residência médica em anestesiologia pelo Hospital das Clínicas da Faculdade de Medicina da Universidade de São Paulo (HC-FMUSP).
- → Anestesiologista do grupo Takaoka Anestesia, atuante no Centro de Intervenção e Hemodinâmica do Hospital Israelita Albert Einstein.

Isabelle Guerreiro Machado
- → Médica especialista em Clínica Médica pelo Hospital Regional de Presidente Prudente e Medicina Intensiva pelo Hospital Israelita Albert Einstein.

Marcia Jacomelli
- → Coordenadora Médica do Serviço de Endoscopia Respiratória do Hospital Albert Einstein.
- → Supervisora Médica do Serviço de Endoscopia Respiratória do InCor HC FMUSP.
- → Pneumologista pela Sociedade Brasileira de Pneumologia e Tisiologia.
- → Doutor em Ciências pela Faculdade de Medicina da Universidade de São Paulo.

Maria Regina de Paula Leite Kraft
- → Residente de Medicina Intensiva do Hospital Israelita Albert Einstein.

Mariana Fernandes Cremasco de Souza
- → Enfermeira Intensivista pela Universidade Federal de São Paulo – UNIFESP.
- → Mestre em Ciencias da Saude pela Universidade Federal de São Paulo – UNIFESP.
- → Especialista em ECMO pela Extracorporeal Life Support Organization – ELSO.
- → Membro do grupo de ECMO do Hospital Israelita Albert Einstein

Mauricio Luiz Malito

- → Mestrado pela Faculdade de Ciências Médicas da Santa Casa de São Paulo.
- → Anestesiologista pela SBA (Sociedade Brasileira de Anestesiologia).
- → Diretor do CTVA (Centro de Treinamento de Vias Aéreas).
- → Coordenador do Núcleo de VIAS AÉREAS da SAESP (Sociedade de Anestesia do Estado de SP).
- → Head of Brazilian Chapter SAM (Society for Airway Management).

Mayara Laíse Assis

- → Médica Intensivista do Hospital Israelita Albert Einstein.
- → Preceptora da Residência Médica de Terapia Intensiva do Hospital Israelita Albert Einstein.

Patrícia Procópio

- → Comitê de Anestesia Ambulatorial da SBA.
- → Membro da Comissão Científica da SAERJ.
- → Pós-Graduação em Anestesia Regional pelo Instituto de Ensino e Pesquisa do Hospital Sírio-Libanês.
- → Corresponsável CET – INCA.
- → TSA/SBA.

Patrick Laporte

- → Residência médica em anestesiologia CET Santa Casa de Misericórdia de São Paulo.
- → Título Superior em Anestesiologia - Sociedade Brasileira de Anestesiologia (TSA/SBA).
- → Médico anestesiologista do Instituto do Câncer do Estado de São Paulo (ICESP).
- → Instrutor do Centro Treinamento de Vias Aéreas (CTVA).
- → Instrutor do ¨Curso Via Aérea Difícil¨ Disciplina de Anestesiologia da FMUSP.

Paulo Rogério Scordamaglio

- → Médico Intensivista especialista pela AMIB/AMB.
- → Doutor pela Faculdade de Medicina da Universidade de São Paulo.
- → Médico do Serviço de Endoscopia Respiratória do Hospital Israelita Albert Einstein.
- → Médico assistente do Serviço de Endoscopia Respiratória HC-FMUSP/InCor.
- → Coordenador dos serviços de endoscopia respiratória dos Hospitais Vila Nova Star e São Luiz – Itaim (Rede D´Or).
- → Instrutor do Centro de Treinamento de Vias Aéreas (CTVA).

Renato Carneiro de Freitas Chaves

- → Médico e pesquisador, plantonista na unidade de terapia intensiva e no departamento de anestesiologia do Hospital Israelita Albert Einstein.
- → Anestesiologista da Takaoka Anestesia.
- → Doutorando em pneumologia, Faculdade de Medicina da Universidade de São Paulo.
- → Cursando MBA em gestão de pessoas, Universidade de São Paulo.

Roberto Rabello Filho

- → Especialista em Clínica Médica e Medicina Intensiva.
- → Título de especialista em Medicina Intensiva pela Associação de Medicina Intensiva Brasileira (AMIB).
- → Médico Intensivista do Departamento de Pacientes Graves do Hospital Israelita Albert Einstein – São Paulo (SP).
- → Doutor pela Faculdade Israelita de Ciências da Saúde Albert Einstein.

Roger Monteiro Alencar

- → Médico formado pela Univerdade Federal do Amazonas.
- → Residência em Clínica Médica pela SMS/SP.
- → Residência em Medicina Intensiva pelo Hospital Israelita Albert Einstein.
- → Título de Especialista em Medicina Intensiva pela AMIB/AMB.
- → MBA em Liderança e Gestão de Saúde Pública.
- → Gerente Médico na Sociedade Beneficente Israelita Albert Einstein.

Roseny dos Reis Rodrigues

- → Médica anestesiologista e intensivista.
- → Doutorado e pós doutorado pela FMUSP.
- → Médica Intensivista do Departamento de Pacientes Graves do Hospital Israelita Albert Einstein (HIAE).
- → TSA e TItulo especialista em Medicina Intensiva AMIB.
- → Coordenadora técnica do Pronto Socorro da anestesia do Instituto Central da FMUSP.

Sergio Eduardo Demarzo

- → Médico Especialista em Pneumologia e Tisiologia e Endoscopia Respiratória pela Sociedade Brasileira de Pneumologia e Tisiologia.
- → Especialista em Terapia Intensiva pela AMIB- Associação Médica Brasileira.
- → Doutor em Medicina Faculdade de Medicina da Universidade de São Paulo- São Paulo.
- → Médico Assistente do Serviço de Endoscopia Respiratória da Divisão de Pneumologia do Instituto do Coração do Hospital das Clínicas da Faculdade de Medicina da Universidade de São Paulo- São Paulo.
- → Médico Titular do Departamento de UTI do A.C. Camargo Cancer Center - São Paulo.

Veronica Fialho

- → Médica anestesiologista no Hospital Israelita Albert Einstein e amparo maternal.
- → Doutora em ciências da saúde pela faculdade de medicina israelita Albert Einstein.
- → Área de atuação em dor titulada pela associação médica brasileira.

Victor Lisboa Peixoto

- → Residente de Medicina Intensiva do Hospital Israelita Albert Einstein.

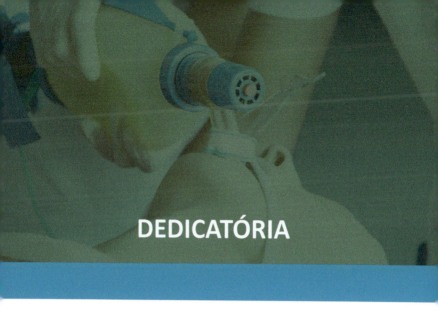

DEDICATÓRIA

Dedico esta obra, primeiramente, à minha esposa, Luana, que me inspira todos os dias a querer ser o melhor homem que posso ser.

À minha família, especialmente, a meus pais e meus avós, que moveram montanhas para que eu pudesse ter a oportunidade de chegar até aqui.

A todos pacientes, cujas trajetórias se cruzaram com a minha e me ensinaram tanto.

Aos colegas médicos que lutam bravamente para oferecer um cuidado de qualidade para seus pacientes.

Fábio Tanzillo Moreira

Que esta obra seja útil para todos aqueles que estejam, direta ou indiretamente, empenhados em prestar assistência à via aérea do paciente crítico. Que seja uma ferramenta com utilidade prática para médicos e colaboradores da equipe multidisciplinar e que, sobretudo, cumpra sua função principal: ser um instrumento viabilizador para salvar VIDAS. Aos nossos pacientes, dedico este livro!

Roseny dos Reis Rodrigues

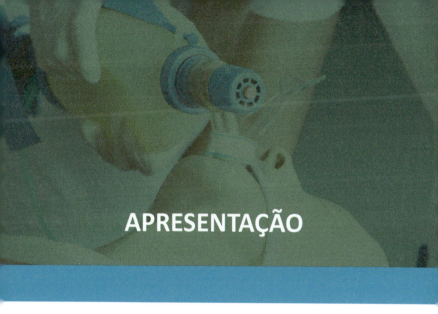

APRESENTAÇÃO

Esse livro contém 24 capítulos, que abordam o manejo da via aérea de forma ampla. A seleção dos capítulos levou em consideração os conhecimentos teóricos e práticos que julgamos de grande valia para os profissionais que lidam com pacientes graves.

O leitor encontrará neste livro os temas clássicos dessa área, como avaliação da via aérea, indicações de intubação e Sequência rápida de intubação por exemplo. Além disso, encontrará também temas que geralmente recebem menos atenção nas discussões do cotidiano hospitalar, porém com igual importância, como Monitorização durante o manejo da via aérea, Cuidados gerais no paciente intubado e Complicações no manejo da via aérea, por exemplo.

Os autores abordaram esses temas de forma direta e sucinta, focando em oferecer ao leitor um guia rápido para as mais diversas situações que podem ocorrer no dia a dia de quem pratica o manejo da via aérea.

Boa leitura!

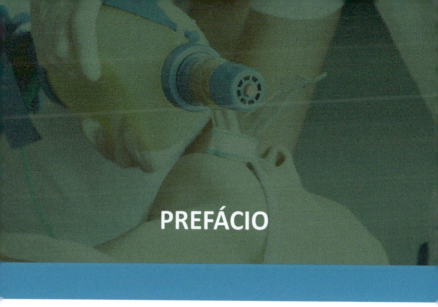

PREFÁCIO

Vias aéreas, um tema assustador para muitos e desafiador e fascinante para emergencistas, intensivistas e anestesiologistas, especialidades que buscam, de forma incessante, o domínio do conhecimento teórico, das habilidades e competências dessa área fundamental do conhecimento médico.

Este Manual vem somar importante conhecimento às evidências prático-teóricas dessas especialidades: dois reconhecidos especialistas em vias aéreas, Fábio e Roseny, com colaboração de 29 autores de grande referência em vias aéreas, se revezam em 24 concisos e pragmáticos capítulos com o objetivo de fornecer as melhores evidências científicas para abordagem segura, eficiente e eficaz das vias aéreas.

Este manual à beira-leito já se perfaz como efetiva fonte de consulta para profissionais que se dedicam ao cuidado de pacientes graves e que buscam sempre sua melhor performance de atendimento à beira-leito!

A série "Pockets em Medicina Intensiva" ganha, com este exemplar, uma referência sólida de suporte para o atendimento dos pacientes gravemente enfermos nas UTi e nos setores de emergência brasileiros!

Sempre em frente

Hélio Penna Guimarães

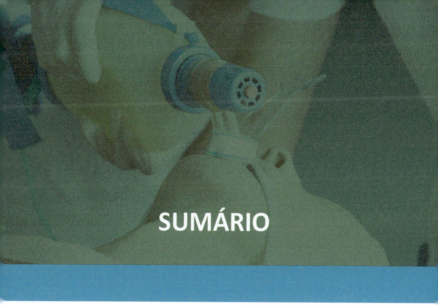

SUMÁRIO

1. ANATOMIA FUNCIONAL DAS VIAS AÉREAS 1
   - Renato Carneiro de Freitas Chaves
   - Enéas Eduardo Suchars
   - Hélcio Jangue Ribeiro

2. INDICAÇÕES DE INTUBAÇÃO OROTRAQUEAL 17
   - Isabelle Guerreiro Machado
   - Fábio Tanzillo Moreira

3. AVALIAÇÃO DA VIA AÉREA NA UTI 25
   - Victor Lisboa Peixoto
   - Maria Regina de Paula Leite Kraft
   - Daniel Lima da Rocha

XXIV MANEJO DE VIAS AÉREAS

4. **VIA AÉREA FISIOLOGICAMENTE DIFÍCIL: SRECONHECIMENTO E MANEJO DE CENÁRIOS CLÍNICOS..37**
   - Victor Lisboa Peixoto
   - Maria Regina de Paula Leite Kraft
   - Daniel Lima da Rocha

5. **ALGORITMOS PARA O MANEJO DA VIA AÉREA DIFÍCIL 57**
   - Patrícia Procópio

6. **MONITORIZAÇÃO DURANTE O MANEJO DA VIA AÉREA.....77**
   - Fabio Tanzillo Moreira
   - Roberto Rabello Filho

7. **PRÉ-OXIGENAÇÃO 87**
   - Daniel Perin
   - Patrick Laporte

8. **FARMACOLOGIA APLICADA À INTUBAÇÃO..........93**
   - Fernanda Guimarães Aguiar

9. **INTUBAÇÃO EM SEQUÊNCIA RÁPIDA..................127**
   - Roger Monteiro Alencar

10. **SEQUÊNCIA ATRASADA DE INTUBAÇÃO 137**
    - Roger Monteiro Alencar

11. LARINGOSCOPIA DIRETA **143**

- Gustavo Potratz Gonçalves
- Roseny Rodrigues

12. VIDEOLARINGOSCOPIA **153**

- Gustavo Potratz Gonçalves
- Roseny Rodrigues

13. DISPOSITIVOS EXTRAGLÓTICOS **159**

- Camila Soriano de Araújo Pedrinha

14. INTUBAÇÃO COM PACIENTE ACORDADO **171**

- Mauricio Luiz Malito.
- Paulo Rogério Scordamaglio

15. CRICOTIREOIDOSTOMIA **181**

- Felipe Robalinho

16. TRAQUEOSTOMIA **203**

- Carlos Eduardo Saldanha de Almeida

17. BRONCOSCOPIA PARA INTUBAÇÃO EM UTI **219**

- Marcia Jacomelli
- Sergio Eduardo Demarzo

XXVI MANEJO DE VIAS AÉREAS

18. EXTUBAÇÃO SEGURA E TROCA DE CÂNULA OROTRAQUEAL 235
- Eduardo Paolinelli
- Fábio Tanzillo Moreira

19. CUIDADOS GERAIS AO PACIENTE INTUBADO 253
- Flávia Sales Leite
- Mariana Fernandes Cremasco de Souza

20. ABORDAGEM DA VIA AÉREA NA GESTANTE 271
- Veronica Fialho

21. CENÁRIOS ESPECÍFICOS – OBESO 283
- Cecilia Leon Calderon
- Fábio Tanzillo Moreira

22. CENÁRIOS ESPECÍFICOS: PACIENTES NEUROCRÍTICOS 293
- Fábio Tanzillo Moreira
- Felipe Viana
- Roseny Rodrigues

23. CENÁRIOS ESPECIAIS – PACIENTE POLITRAUMATIZADO ..311
- Bárbara Vieira Carneiro
- Francília Faloni Coelho

24. COMPLICAÇÕES RELACIONADAS AO MANEJO DA VIA AÉREA 339
- Mayara Laíse Assis

1
ANATOMIA FUNCIONAL DAS VIAS AÉREAS

Renato Carneiro de Freitas Chaves ■ Enéas Eduardo Sucharski ■ Hélcio Jangue Ribeiro

Introdução

A via aérea não é simplesmente um conduto para a passagem de ar de maneira passiva; ela tem um papel importante e dinâmico no corpo humano. Inúmeras características e peculiaridades devem ser consideradas no manejo da via aérea. Um entendimento de sua estrutura é essencial para estabelecer e manter uma via aérea definitiva ou avançada. Usualmente, a via aérea é acessada por meio da introdução de um dispositivo supraglótico ou tubo endotraqueal. Para propósito de anatomia descritiva, a via aérea é dividida em superior, que vai do nível do nariz à glote, e inferior, que inclui a traqueia, os brônquios e as subdivisões dos brônquios. A via aérea superior também tem outras funções importantes como olfação, deglutição, fonação, umidificação e filtração dos gases inspirados.

Nariz

A via aérea funcionalmente começa nas narinas e na boca, por onde o ar entra primeiro no organismo. No adulto, as duas fossas nasais se estendem de 10 cm a 14 cm das narinas até a nasofaringe. As duas fossas são divididas por um septo cartilaginoso quadrilátero com duas porções mediais de cartilagens laterais. O septo nasal é composto principalmente pela parte perpendicular do osso etmoide que desce da placa cribiforme, cartilagem septal e pelo osso vômer. É normalmente uma estrutura de linha média, mas pode estar desviada lateralmente. Disrupção da placa cribiforme secundária a trauma facial ou a traumatismo craniano pode permitir comunicação direta com a fossa cranial anterior. O uso de ventilação por pressão positiva por dispositivo bolsa-válvula-máscara, nesse cenário, pode levar à entrada de ar, bactéria ou corpo estranho, resultando em meningite ou sepse. Além disso, cânulas nasofaríngeas, tubos nasotraqueais e sondas nasogástricas podem inadvertidamente ser introduzidos no espaço subaracnoide nos pacientes com trauma facial.

A parte posterior do septo é usualmente na linha média. Desvios de septo associados a trauma e atresia coanal congênita podem causar obstrução posterior. Cada fossa nasal é convoluta e fornece aproximadamente 60 cm^2 de área de cada lada para aquecimento e umidificação do ar inspirado. A fossa nasal é limitada lateralmente pelos cornetos nasais inferior, médio e superior, que dividem a fossa em espaços denominados meatos inferior, médio e superior. O corneto inferior normalmente limita o tamanho do tubo nasotraqueal que pode ser passado pelo nariz, e dano à parede lateral pode ocorrer como resultado de tentativas intempestivas durante a intubação nasotraqueal.

O suprimento arterial para a cavidade nasal é realizado principalmente pelos ramos etmoidais da artéria oftálmica; ramos esfenopalatino e palatino maior da artéria maxilar; ramos labial superior e nasal lateral da artéria facial. A confluência desses vasos, conhecida como "plexo de Kiesselbach", está situada na área de Little, na parte inferoanterior do septo nasal. Essa é uma fonte comum de epistaxe de relevância clínica. Os cornetos têm um suprimento vascular abundante e, dependendo da temperatura ambiente, dão à cavidade nasal a habilidade de se expandir ou de se contrair de acordo com o grau de ingurgitamento vascular. A membrana mucosa vascular que recobre os cornetos pode ser facilmente danificada, levando à hemorragia importante. Os seios paranasais — esfenoide, etmoide, maxilar e frontal — drenam óstios na parede lateral do nariz. A intubação nasotraqueal prolongada pode causar infecção do seio maxilar por obstrução e falta de drenagem do ostio.

A área olfatória está localizada no terço superior da fossa nasal e inclui as partes média e superior do septo e o corneto nasal superior. A porção respiratória está localizada no terço inferior da fossa nasal. A membrana mucosa respiratória consiste em um epitélio ciliado colunar contendo células caliciformes e epitélio não ciliado colunar com microvilosidades e células basais.

As células olfatórias têm apêndices especializados denominados "pelos olfatórios", que são inervados por extensões do nervo olfatório.

A inervação sensorial não olfatória da mucosa nasal é derivada das duas primeiras divisões do nervo trigêmeo, nervo etmoidal anterior e nervo maxilar. Substâncias irritativas presentes no ar podem fazer o nervo trigêmeo se sensibilizar, explicando, assim, reflexos como espirro e apneia. A via aferente do reflexo de espirro se origina nas fibras C do nervo trigêmeo, ativadas via histaminérgica, e a via eferente consiste em diferentes nervos motores somáticos. O ato de espirrar está associado com aumento da pressão intratorácica de até 100 mmHg e pode produzir um fluxo de ar de até 160 km/h.

O nariz tem várias funções: respiração; olfação; humidificação; filtração; e fonação. A resistência ao fluxo de ar pelas vias aéreas é o dobro daquela pela boca; portanto, durante exercícios físicos ou esforço respiratório, a respiração bucal ocorre para diminuir a resistência e aumentar o fluxo de ar. O nariz é capaz de aquecer e condicionar o ar inspirado para uma temperatura de 32 ºC a 34 ºC frente a temperaturas ambientes de 8 ºC a 40 ºC. Além disso, o nariz conta com sua mucosa, que tem propriedades bactericidas significativas. A inervação parassimpática chega à mucosa nasal via nervo facial após comunicação com o gânglio esfenopalatino, e as fibras simpáticas são derivadas do plexo que circunda a artéria carótida interna via nervo vidiano.

Uma série de reflexos autonômicos complexos controla o suprimento sanguíneo para a mucosa nasal e possibilita sua contração e seu ingurgitamento.[2] Um arco reflexo também conecta essa área com outras partes do corpo. Por exemplo, o reflexo de Kratschmer ocasiona a constrição bronquiolar quando estimulada a região anterior do septo. A demonstração desse reflexo pode ser vista no pós-operatório de um paciente que fica agitado quando a passagem nasal é bloqueada com um tampão anterior.

→ Faringe

A faringe é um conduto comum de alimentos e gases respiratórios, estendendo-se de 12 cm a 15 cm da base do crânio até o nível da cartilagem cricoide anteriormente e posteriormente até a borda inferior da sexta vértebra cervical. O nível mais largo é ao nível do osso hioide (5 cm) e o nível mais estreito se observa ao nível do esôfago (1,5 cm), que é o local mais comum de obstrução por aspiração de corpo estranho. A faringe é subdividida em nasofaringe, orofaringe e laringofaringe.

A patência da faringe é vital para a patência da via aérea e adequada troca gasosa no paciente não intubado. Para a introdução adequada de um tubo orotraqueal, é necessário um entendimento das relações de distâncias da orofaringe às cordas vocais à carina (Figura 1.1). Complicações como vazamento do balonete do tubo orotraqueal ao nível das cordas vocais e intubação endobrônquica podem ser, então, prevenidas.

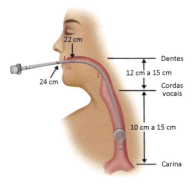

Figura 1.1 – Distâncias importantes para a introdução apropriada do tubo orotraqueal.
Fonte: Adaptada de Hagberg CA, Artime CA, Aziz MF, 2018..

Partículas inaladas maiores que 10 μm são removidas por impactação inercial na parte posterior da nasofaringe. Além disso, partículas menores perdem o *momentum* e ficam em suspensão, resultado da mudança aguda de direção do ar inalado na nasofaringe. Impossibilitadas de permanecerem suspensas, as partículas consequentemente se impactam e ficam presas nas paredes da faringe. O corpo se defende contra essas partículas impactadas, bactérias e vírus pela estrutura circular de tecido linfoide localizadas na entrada do trato alimentar e respiratório, conhecido como "anel de Waldeyer". O anel inclui massas de tecido linfoide ou tonsilas, incluindo as duas palatinas, lingual, da tuba de Eustáquio e nasofaríngeas. Essas estruturas eventualmente impedem a passagem do tubo orotraqueal, sobretudo se estão infectadas ou com tamanho aumentado. Especificamente, adenoides hipertrofiadas impedem a passagem do tubo nasotraqueal ou de uma cânula nasofaríngea ou podem simplesmente obstruir as vias nasais.

As tonsilas linguais estão localizadas entre a base da língua e a epiglote. Durante uma avaliação anestésica de rotina, as tonsilas linguais normalmente não são visíveis. Hipertrofia de tonsilas linguais, condição normalmente assintomática, é descrita como causa de via aérea difícil não prevista e obstrução fatal de via aérea. Além disso, sepse se originando de um dos agregados linfoides pode provocar um abcesso retrofaríngeo ou peritonsilar, um desafio para o manejo da via aérea.

→ Laringe

A laringe vai normalmente da 3ª à 6ª vértebras cervicais, é uma via comum da passagem da comida e do ar inspirado e consiste em cartilagens que formam uma estrutura com ligamentos, membranas e músculos. A visão frontal e anterolateral da laringe é descrita na Figura 1.2. A Figura 1.3 descreve a laringe visualizada da hipofaringe. As relações da laringe, tireoide e cartilagens cricoide e tireoide são descritas na Figura 1.4. A laringe pode estar localizada mais superiormente nas mulheres e nas crianças. Até a puberdade, não existe diferença no tamanho da laringe entre homens e mulheres. Na puberdade, a laringe se desenvolve mais rapidamente nos homens do que nas mulheres, quase dobrando seu diâmetro anteroposterior. A laringe feminina é menor e mais cefálica. A maior parte das laringes se desenvolve de maneira levemente assimétrica.

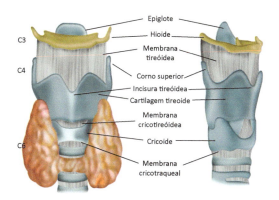

■ Figura 1.2 – Visão frontal e anterolateral da laringe.

Fonte: Adaptada de Hagberg CA, Artime CA, Aziz MF, 2018..

MANEJO DE VIAS AÉREAS

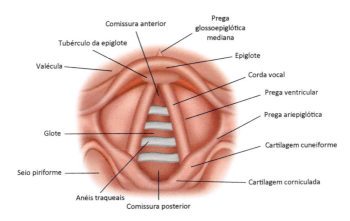

Figura 1.3 – Laringe visualizada da hipofaringe.

Fonte: Adaptada de Hagberg, Artime, Aziz, 2018..

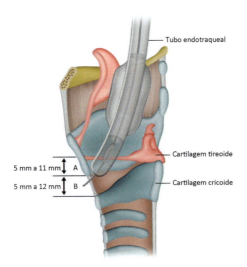

Figura 1.4 – Relações da laringe, tireoide e cartilagens cricoide e tireoide. Distância das cordas vocais à cartilagem tireoide (A). Distância da cartilagem cricoide à cartilagem tireoide (B).

Fonte: Adaptada de Hagberg CA, Artime CA, Aziz MF, 2018.

A cricoide é mais grossa e resistente do que a cartilagem tireoide e representa a única cartilagem anelar completa na via aérea. Por essa razão, a manobra de Sellick (pressão na cartilagem cricoide com o objetivo de ocluir o esôfago) pode ser feita exercendo-se uma força de cerca de 30 Newtons, sem se obstruir a via aérea. Contudo, o uso rotineiro dessa manobra é controverso.

A lâmina cricoide se liga à cartilagem tireoide por uma membrana denominada "membrana cricotireóidea", um ponto de referência relativamente fácil de ser palpado e relativamente avascular. Esse ponto de referência é importante porque é nele que se fará a cricotireoidostomia percutânea ou cirúrgica. A largura e altura da membrana são descritas como sendo menor em mulheres e em crianças do que em homens. Anterior à membrana, estão algumas estruturas vasculares que adicionam algum risco de hemorragia. Estudos cadavéricos identificaram a artéria cricotireóidea transversa, um ramo da artéria tireóidea superior, atravessando a metade superior da membrana. Portanto, uma incisão transversa no terço inferior da membrana é recomendada.

A superfície anterior da epiglote é côncava, e essa característica, em combinação com a elevação laríngea, confere proteção à via aérea durante a deglutição. Em aproximadamente 1% da população, a ponta e a parte posterior da epiglote são visíveis durante a visão da faringe com a boca aberta e a língua protrusa. Contrário ao que se imaginava, isso não garante sempre uma intubação fácil. As áreas que se assemelham a bolsas, localizadas entre as pregas mediais e laterais são as valéculas. A ponta de um laringoscópio Macintosh em uma laringoscopia bem realizada encostará nessa região. A valécula é um local comum de impactação de corpos estranhos, como espinhas de peixe, na via aérea superior.

O espaço entre as cordas vocais verdadeiras se denomina "rima glótica" ou "glote". Entender a relação anatômica entre o espaço cricotireóideo e as cordas vocais é importante para minimizar complicações depois de uma cricotireoidostomia. A orientação das cordas vocais verdadeiras e falsas ajuda a prevenir aspiração e otimiza a proteção da via aérea. As cordas vocais falsas são direcionadas inferiormente na sua borda livre. Essa posição ajuda a parar o vazamento de ar durante a manobra de Valsalva. As cordas vocais verdadeiras são orientadas levemente para cima. Isso previne ar e outros conteúdos de entrarem no pulmão. Uma pressão considerável é necessária para aduzir as cordas vocais verdadeiras.

A vascularização da laringe é complexa. O suprimento sanguíneo da laringe é derivado da carótida externa e das artérias subclávias. Artéria carótida externa emite a artéria tireóidea superior, que se bifurca, formando a artéria laríngea superior. Essa artéria caminha com o nervo laríngeo superior através da membrana tireóidea para suprir a região supraglótica. A artéria tireóidea inferior, originada do tronco tireocervical da artéria subclávia, termina como artéria laríngea inferior. Essa artéria passa no sulco traqueoesofágico com o nervo laríngeo recorrente e supre a região infraglótica da laringe. Existem muitas conexões e anastomoses com a ártéria laríngea superior ipsilateral e após a linha média. Um ramo pequeno da artéria tireóidea superior, a artéria cricotireóidea, pode atravessar a membrana cricotireóidea. Normalmente, ela passa perto da borda inferior da cartilagem tiroide e do terço superior da membrana.

A função primordial da laringe é proteger o trato respiratório, permitindo a passagem de ar e impedindo a passagem de secreções, comida e corpo estranho pela traqueia. A laringe tem a habilidade de gerar tosse e outros reflexos para propelir, para fora do trato respiratório, qualquer material ingerido. Além disso, funciona como um órgão de fonação. Finalmente, a laringe pode aduzir as cordas vocais e produzir um selo que permite aumento das pressões intratorácicas e intra-abdominais quando há tosse ou manobra de Valsalva.

Os principais nervos da laringe são o laríngeo recorrente e os ramos interno e externo do nervo laríngeo superior. O ramo externo do nervo laríngeo superior inerva a parte motora do músculo cricotireóideo, enquanto os outros músculos da laringe são controlados pelo nervo laríngeo recorrente. Os nervos laríngeo superior e laríngeo recorrente são derivados do nervo vago.

O nervo laríngeo superior normalmente se separa do tronco do nervo vago do gânglio vagal inferior, na saída do forâmen jugular. Aproximadamente ao nível do osso hioide, divide-se em ramos menor externo e maior interno. O ramo externo caminha abaixo da artéria tireóidea superior para o músculo cricotireóideo, emitindo um ramo para o músculo constritor inferior da faringe. O ramo interno caminha com a artéria laríngea superior e atravessa a membrana tireóidea lateralmente entre o corno maior da tireoide e o hioide. O nervo e a artéria passam juntos pelo seio piriforme, onde o nervo pode ser anestesiado com anestésico local borrifado via oral. O nervo laríngeo interno se divide quase que imediatamente em uma série de ramos sensitivos que fornecem inervação sensitiva para a porção posterior da base da língua, a superfície da epiglote, a prega arioepiglótica e a mucosa posterior da laringe. Inervação sensorial da epiglote é densa e as cordas vocais são mais inervadas posteriormente do que anteriormente.

O nervo laríngeo recorrente esquerdo é ramo do vago, emitido ao nível do tórax, e tem um percurso cefálico após trajeto ao redor do arco aórtico, em uma relação próxima com o *ligamentum arteriosum*, aproximadamente ao nível das 4ª e 5ª vértebras torácicas. Na direita, o nervo transita posteriormente abaixo da artéria subclávia, aproximadamente ao nível das 1ª e 2ª vértebras torácicas, antes de seguir um trajeto cefálico para a laringe. Ambos os nervos sobem no pescoço no sulco traqueoesofágico pouco antes de chegarem à laringe. Os nervos entram na laringe posteriormente ou, raro, anteriormente à articulação cricotireóidea. O nervo laríngeo recorrente supre a parte motora de todos os músculos intrínsecos da laringe, exceto o músculo cricotireóideo e a parte sensitiva da laringe abaixo das cordas vocais. Fibras parassimpáticas para a faringe percorrem ao longo dos nervos laríngeos, e fibras simpáticas do gânglio cervical superior transitam para a laringe junto com vasos sanguíneos.

→ Traqueia

A traqueia tem estrutura de conformação tubular e inicia-se próximo ao nível da 6ª vértebra cervical (C6). Com 10 cm a 20 cm de comprimento, é composta por 16 a 20 anéis cartilaginosos em forma de ferradura com a parte posterior incompleta formada por uma membrana de músculo liso e tecido fibroelástico conectando as extremidades do anel cartilaginoso. Tem um diâmetro de aproximadamente 12 mm e termina na carina, bifurcação que origina os brônquios fontes direito e esquerdo ao nível da 5ª vértebra torácica (T5). A camada muscular que recobre a traqueia é dividida entre camada interna circular e externa longitudinal, sendo esses ramos longitudinais praticamente ausentes em adultos.

A função da traqueia é de meio de condução, aquecimento e humidificação de gases que seguem para a via aérea inferior. Composta internamente por epitélio pseudoestratificado que contém pelo menos 13 diferentes tipos celulares e é responsável pela produção do muco, uma parte importante do mecanismo de defesa da via respiratória. Já as células ciliadas realizam a propulsão do muco e a limpeza da via aérea enquanto os leucócitos fazem a defesa imunológica e celular do sistema.

Sofre influência de forças dinâmicas ao longo da respiração que alteram sua conformação. A parte superior da traqueia é extratorácica e está sujeita a efeitos da pressão atmosférica e dos tecidos cervicais. Inferiormente, tem seguimento intratorácico e, dessa forma, está sujeita a forças resultantes da pressão intrapleural.

Durante a inspiração espontânea, a pressão pleural torna-se negativa e transmite-se para as estruturas intratorácicas, causando distensão da via aérea inferior e consequente aumento do diâmetro de brônquios e bronquíolos. No entanto, a pressão negativa transmite-se ao tecido conjuntivo e diminui a luz da traqueia em ambos os seguimentos, intra e extratorácicos. A membrana posterior da traqueia invagina-se para dentro do lúmen e ocorre diminuição do diâmetro traqueal. O colapso do sistema é evitado pela resistência dos anéis cartilaginosos, que mantém a configuração estrutural da traqueia. Na expiração espontânea, esse mecanismo se reverte e há uma consequente dilatação da luz traqueal.

Obstrução de via aérea superior

Tradicionalmente, a obstrução de via aérea superior em pacientes que estão sedados ou anestesiados (sem tubo orotraqueal) ou que estão com nível alterado de consciência por outras razões era explicada como queda da língua na parede posterior da faringe. Especificamente, seria uma redução na atividade do músculo genioglosso, levando a um deslocamento posterior da língua com subsequente obstrução.

Entretanto, inúmeros estudo sugerem possíveis explicações diferentes. O foco principal para explicar esse fenômeno tem sido o segmento da velofaringe adjacente ao palato mole. Essa área é particularmente suscetível ao colapso e foi descoberta como o principal local limitante do fluxo durante a sedação e a anestesia, desordens da fala e síndrome da apneia e hipopneia obstrutiva do sono. Outros estudos mostraram que mudanças obstrutivas na via aérea ocorreram ao nível do palato mole e da epiglote. A Figura 1.5 demonstra uma ressonância magnética em corte sagital em paciente sedado.

A redução no calibre da cavidade faríngea também é um fator contribuinte para a obstrução de pacientes com síndrome da apneia e hipopneia obstrutiva do sono. Mudanças estruturais, incluindo hipertrofia de tonsilas e retrognatia, e variações na estrutura craniofacial são relacionadas a um risco aumentado de síndrome da apneia e hipopneia obstrutiva do sono, provavelmente por aumentar a colapsabilidade da via aérea superior. Problemas clínicos podem surgir tanto da hiperreatividade como da depressão dos reflexos da via aérea. Um reflexo exacerbado pode levar a um quadro de laringoespasmo ou um de paroxismos de tosse, enquanto reflexos deprimidos podem aumentar o risco de aspiração e de comprometimento da via aérea.

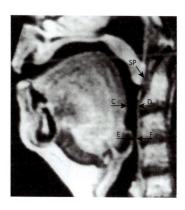

■ Figura 1.5 – Ressonância magnética em corte sagital em paciente sedado.

C-D: diâmetro anteroposterior mínimo ao nível da língua; E-F: diâmetro anteroposterior mínimo ao nível da epiglote; SP: palato mole.

Fonte: Adaptada de Hagberg CA, Artime CA, Aziz MF, 2018..

Estudos recentes que analisaram pacientes adormecidos confirmaram a velofaringe como o local de maior obstrução nos pacientes com síndrome da apneia e hipopneia obstrutiva do sono. As mesmas características associadas à síndrome da apneia e à hipopneia obstrutiva do sono podem dificultar a laringoscopia e a intubação nesse perfil de pacientes. Pacientes com uma história de síndrome da apneia e hipopneia obstrutiva do sono grave têm uma incidência 16% maior de intubação orotraqueal difícil comparados com a população geral.

⇨ Fechamento glótico e laringoespasmo

A estimulação do nervo laríngeo superior e de seus ramos terminais na região supraglótica pode induzir o fechamento protetivo da glote. Esse fenômeno não muito duradouro é um reflexo involuntário poli sináptico. Disparo de outros nervos, como o trigêmeo ou glossofaríngeo, pode produzir em proporções menores o reflexo de fechamento glótico. Os nervos terminais dos mamíferos na área supraglótica são altamente sensíveis ao toque, ao calor e a estímulos químicos. Essa sensibilidade é particularmente intensa na comissura posterior da laringe, perto de onde os recessos piriformes se juntam à hipofaringe. Crianças podem também responder a estímulos na região com apneia prolongada, embora essa resposta se perca com o envelhecimento.

O termo "laringoespasmo episódico paroxístico" foi estabelecido para descrever uma disfunção laríngea que pode ou não ocorrer como um episódio verdadeiro de dificuldade respiratória. A lesão pós-operatória do nervo laríngeo superior foi descrita como causa de laringoespasmo paroxístico associado com estridor e obstrução aguda da via aérea. Bloqueio do nervo laríngeo superior pode temporariamente resolver o laringoespasmo.

O laringoespasmo ocorre quando o fechamento glótico persiste depois da remoção do estímulo. Há uma hipótese de que a causa do laringoespasmo seria uma epilepsia focal dos músculos adutores inervados pelo nervo laríngeo recorrente que pode ser iniciada por estímulos repetidos no nervo laríngeo superior. Outro nervo, o nervo laríngeo recorrente também pode ser responsável pelo laringoespasmo. Pode haver um componente central, visto que hipóxia e a hipercarbia pioram o quadro.

Escore de Mallampati

A descrição da relação entre o tamanho da língua com as demais estruturas da cavidade oral foi mais bem representada pela classificação de Mallampati, posteriormente modificada por Samsoon e Young, criando, dessa forma, o escore de Mallampati modificado tal como é conhecido hoje.

A avalição do escore de Mallampati é realizada com o paciente sentado em posição neutra, com a boca em abertura máxima e a língua protusa. O observador procura pelos reparos anatômicos: fauce; palato mole; Úvula; e pilares amigdalianos. O escore de Mallampati modificado é descrito a seguir (Figura 1.6):

→ Classe I: fauce, palato mole, úvula e pilares amigdalianos.

→ Classe II: fauce, palato mole e úvula.

→ Classe III: palato mole e base da úvula.

→ Classe IV: não se visualiza nenhuma das estruturas.

A classificação de Mallampati não é preditiva de via aérea difícil quando utilizada isoladamente, mas sim quando associada a outros fatores, como distância tireomentoniana, distância entre incisivos e distância esternomentoniana. Como fator único, Mallampati de classe III ou IV está associado à dificuldade de ventilação sob máscara facial.

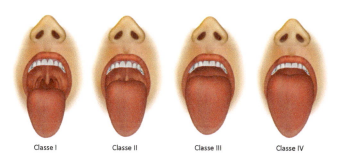

■ Figura 1.6 – Classificação de Mallampati.
Fonte: Adaptada de Hagberg, Artime, Aziz, 2018..

→ Classificação de Cormack-Lehane

O sistema de classificação de Cormack-Lehane tem como objetivo descrever a visualização das estruturas da glote sob laringoscopia direta. A classificação de Cormack-Lehane é descrita a seguir (Figura 1.7):

→ **Grau 1:** observam-se epiglote, cordas vocais e toda a fenda glótica.

→ **Grau 2A:** assim como no grau 1, é possível notar a epiglote, porém a fenda glótica e as cordas vocais são vistas apenas parcialmente.

→ **Grau 2B:** nesse caso, são vistas a epiglote e apenas as aritenoides, não se observando mais a fenda glótica e as cordas vocais.

→ **Grau 3A:** visualiza-se apenas a epiglote, sendo essa estrutura ainda móvel e possível de ser erguida durante a laringoscopia direta.

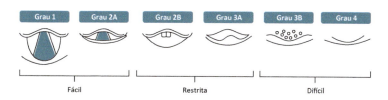

■ Figura 1.7 – Classificação de Cormack-Lehane.
Fonte: Adaptada de Hagberg, Artime, Aziz, 2018.

→ **Grau 3B:** a epiglote é visualizada, porém está aderida à parte posterior da laringe e não é mobilizada e erguida no momento da laringoscopia.

→ **Grau 4:** apenas o palato mole é observado.

A classificação de Cormack-Lehane é importante para manter correlação e predizer a dificuldade de intubação. Conhecer o sistema de classificação de Cormack-Lehane pode auxiliar a antever a necessidade de uso de dispositivos acessórios, manobra de BURP (do inglês, *backward, upward, rightward pressure on the thyroid cartilage*), melhora do posicionamento do paciente ou auxílio de outro profissional mais experiente de acordo com o grau encontrado. A manobra de BURP consiste em um deslocamento da laringe aplicando-se pressão manual na cartilagem tireoide em três direções: posteriormente de encontro às vertebras cervicais, cefalicamente e lateralmente para a direita. Casos com necessidade de múltiplas tentativas, uso de outros dispositivos ou troca de laringoscopista têm relação com um Cormack-Lehane 2 ou 3. A manobra de BURP é capaz de melhorar a visualização e aumentar a taxa de sucesso de intubação em casos de Cormack 2 ou maior.

O uso de laringoscópio com lâmina articulada é capaz de reduzir em 1 grau o Cormack-Lehane encontrado, transformando, por exemplo, uma via aérea de 3A em um CL 2B, mais fácil de ser intubado. A indicação clássica de Bougie é reservada para Cormack 2B ou 3A. Em casos de falha de intubação, Cormack 3 e 4 são os mais frequentes.

→ Alinhamento dos eixos da via aérea

O estudo do posicionamento da via aérea teve grande contribuição a partir de 1914 com os trabalhos do laringologista Chevalier Jackson e, posteriormente, com Magill, que descreveu a *sniff position* em 1936. Mas foram Bannister e Macbeth, em 1944, que descreveram a base do que conhecemos hoje como a "teoria do alinhamento dos três eixos".

A via aérea pode ser definida em três eixos principais: da boca; da faringe; e da laringe. Bannister e Macbeth mostraram que a posição de alinhamento ideal para a laringoscopia consiste em: alinhar o eixo da laringe e da faringe mantendo-se um apoio sob o occipício (a *sniff position* descrita por

Magill) e realizar uma extensão cervical, alinhando, assim, o eixo da boca com o da faringe. A teoria do alinhamento dos três eixos permanece até hoje a técnica que melhor descreve o posicionamento ideal da via aérea para a laringoscopia direta.

Bibliografia

1. 1. Hagberg CA, Artime CA, Aziz MF. Hagberg and Benumof's airway management. 4. ed. Elsevier, 2018.

2. 2. Isaacs RS, Sykes JM. Anatomy and physiology of the upper airway. Anesthesiol Clin North Am. 2002;20(4):733-v.

3. 3. Roberts JT. Functional anatomy of the larynx. Int Anesthesiol Clin. 1990;28:101-5.

4. 4. Shorten GD, Opie NJ, Graziotti P, Morris I, Khangure M. Assessment of upper airway anatomy in awake, sedated and anaesthetised patients using magnetic resonance imaging. Anaesth Intensive Care. 1994;22(2):165-9.

5. 5. Jabour BA, Lufkin RB, Hanafee WN. Magnetic resonance imaging of the larynx. Top Magn Reson Imaging. 1990;2:60-8.

6. 6. Mallampatti SR, Gatt SP, Gugino LD, et al. A clinical sign to predict difficult tracheal intubation: a prospective study. Can J Anaesth. 1985;32:429-34.

7. 7. Cormack RS, Lehane J. Difficult tracheal intubation in obstetrics. Anaesthesia. 1984;39:1105-11.

8. 8. Takahata O, Kubota M, Mamiya K, Akama Y, Nozaka T, et al. The efficacy of the "BURP" maneuver during a difficult laryngoscopy. Anesth Analg. 1997;84(2):419-21.

9. 9. Knill RL. Difficult laryngoscopy made easy with a "BURP". Can J Anaesth. 1993;40:279-82.

10. 10. Benumof JL. Difficult laryngoscopy: obtaining the best view. Can J Anaesth. 1994;41:361-5.

11. 11. Greenland KB, Eley V, Edwards MJ, Allen P, Irwin MG. The origins of the sniffing position and the Three Axes Alignment Theory for direct laryngoscopy. Anaesth Intensive Care. 2008;36(1):23-7.

12. 12. Adnet F, Borron SW, Racine SX, Clemessy JL, Fournier JL, et al. The intubation difficulty scale (IDS): proposal and evaluation of a new score characterizing the complexity of endotracheal intubation. Anesthesiology. 1997;87(6):1290-7.

INDICAÇÕES DE INTUBAÇÃO OROTRAQUEAL

Isabelle Guerreiro Machado ■ Fábio Tanzillo Moreira

→ Introdução

A intubação orotraqueal é um procedimento de extrema importância na prática diária de médicos que lidam com pacientes graves. Além da óbvia importância da intubação pela perspectiva técnica do procedimento, existe também outra questão que se antecede ao ato de intubar, que é a própria decisão de intubar.

Pacientes críticos podem apresentar distúrbios neurológicos, cardiovasculares e respiratórios, entre outros, que exigirão do médico uma consideração meticulosa sobre a necessidade de intubação desses pacientes. Em alguns casos, tomar a decisão de intubar pode ser relativamente fácil, como em um caso de insuficiência respiratória refratária.

Contudo, nem sempre a necessidade de intubar será tão evidente. Nesse caso, a avaliação criteriosa de todas as nuances do paciente crítico por um médico experiente em Medicina Intensiva é fundamental, pois a tomada de decisão de intubar ou não pode afetar significativamente o prognóstico do paciente.

Neste capitulo, apresentaremos uma forma padronizada e simplificada para auxiliar a tomada dessa decisão.

Conceito

A intubação traqueal é um procedimento em que se realiza a introdução de um tubo traqueal no lúmen da traqueia com o objetivo de se manter a via aérea patente, proteger a via aérea inferior de broncoaspiração e realizar trocas gasosas.

A decisão de intubar engloba uma série de outras decisões que devem ser avaliadas em conjunto: avaliar se há a necessidade da intubação orotraqueal e com qual grau de urgência ela deve ser realizada, determinar o melhor método para o manejo dessa via aérea, decidir quais medicações serão administradas e planejar os possíveis cenários em caso de falha.

Indicações de intubação

As indicações de intubação devem se basear em três questionamentos básicos.

Há incapacidade de manter ou proteger a via aérea?

A proteção da via aérea é realizada com o uso da musculatura da via aérea superior e de reflexos protetores, presentes nos pacientes alertas e conscientes, protegendo o paciente de aspiração de conteúdo gástrico ou secreções.

A capacidade do paciente para falar com uma voz clara e desobstruída é uma forte evidência de patência da via aérea, de proteção desta e de perfusão cerebral. Pacientes gravemente enfermos podem ter esses mecanismos atenuados ou, até mesmo, ausentes.

O paciente que tem a capacidade de realizar deglutição espontânea ou voluntária provavelmente consegue proteger sua via aérea. Em contrapartida, o achado de secreções acumuladas na boca e na orofaringe indica provável falta de proteção da via aérea.

O reflexo do vômito não deve ser utilizado como sinal patognomônico de proteção da via aérea, e estimular esse reflexo de forma proposital não é recomendado, visto que o vômito, em um paciente que não protege sua via aérea, pode levar à broncoaspiração e agravar ainda mais o quadro clínico.

É importante ressaltar que, mesmo se o paciente estiver apresentando ventilação de forma adequada, isso não significa necessariamente que consiga manter sua via aérea patente e protegê-la.

Como avaliar a manutenção e proteção da via aérea?

O médico deve iniciar essa avaliação fazendo ao paciente perguntas simples como: "Qual é o seu nome?" e "Você sabe onde está?". As respostas revelarão dados sobre a via aérea e o nível neurológico do paciente. Uma resposta adequada e com boa fonação é bom indício de manutenção e proteção da via aérea, pelo menos **nesse momento**.

Após as perguntas, o médico deve inspecionar a boca, a orofaringe e a região cervical, procurando por alterações que possam ameaçar a patência e a proteção da via aérea. Deve-se lembre-se que as alterações encontradas podem não ser uma ameaça imediata à via aérea, mas podem se tornar ameaçadoras de acordo com sua evolução ao longo do tempo, como um hematoma expandindo na região cervical, ou edema de partes moles na cavidade oral e na orofaringe.

É necessário atentar aos principais sinais de possível obstrução de via aérea:

→ Voz abafada ou de "batata quente" (como se o paciente estivesse falando com a boca cheia de alimento quente).

→ Incapacidade de deglutir.

→ Estridor.

→ Dispneia.

A presença de estridor ou dispneia é sinal que requer atenção imediata devido à possibilidade de obstrução eminente da via aérea.

Há incapacidade de ventilar ou oxigenar?

A troca gasosa é essencial para que ocorra a captação de oxigênio e, consequentemente, a oxigenação dos tecidos e de órgãos vitais. Ou seja, se o paciente não é capaz de manter uma oxigenação adequada, terá hipóxia tecidual, principalmente cerebral, ocasionando grandes danos ao paciente.

Para indicar a intubação orotraqueal, deve-se, então, avaliar a ventilação, a oxigenação e a chance de **reversibilidade da insuficiência respiratória** (IRPa). Importante lembrar que parâmetros da gasometria podem auxiliar na avaliação global do paciente, porém **a decisão de intubar deve ser embasada principalmente na avaliação clínica, e não na gasometria**.

Em casos de IRPa secundária a edema agudo pulmonar de etiologia cardiogênica ou descompensação aguda de doença pulmonar obstrutiva crônica (DPOC), a ventilação não invasiva com pressão positiva (VNIPP) se demonstrou eficaz em reduzir a necessidade de intubação. Os fatores associados a maior chance de resposta à VNIPP estão descritos na Quadro 2.1.

Quadro 2.1 – Fatores associados a maior resposta à VNIPP.

Idade mais jovem
Menor gravidade da doença (pontuação APACHE)
Capaz de cooperar, melhor pontuação neurológica
Menos vazamento de ar, dentição intacta
Hipercapnia moderada ($PaCO_2$ > 45 mmHG, < 92 mmHG)
Acidemia moderada (pH < 7,35, > 7,10)
Melhorias nas trocas gasosas e nas frequências cardíacas e respiratórias nas primeiras 2 horas

Fonte: Adaptado de International Consensus Conferences in Intensive Care Medicine: Noninvasive positive pressure ventilation in acute respiratory failure. Am J Respir Crit Care Med 2001; 163:283.

A eficácia da estratégia de resgate da IRPa com VNIPP é incerta em outros cenários e é importante lembrar as contraindicações para o seu uso (Quadro 2.2).

Outra modalidade que ganhou destaque na última década é o cateter nasal de alto fluxo (CNAF), que tem sido utilizada em três principais cenários: terapia de resgate em pacientes com IRPa; prevenção de reintubação imediatamente após extubação; e durante a intubação (oxigenação apneica).

Na IRPa, o uso do CNAF tem evidências de menor taxa de intubação. Além disso, o CNAF geralmente é mais bem tolerado pelos pacientes do que a VNIPP, servindo como alternativa importante para terapia de resgate nos casos em que a VNIPP tem mais sucesso (já citado), porém o paciente não a tolere.

Como tentativa de tentar predizer o risco de falha do CNAF e a necessidade de intubação, foi criado o índice ROX que utiliza os parâmetros de saturação de O_2, fração inspirada de O_2 e frequência respiratória (Figura 2.1). Valores menores que 4,88 nas primeiras 2 a 12 horas foram associados a maior risco de falha do CNAF e à necessidade de intubação.

INDICAÇÕES DE INTUBAÇÃO OROTRAQUEAL

Quadro 2.2 – Contraindicações ao uso da VNIPP.

Contraindicações para ventilação não invasiva
Contraindicação absoluta
A necessidade de intubação emergencial (p. ex., parada cardíaca ou respiratória, dificuldade respiratória grave, arritmia cardíaca instável)
Contraindicações relativas
Insuficiência de órgãos não respiratórios gravemente fatal • Encefalopatia grave (p. ex., ECG < 10) • Hemorragia gastrointestinal superior grave • Instabilidade hemodinâmica
Cirurgia facial ou neurológica, trauma ou deformidade
Obstrução significativa das vias aéreas (p. ex., massa laríngea ou tumor traqueal)
Incapacidade de cooperar, de proteger as vias aéreas ou de expectorar secreções (p. ex., pacientes de alto risco ou broncoaspiração)
Duração prolongada prevista de ventilação mecânica (p. ex., mais que 4 a 7 dias) • Anastomose esofágica ou gástrica recente • Múltiplas contraindicações • Apoio de pessoal insuficiente

Fonte: Adaptado de International Consensus Conferences in Intensive Care Medicine: Noninvasive positive pressure ventilation in acute respiratory failure. Am J Respir Crit Care Med 2001; 163:283.

$$\text{Índice ROX} = \frac{SPO_2/FIO_2}{\text{Frequência respiratória}}$$

Frequência Respiratória – OXigenação

Figura 2.1 – ROX index.

SPO_2: saturação periférica de oxigênio; FIO_2: fração inspiratória de oxigênio.
Fonte: Adaptada de Roca, Oriol, et al. "An index combining respiratory rate and oxygenation to predict outcome of nasal high-flow therapy." American journal of respiratory and critical care medicine 199.11 (2019): 1368-1376.

Embora existam as formas supradescritas para tentar predizer sucesso ou falha das terapias de resgate, **a avaliação clínica individualizada é indispensável** e devem ser utilizadas todas as informações em conjunto para se tomar uma decisão bem fundamentada.

O mais importante quando se está avaliando a ventilação e a oxigenação é determinar se o paciente apresenta sinais clínicos de hipoxemia ou de desconforto respiratório graves. Os principais sinais são agitação psicomotora ou, até mesmo, rebaixamento de nível de consciência secundário à hipóxia, grau de fadiga e uso de musculatura respiratória acessória (músculos esternocleidomastóideo e escalenos), presença de tiragem intercostal, subdiafragmática, retração de fúrcula e batimento de asa de nariz.

Há possibilidade de deterioração clínica?

No último grupo a ser abordado, estão os pacientes em que a intubação é provável ou inevitável visto que suas condições clínicas e via aérea estão predispostas a piorar, tanto por alterações dinâmicas e progressivas relacionadas à apresentação inicial como por esforço respiratório excessivo ou doença catastrófica. São exemplos os pacientes com lesão penetrante em região cervical com discreto hematoma; inicialmente, não há sinais de complicações, porém há grande risco de esse hematoma se expandir e causar obstrução extrínseca da via aérea, impedindo oxigenação adequada.

Outro cenário clássico é o do paciente politraumatizado grave com hipotensão e múltiplas lesões, principalmente torácicas, em que é necessário o manejo rápido para diagnóstico do foco de instabilidade, abordagem de possíveis complicações torácicas, como o pneumotórax ou hemotórax ou, até mesmo, encaminhamento para a cirurgia. Nesses casos, a intubação precoce é essencial para o manejo mais seguro desse paciente.

Outro fator importante são os estados de choque, nos quais existe um desequilíbrio entre oferta e demanda de oxigênio, levando a disfunções orgânicas. Dessa forma, os pacientes em estado de choque grave, com altas doses de drogas vasoativas, podem se beneficiar da intubação precoce porque mantê-los sedados e em ventilação mecânica causará diminuição do trabalho respiratório com menor consumo de oxigênio e melhora do déficit metabólico.

Por último, não se deve esquecer de antecipar a possibilidade de deterioração clínica de um paciente instável durante o transporte entre hospitais, entre unidades de terapia intensiva (UTI), para o centro cirúrgico, para fazer exames de imagem etc. Fazer a intubação antecipada nesse contexto pode parecer exagero a princípio, porém pode conferir mais segurança para o transporte de pacientes com alto risco de instabilizar, visto que a necessidade de intubar em um cenário de emergência durante o transporte pode aumentar o risco de eventos adversos e de cenário de intubação caótico.

→ Conclusão

Nas situações em que a necessidade de intubar não seja óbvia, utilizar a abordagem sistemática aqui descrita, seguindo as três perguntas principais, ajuda a tomada de decisão na maioria dos casos.

Além das três perguntas, é fundamental que o médico utilize um raciocínio clínico que considere a fisiopatologia do distúrbio clínico de base apresentado, sua chance de reversibilidade e antecipar-se à piora clínica em pacientes de risco aumentado para descompensação.

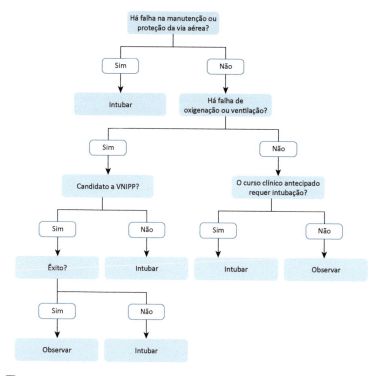

■ Figura 2.2 – Fluxograma de indicação de intubação.

VNIPP: ventilação não invasiva com pressão positiva.
Fonte: Adaptada de The decision to intubate. UpToDate.

Referência

1. Brown III CA, Sakles JC, Mick NW. Manejo da via aérea na emergência. 5. ed. Porto Alegre: Artmed, 2019.

2. Roca O, et al. An index combining respiratory rate and oxygenation to predict outcome of nasal high-flow therapy. American Journal of Respiratory and Critical Care Medicine. 2019;199(11):1368-76.

3. Russotto, Vincenzo, et al. Intubation practices and adverse peri-intubation events in critically ill patients from 29 countries. JAMA. 2021;325(12):1164-72.

4. Brown III, Calvin A, et al. Techniques, success, and adverse events of emergency department adult intubations. Annals of Emergency Medicine. 2015;65(4):363-70.

5. Organized jointly by the American Thoracic Society, the European Respiratory Society, the European Society of Intensive Care Medicine, and the Société de Réanimation de Langue Française, and approved by ATS Board of Directors, December 2000. International Consensus Conferences in Intensive Care Medicine: noninvasive positive pressure ventilation in acute Respiratory failure. Am J Respir Crit Care Med. 2001;163(1):283-91.

6. Rochwerg B, Einav S, Chaudhuri D, Mancebo J, Mauri T, et al. The role for high flow nasal cannula as a respiratory support strategy in adults: a clinical practice guideline. Intensive Care Med. 2020;46(12):2226-37.

7. Rochwerg B, Granton D, Wang DX, Helviz Y, Einav S, et al. High flow nasal cannula compared with conventional oxygen therapy for acute hypoxemic respiratory failure: a systematic review and meta-analysis. Intensive Care Med. 2019;45(5):563-72.

3

AVALIAÇÃO DA VIA AÉREA NA UTI

Victor Lisboa Peixoto ■ Maria Regina de Paula Leite Kraft ■ Daniel Lima da Rocha

Introdução

O manejo de vias aéreas de pacientes críticos, no departamento de dmergência (DE), na unidade de terapia intensiva (UTI) ou em outras áreas do hospital, quando comparado ao manejo de vias aéreas de pacientes em salas de operações, apresenta importantes deficiências e, consequentemente, está relacionado com maiores taxas de complicações e desfechos desfavoráveis, incluindo parada cardiorrespiratória (PCR) e óbito.

A condição clínica do paciente crítico, por si só, pode transformar uma via aérea "anatomicamente fácil" em uma via aérea "fisiologicamente difícil". Fatores relacionados aos pacientes aumentam os riscos de hipoxemia grave, hipotensão, arritmias e parada cardíaca periprocedimento. Além disso, a condição clínica desses pacientes pode impedir ou dificultar uma avaliação inicial adequada de sua via aérea.[1]

Associadas aos riscos relacionados às características clínicas e anatômicas dos pacientes, há ainda questões ligadas à inexperiência e ao preparo inadequado da equipe de assistência para o manejo da via aérea. Tais fatores resultarão em dificuldade na identificação de pacientes sob risco de complicações, incapacidade em elaborar um plano de resgate quando necessário e falha em garantir que qualquer plano seja seguido.[2]

Quanto maior o número de tentativas para garantir a via aérea, maior a incidência de eventos adversos. O risco de um evento adverso durante intubação de emergência pode saltar de 14% para 47% quando uma segunda tentativa de intubação se faz necessária.[3]

→ Avaliação da via aérea

A abordagem inicial da via aérea de pacientes críticos engloba adequada avaliação da via aérea em situação de deterioração clínica e deve incluir avaliações de dificuldade para intubação, dificuldade na utilização de técnicas de resgate e do risco de aspiração. Nesse contexto, a única ferramenta validada para avaliação da via aérea de pacientes críticos é o escore MACOCHA (Tabela 3.1).[1] Porém, apenas cerca de 26% dos pacientes críticos conseguirá realizar abertura da boca, por exemplo, para a avaliação da classificação de Mallampati.[4] Além disso, outros fatores associados à condição clínica dos pacientes poderão atrapalhar o acesso à via aérea em primeira tentativa e ainda o próprio processo de intubação pode causar a piora clínica desses pacientes.[4,5]

■ Tabela 3.1 – Escore MACOCHA. Utilizado para predizer a dificuldade de intubação do paciente crítico, variando do zero (fácil) até 12 pontos (muito difícil). Pacientes com pontuação maior ou igual a 3 são considerados de via aérea difícil (VAD).

Fatores	Pontuação
Fatores relacionados ao paciente	
Classificação de Mallampati III ou IV	5
Síndrome de apneia do sono	2
Mobilidade cervical reduzida	1
Abertura da boca menor que 3 cm	1
Fatores relacionados à doença	
Coma	1
Hipoxemia grave (SpO$_2$ menor que 80%)	1
Fatores relacionados ao profissional	
Não anestesista	1
Total	12

Fonte: Adaptada de Jong, Molinari, Terzi, et al., 2013.

O escore MACOCHA é a primeira escala elaborada para avaliação de fatores de risco relacionados à intubação difícil em pacientes de UTI. Ela foi criada após realização de grande estudo multicêntrico (42 centros), conduzido por De Jong e colaboradores, e mostrou que um simples modelo de fácil aplicação na prática clínica prediz ausência de intubação difícil em ambiente de UTI. Nesse sentido, foi capaz de identificar que complicações relacionadas à intubação eram mais frequentes nos pacientes identificados como de intubação difícil. A vantagem do escore MACOCHA é que ele é constituído de variáveis clinicamente pertinentes e facilmente identificáveis. Tais variáveis já foram amplamente exploradas e associadas à intubação difícil em outros estudos.

Além disso, o escore MACOCHA reconheceu duas outras variáveis específicas de pacientes graves:

1. Hipoxemia grave, que representa risco aumentando em virtude do curto tempo para adequada preparação do paciente antes da intubação, além de representar importante fator de estresse para a equipe que participa do atendimento;

2. Coma, que com frequência está associada à presença de secreções em orofaringe e à limitação da visualização da glote.[6]

→ Conceitos

Durante a avaliação da via aérea, é possível chegar à definição de uma via aérea difícil (VAD). A **via aérea** será considerada difícil quando houver fatores que dificultem a intubação, por um profissional capacitado, ou mesmo a ventilação com máscara facial. Na **ventilação** difícil, haverá incapacidade em manter a saturação periférica de oxigênio (SpO_2) maior que 90% usando uma máscara facial com aporte de O_2 a 100%. Já a **intubação** será considerada difícil quando forem necessárias mais de três tentativas de intubação para acessar a via aérea por um profissional treinado, ou quando esse processo durar mais que 10 minutos.[5] O Quadro 3.1 resume alguns fatores anatômicos que podem dificultar a ventilação com máscara facial.

Como já mencionado, a avalição completa da via aérea de pacientes críticos pode não ser factível, seja pela característica de necessidade de acesso da via aérea de forma emergencial, seja pelo fato de o paciente não ser cooperativo. Para tentar reduzir os riscos de complicações durante a intubação orotraqueal (IOT) e como forma de otimizar o *status* clínico pré e periprocedimento, *checklists* podem e devem ser utilizados como ferramentas auxiliares.

Tais *checklists* são úteis especialmente em ambientes com profissionais pouco experientes, reduzindo-se riscos de situações ameaçadoras à vida.[7]

■ Quadro 3.1 – Fatores anatômicos associados à ventilação difícil.

Local anatômico	Problema com a via aérea
Face	Presença de barba, face emagrecida, ausência de dentição
Via aérea superior	Abscesso, hematoma, neoplasia, epiglotite
Via aérea inferior	Reatividade das vias aéreas, pneumonia, pneumotórax, hemotórax, SDRA
Toracoabdominal	Ascite, obesidade, hemoperitônio, síndrome compartimental abdominal

SDRA: síndrome do desconforto respiratório agudo.
Fonte: Adaptado de Reynolds SF, Heffner J. Airway Management of the Critically Ill Patient: Rapid-Sequence Intubation. Chest [Internet]. 2005 Apr;127(4):1397–412.

Outro ponto importante a ser considerado é que pacientes críticos, no geral, encontram-se em condições fisiopatológicas com baixa reserva funcional. Isso, muitas das vezes, dificulta a otimização de condições clínicas pré-procedimento e coloca esses pacientes sob risco aumentado de dessaturação grave, de instabilidade hemodinâmica grave e de óbito, entre outros. Diante disso, a abordagem da via aérea desses pacientes sempre deve ser considerada de alto risco de complicações e são pontos fundamentais para sucesso do procedimento a equipe multidisciplinar preparada e a presença de mais de um profissional capacitado para acesso à via aérea.[7] A despeito do sucesso no acesso à via aérea em primeira tentativa, a ocorrência de hipoxemia e a instabilidade periprocedimento colocam os pacientes em elevado risco de complicações.[8]

⇨ Fatores de risco

Avaliação de VAD, atualmente, busca a identificação não apenas de fatores relacionados à dificuldade de intubação, mas também a identificação de outros fatores relacionados ao manejo dessa via aérea, como ventilação com bolsa-máscara, acoplamento de máscara laríngea, videolaringoscopia e cricotireoidotomia. Além disso, não é incomum a ocorrência de situação em que haja dificuldade para ventilação com bolsa-máscara juntamente com dificuldade para laringoscopia (Quadro 3.2).[9]

◼ **Quadro 3.2** – Fatores relacionados à ventilação difícil com bolsa-máscara e laringoscopia difícil.

Idade superior a 46 anos
IMC maior ou igual a 30 kg/m^2
Sexo masculino
Classificações de Mallampati III e IV
Presença de massa cervical ou histórico de radiação cervical
Limitação da distância tireomentoniana (menor que 6 cm)
Histórico de apneia do sono
Presença de barba
Dentição (ausência de dentes ou dentes longos)
Limitação da mobilidade cervical
Limitação à protrusão da mandíbula
Pescoço largo

IMC: índice de massa corporal.
Fonte: Adaptado de Baker P. Assessment Before Airway Management. Vol. 33, Anesthesiology Clinics. W.B. Saunders; 2015. p. 257–78.

A depender da estabilidade clínica dos pacientes, agrupar o maior número de informações possíveis coletadas de históricos médicos, como relato de intubação difícil prévia, resultados de exames identificando alterações estruturais das vias aéreas, abordagem cirúrgica cervical prévia e necessidade de radioterapia cervical, auxiliam na identificação de riscos associados ao procedimento de intubação. Coletar informações com familiares ou responsáveis também ajuda nesse processo, uma vez que pacientes críticos podem não se encontrar aptos a fornecer informações que ajudem na identificação desses fatores.[10]

A obesidade deve ser encarada como importante fator de dificuldade para ventilação, pois pacientes obesos apresentam risco elevado de dessaturação durante o procedimento em decorrência da presença de tecido oral redundante, diminuição da complacência respiratória por restrição diafragmática e da caixa torácica, além de a presença de cefalomegalia prejudicar o acoplamento da máscara facial.[5] Além disso, dados indicam que a obesidade foi característica observada em quase metade dos registros de complicações relacionadas à intubação de pacientes críticos e que os piores desfechos, como morte ou sequela neurológica permanente, foram mais frequentes em obesos que em não obesos.[2]

→ Via aérea difícil antecipada

A avaliação da via aérea de pacientes críticos, sempre que possível, deve seguir o mesmo modelo de avaliação de pacientes não críticos para que um plano adequado de acesso à via aérea possa ser traçado, além de estratégias de resgate em caso de insucesso no acesso à via aérea. Nesse âmbito, o profissional deve realizar exame físico direcionado, revisar histórico médico e realizar testes adicionais quando necessário. A maioria desses testes pode ser realizada à beira do leito e foi desenhada para identificar pacientes sem alterações anatômicas ou patológicas da via aérea.[9]

A avaliação da dificuldade de intubação lança mão principalmente da classificação de Mallampati (Figura 3.1). A classificação de Mallampati é amplamente utilizada na avaliação de pacientes em situação pré-operatória. Ela requer que o paciente esteja sentado, com a boca aberta e com a cabeça na "posição de cheirar" (*sniffing position* = flexão do pescoço com extensão da articulação atlantoaxial). Dessa forma, o examinador classificará a via aérea conforme a visualização das estruturas da região posterior da faringe. As classificações de Mallampati I e II predizem fácil laringoscopia, e as III e IV, laringoscopia difícil.[5]

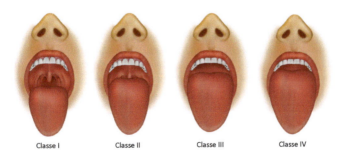

Classe I Classe II Classe III Classe IV

■ Figura 3.1 – Classificação de Mallampati. Classe I: visualização do palato mole, garganta, úvula e pilares amigdalianos anterior e posterior; classe II: visualização do palato mole, garganta e úvula; classe III: visualização do palato mole e da base da úvula; e classe IV: palato mole não é visualizado.

Fonte: Adaptada de Reynolds, S. and Heffner, J. Airway Management of the Critically Ill Patient.

Algumas medidas antropométricas, assim como avaliação da mobilidade cervical e da mandíbula, auxiliam na previsão de via aérea difícil (Quadro 3.3).

Quadro 3.3 – Características anatômicas preditoras de intubação difícil.

Mobilidade da mandíbula	▪ Incapacidade de morder o lábio superior. ▪ Retrognatia: distância entre o ângulo da mandíbula e o mento < 9 cm.
Espaço submentoniano	▪ Distância tireomentoniana < 6 cm. ▪ Distância hiomentoniana < 3 cm.
Mobilidade cervical	▪ Distância esternomentoniana < 12 cm. ▪ Incapacidade de encostar o mento no esterno.
Abertura da boca	▪ Distância interincisivos < 5 cm. ▪ Paciente incapaz de colocar 3 dedos entre seus dentes incisivos.

Fonte: Acervo pessoal dos autores.

Mobilidade da mandíbula

Em pacientes capazes de cooperar, pedir que mordam o lábio superior possibilita avaliação da amplitude de movimento da mandíbula. Com isso, pode-se chegar à identificação de três padrões:

3. Os incisivos inferiores são capazes de morder o lábio superior, ultrapassando sua borda.

4. Os incisivos inferiores conseguem morder o lábio superior, mas não ultrapassam sua borda; ou

5. Os incisivos inferiores não são capazes de encostar no lábio superior. Ainda durante a avaliação da capacidade de morder o lábio superior, pode-se avaliar presença de retrognatia. Esta será identificada se a distância entre o ângulo da mandíbula e o queixo for menor que 9 cm.[11]

Distâncias tireomentoniana e hiomentoniana

Essas medidas avaliam o espaço submentoniano. Com o pescoço estendido, avalia-se a distância entre a borda superior da cartilagem tireoide e o mento. Uma distância tireomentoniana inferior a 6 cm prediz intubação difícil. O mesmo pode ser constatado com distância hiomentoniana, medida do osso hioide até o mento, inferior a 3 cm.[11]

Mobilidade cervical e distância esternomentoniana

A capacidade de mobilização cervical com extensão e flexão do pescoço deve ser avaliada antes da tentativa de intubação, se a condição clínica do paciente crítico possibilitar. Boa mobilidade cervical implicará na capacidade de encostar o mento no esterno durante a flexão do pescoço e adotar posição de extensão do pescoço com distância esternomentoniana – distância entre a borda superior do esterno e o mento – maior que 12 cm. De forma semelhante ao mencionado, a restrição à mobilidade cervical acarretará dificuldade na intubação.[11]

Abertura da boca

Conseguir que o paciente posicione três dedos entre seus dentes incisivos é a forma de se avaliar adequada abertura da boca. Admite-se que a distância interincisivos menor que 5 cm, ou a impossibilidade de o paciente colocar três dedos entre seus dentes, dificulta a visualização de estruturas dentro da boca – dificultando, inclusive, a classificação de Mallampati correta – assim como dificulta a inserção da lâmina de laringoscopia.[11]

→ Via aérea difícil não antecipada

Mesmo com a disponibilidade de ferramentas e escores para avaliar e identificar fatores de risco relacionados à intubação difícil, a equipe que presta assistência ao paciente crítico pode se deparar com VAD, seja pela não identificação de fatores de risco para dificuldade de intubação, seja pela impossibilidade de avaliação da via aérea diante de situação clínica grave ou em deterioração. Em situações desse tipo, torna-se imperativo considerar as seguintes intervenções:

1. Chamar por ajuda.
2. Tomar medidas para otimização da oxigenação e otimização hemodinâmica.

3. Obter ajuda cognitiva.
4. Usar dispositivos não invasivos para manejo da via aérea.
5. Utilizar técnicas combinadas.
6. Usar dispositivos invasivos.
7. Escalonar para suporte com membrana de oxigenação extracorpórea (ECMO).[10]

Redução de riscos periprocedimento

A IOT é um dos procedimentos mais realizados em DE ou UTI e está relacionada à elevada taxa de complicações, que podem variar de episódios transitórios de dessaturação a hipotensão com colapso cardiovascular e morte. As características fisiopatológicas do doente crítico podem limitar a capacidade de pré-oxigenação adequada, a capacidade de manter adequada saturação durante o procedimento, ou de tolerar mudança para pressão positiva. O conjunto dessas características recebe o nome de "via aérea fisiologicamente difícil".[12]

Manejo da hipoxemia

O paciente crítico encontra-se sob elevado risco de dessaturação por apresentar capacidade residual funcional reduzida, distúrbio de ventilação/perfusão (V/Q) ou *shunt* intrapulmonar. Tais fatores podem ser piorados ou induzidos pela IOT. Consequentemente, aumenta-se o risco de eventos adversos graves, como arritmias, instabilidade hemodinâmica, lesão cerebral anóxica e PCR.[12] Preditores de hipoxemia, todos relacionados com maiores taxas de mortalidade em UTI e intra-hospitalar, nesse cenário, são:

1. Insuficiência respiratória aguda;
2. Equipe inexperiente;
3. Baixa saturação de oxigênio no início do atendimento.[8]

A prevenção da hipoxemia durante a IOT começa com pré-oxigenação adequada. O fornecimento de oxigênio de fonte enriquecida e a adoção de posição vertical para aumentar a capacidade residual funcional pulmonar otimizam a oferta de oxigênio pré-procedimento. A pré-oxigenação objetiva denitrogenação da capacidade residual funcional pulmonar aumentando o tempo de apneia. Importante ter em mente que a renitrogenação dos pulmões pode ser alcançada rapidamente na presença de movimentos respiratórios espontâneos se a fonte de oxigênio for retirada entre o período de administração das medicações para intubação em sequência rápida (ISR) e o período de apneia.[8]

Para garantir a adequada denitrogenação e a pré-oxigenação da via aérea, recomenda-se a utilização de máscaras não reinalantes ligadas às maiores fontes de oxigênio possíveis.[13]

Muitas das vezes, os pacientes críticos encontram-se clinicamente não cooperativos e não aderem às medidas adotadas para adequada denitrogenação. Além disso, a própria doença de base pode resultar em diminuição da capacidade residual funcional pulmonar com prejuízo ainda maior da saturação de hemoglobina. Tentar atingir adequada denitrogenação aumentando o tempo de pré-oxigenação, além de ineficaz, pode piorar ainda mais a hipoxemia, por induzir atelectasias de absorção. Nesse contexto, o uso de pressão positiva com ventilação não invasiva (VNI) apresenta maior padrão de segurança quando comparada com cateter nasal de alto fluxo (CNAF), principalmente em pacientes com relação PaO_2/FiO_2 menor que 200. Naqueles com hipoxemia refratária à pressão positiva, oferta de O_2 com uso de CNAF e abordagem da via aérea com paciente acordado, mantendo *drive* para respiração espontânea, pode ser melhor opção, uma vez que não haveria tempo seguro de apneia.[8]

Otimização hemodinâmica

Instabilidade hemodinâmica é preditor independente de morte após a intubação. Hipotensão e colapso cardiovascular são eventos frequentes durante intubação de pacientes críticos, presentes em 50% e 30% das vezes respectivamente. Além disso, quando presentes, inferem aumento no tempo de internação em UTI e de mortalidade intra-hospitalar. Porém, não é tão fácil identificar quais pacientes evoluirão com hipotensão, por exemplo, no período peri-intubação. Apesar de o *shock index* (frequência cardíaca/pressão arterial sistólica) maior que 0,90 ser bom preditor na identificação de hipotensão pré-intubação, até um terço dos pacientes com *shock index* normal (de 0,5 a 0,7) ainda pode apresentar tal desfecho.[14]

Diante da elevada probabilidade de evolução para hipotensão ou colapso cardiovascular durante a intubação de pacientes críticos, a estabilização hemodinâmica com agressiva ressuscitação volêmica e o uso de vasopressores devem ser empregados no mesmo momento da otimização da oxigenação. Adicionalmente, deve-se levar em consideração quais drogas serão utilizadas durante a intubação. As medicações utilizadas devem facilitar a obtenção de condições ótimas para introdução do tubo traqueal, garantir conforto do paciente e minimizar os efeitos adversos hemodinâmicos. A escolha de agentes hemodinamicamente neutros como o etomidato, ou doses reduzidas de propofol ou de benzodiazepínicos é uma estratégia frequentemente utilizada. Outra opção atrativa por sua segurança hemodinâmica é a cetamina. Ela apresenta efeito simpatomimético – ajudando a manter pressão arterial estável – e potencial dissociativo –, facilitando tentativa de "intubação acordada" por não deprimir o *drive* respiratório.[14]

Conclusão

A necessidade de intubação de pacientes críticos se mostra bastante presente, seja em ambiente de UTI, seja no momento da admissão desses pacientes no DE. Os motivos para intubação variarão desde clássica piora respiratória com hipoxemia associada até instabilidade metabólica com necessidade de IOT para redução das demandas do paciente.

Nesses cenários, diferentemente do cenário de sala de operações, o acesso à via aérea se torna imperativo e inevitável. Sempre que a condição clínica permitir, deve-se lançar mão de todas as ferramentas disponíveis para adequada avaliação e previsão da dificuldade de intubação dos pacientes críticos.

Medidas para otimização da oxigenação e hemodinâmica devem sempre ser adotadas pela elevada frequência dessas complicações durante IOT de pacientes críticos.

Diante de situação tão urgente e estressante, equipe multiprofissional preparada e mais de um profissional capacitado para o procedimento devem estar presentes para a redução de riscos e complicações associadas.

BIBLIOGRAFIA

1. Higgs A, McGrath BA, Goddard C, Rangasami J, Suntharalingam G, et al. Guidelines for the management of tracheal intubation in critically ill adults. British Journal of Anaesthesia. 2018;120(2):323-52.

2. Cook TM, Woodall N, Harper J, Benger J. Major complications of airway management in the UK: results of the fourth national audit project of the royal college of anaesthetists and the difficult airway society. Part 2: intensive care and emergency departments. British Journal of Anaesthesia. 2011;106(5):632-42.

3. Natt BS, Malo J, Hypes CD, Sakles JC, Mosier JM. Strategies to improve first attempt success at intubation in critically ill patients. British Journal of Anaesthesia. 2016;117(Special issue):1-9.

4. Scott JA, Heard SO, Zayaruzny M, Walz JM. Airway Management in critical illness: an update. 2020;157: 877-87.

5. Reynolds SF, Heffner J. Airway management of the critically ill patient: rapid-sequence intubation. Chest. 2005;127(4):1397-412. [2023 Nov. 2]. Disponível em: https://linkinghub.elsevier.com/retrieve/pii/S0012369215344949.

6. de Jong A, Molinari N, Terzi N, Mongardon N, Arnal JM, et al. Early identification of patients at risk for difficult intubation in the intensive care unit: Development and validation of the MACOCHA score in a multicenter cohort study. American Journal of Respiratory and Critical Care Medicine. 2013;187(8):832-9.

7. Myatra SN. Airway management in the critically ill. Curr Opin Crit Care. 2021;27:37-45.

8. Mosier JM. Physiologically difficult airway in critically ill patients: winning the race between haemoglobin desaturation and tracheal intubation. British Journal of Anaesthesia. 2020;125: e1-4.

9. Baker P. Assessment before airway management. Anesthesiology Clinics. 2015;33:257-78.

10. Apfelbaum JL, Hagberg CA, Connis RT, Abdelmalak BB, Agarkar M, et al. 2022 American Society of Anesthesiologists practice guidelines for management of the difficult airway. Anesthesiology. 2021;136(1):31-81.

11. Detsky ME, Jivraj N, Adhikari NK, Friedrich JO, Pinto R, et al. Will this patient be difficult to intubate? JAMA. 2019;321(5):493-503.

12. Kornas RL, Owyang CG, Sakles JC, Foley LJ, Mosier JM. Evaluation and management of the physiologically difficult airway: consensus recommendations from Society for Airway Management. Anesthesia and Analgesia. 2021;132(2):395-405.

13. Weingart SD, Levitan RM. Preoxygenation and prevention of desaturation during emergency airway management. Annals of Emergency Medicine. 2012;59: 165-75.

14. Natt BS, Malo J, Hypes CD, Sakles JC, Mosier JM. Strategies to improve first attempt success at intubation in critically ill patients. British Journal of Anaesthesia. 2016;117:i60-8.

4
VIA AÉREA FISIOLOGICAMENTE DIFÍCIL: RECONHECIMENTO E MANEJO DE CENÁRIOS CLÍNICOS

Victor Lisboa Peixoto ■ *Maria Regina de Paula Leite Kraft* ■ *Daniel Lima da Rocha*

→ Introdução

O termo "via aérea difícil" é tradicionalmente utilizado para descrever intubações que têm características anatômicas que tornam verdadeiramente desafiadoras a visualização das cordas vocais e a correta inserção de um tubo endotraqueal.

Dados norte-americanos indicam que a intubação traqueal é o terceiro procedimento médico mais comum nos hospitais e traz consigo altas taxas de complicações, que variam desde dessaturação transitória até hipotensão, colapso cardiovascular e óbito.

Alterações fisiopatológicas do doente grave podem limitar a capacidade de preoxigenação, a sustentação da saturação de oxigênio durante a intubação e a tolerância à mudança para a ventilação com pressão positiva. Esse conjunto de fatores constitui a "via aérea fisiologicamente difícil".

Aproximadamente um terço dos pacientes pode sofrer complicações moderadas durante a intubação, e até um quarto experimenta complicações graves. Parada cardiorrespiratória peri-intubação ocorre em cerca de 2% a 4% dos casos e está altamente associada à dessaturação de oxigênio e à hipotensão durante o ato de intubar, com um risco aumentado em até três vezes na presença desses fatores.

Atualmente, acredita-se que o sucesso na intubação em primeira tentativa reduza os riscos e aumente a segurança do procedimento. Embora essa seja uma verdade empírica, ainda há uma taxa de 15% a 20% de complicações mesmo na primeira passagem.

→ Conceitos

A via aérea fisiologicamente difícil é aquela em que alterações fisiopatológicas colocam o paciente sob risco de colapso cardiovascular, aumentado durante a intubação e a transição para a ventilação por pressão positiva. Essas alterações existem em um espectro, sendo algumas mais passíveis de reversibilidade do que outras. Assim, é preciso levar em consideração todas essas possíveis anormalidades, ainda que o paciente não tenha preditores de uma via aérea anatomicamente difícil.

Hipoxemia, hipotensão, acidose metabólica grave, falência ventricular direita e injúria neurológica grave constituem os principais critérios clínicos de dificuldade. Para cada um desses cenários, existem diferentes recomendações de manejo.

→ Cenários clínicos

Hipoxemia (Quadro 4.1)

Insuficiência respiratória hipoxêmica (tipo I), aquela na qual há falência em manter níveis adequados de oxigenação arterial, é uma das causas mais comuns de intubação no setor de emergência. O mecanismo fisiopatológico dessa hipoxemia consiste em qualquer agravo que consiga prejudicar ou limitar a troca gasosa entre alvéolos e capilares. Pneumonia, síndrome do desconforto respiratório agudo (SDRA), edema pulmonar (cardiogênico ou não) são exemplos de possíveis patologias. A insuficiência respiratória do tipo II – hipercápnica – decorre de redução da ventilação alveolar ou do aumento do espaço morto. Esta, por sua vez, pode ser mais facilmente corrigida pela suplementação de oxigênio ou pelo aumento do volume-minuto. Em ambos os casos, pacientes que se encontram hipoxêmicos apresentam risco aumentado de rápida dessaturação durante a intubação, podendo ocorrer instabilidade hemodinâmica, lesão cerebral por hipóxia e até mesmo parada cardiorrespiratória.

■ Quadro 4.1 – Recomendações da Sociedade de Manejo da Via Aérea para avaliação e manejo da via aérea fisiologicamente difícil

Fisiologia	Recomendações
Hipoxemia	1. A pré-oxigenação deve ser feita utilizando-se oxigênio em alto fluxo por ao menos 3 minutos 2. Dessaturação é o maior fator de risco para PCR 3. Se o paciente tiver um *shunt* fisiológico significativo ou uma redução da CRF – gestação, obesidade, SDRA –, a pré-oxigenação deve ser feita com PEEP usando VNI 4. Pacientes devem ser pré-oxigenados em uma posição mais verticalizada quando possível 5. Sequência atrasada de intubação é uma opção para os pacientes que não toleram pré-oxigenação com VNI e pressão positiva ou CNAF
Hipotensão	6. Fatores de risco para descompensação incluem os efeitos cardiovasculares das drogas de indução e os efeitos da ventilação com pressão positiva 7. Hipotensão peri-intubação é fator de risco independente para desfechos negativos, incluindo mortalidade, tempo de permanência hospitalar e lesão de órgão-alvo 8. Pacientes devem ser triados para alto risco de colapso hemodinâmico com a intubação. Aqueles com SI > 0,7 estão sob maior risco 9. Pacientes fluidorresponsivos e fluidotolerantes devem receber ressuscitação volêmica antes ou ao menos durante a intubação 10. Quando possível, o uso de vasopressores deve ser iniciado antes da intubação naqueles pacientes que não respondem ou não toleram fluidos

CNAF: cânula nasal de alto fluxo; CRF: capacidade residual funcional; PCR: parada cardiorrespiratória; PEEP: pressão positiva no final da expiração; SDRA: síndrome de desconforto respiratório agudo; SI: *shock index*; VNI: ventilação não invasiva.

Fonte: Adaptado de Kornas RL, Owyang CG, Sakles JC, Foley LJ, Mosier JM. Evaluation and Management of the Physiologically Difficult Airway: Consensus Recommendations from Society for Airway Management. Anesthesia and Analgesia. 2021;395–405.

Pré-oxigenação

O paciente crítico apresenta risco aumentado de dessaturação devido a distúrbios da relação ventilação/perfusão (V/Q), efeito *shunt* e pela redução da capacidade residual funcional pulmonar (CRF) – todos fatores que podem ser agudizados durante o ato da indução anestésica.

Como a dessaturação ocorre entre 19% e 70% de todas as intubações, e por ser a causa mais comum de falha na primeira tentativa, priorizar uma pré-oxigenação adequada e uma oxigenação apneica é prudente em todos os pacientes.

Máscara não reinalante

Historicamente, a pré-oxigenação era feita através de máscara não reinalante (MNR) com fluxo de oxigênio a 100%, por 3 a 5 minutos. Essa conduta foi extrapolada de estudos realizados em ambientes cirúrgicos, em que as máscaras eram completamente bem adaptadas ao rosto do paciente, evitando qualquer tipo de vazamento do circuito anestésico. No entanto, quando esse ajuste não se dá de maneira adequada, o paciente passa a receber uma mistura de ar proveniente do circuito e do ambiente, reduzindo a fração inspiratória de oxigênio (FiO_2) efetiva para muito menos que 100%. Quanto maior o volume-minuto, mais o ambiente consegue "diluir" o oxigênio ofertado. Essa relação entre FiO_2 e o volume-minuto subjacente torna a pré-oxigenação com MNR menos efetiva no paciente grave.

Ventilação não invasiva com pressão positiva

A ventilação não invasiva com pressão positiva (VNIPP) tem se mostrado mais eficaz na pré-oxigenação do que os métodos usuais, particularmente no subgrupo de pacientes obesos e naqueles com *shunt* fisiológico. Essa estratégia é capaz de aumentar a pressão nas vias aéreas, com o benefício de promover maior recrutamento alveolar, reduzindo temporariamente o efeito *shunt* e melhorando a oxigenação.

As indicações e as contraindicações habituais à ventilação não invasiva (VNI) podem não se aplicar nos casos em que ela é utilizada com o único propósito de favorecer a pré-oxigenação durante a intubação, considerando que o médico se encontra presente e pronto para intervir durante esse curto período. Imediatamente antes da intubação, ao se desacoplar o paciente da VNI, há risco de desrecrutamento alveolar podendo causar rápida dessaturação. Manter a pressão positiva através de dispositivos como cânulas nasais durante a intubação tem se mostrado benéfico no ambiente cirúrgico e pode também ser útil no setor de emergência.

Algumas vezes, a ventilação não invasiva é inadequada devido a características anatômicas que tornam mais difícil a vedação do sistema.

Nesses pacientes em que há vazamento significativo do circuito, ou quando há necessidade de altas pressões para a preoxigenação – como nos casos de obesos mórbidos e edema pulmonar –, dispositivos supraglóticos podem se tornar uma opção. As evidências atuais sobre esse tipo de uso na emergência são limitadas a relatos de casos, mas já há dados disponíveis que mostram melhora no tempo de apneia em pacientes obesos no centro cirúrgico.

Normalmente, considera-se que o paciente crítico esteja com o estômago repleto. A ventilação com pressão positiva pode aumentar a distensão gasosa dentro do estômago e, assim, favorecer eventos de broncoaspiração durante a intubação. Esse risco é maior com pressões de insuflação (pressão de suporte + PEEP) acima de 20 mmHg. Limitar essa pressão para valores abaixo de 20 mmHg, na ventilação não invasiva com modo pressão-controlado, reduz os riscos de distensão e broncoaspiração.

Medidas farmacológicas para promover ansiólise ou mesmo para induzir sedação podem ser úteis quando utilizadas criteriosamente a fim de melhorar a tolerância do paciente à ventilação não invasiva ou ao dispositivo supraglótico. Em um estudo observacional, o uso de cetamina para induzir um estado dissociativo e assim permitir a pré-oxigenação do paciente tanto em máscara não reinalante quanto em VNI, antes do uso de um bloqueador neuromuscular, mostrou melhora na oxigenação.

Cânula nasal de alto fluxo

O sistema de oxigenação nasal em alto fluxo através de cateter apropriado é capaz de prover oxigênio umidificado a uma taxa de 40 a 70 litros/minuto, o que aumenta o tempo de apneia segura e reduz as taxas de dióxido de carbono por ser capaz de "lavar" o espaço morto.

A pré-oxigenação com cânula nasal de alto fluxo (CNAF) reduz a dessaturação quando comparada ao uso da MNR. O CNAF resultou em maior saturação de oxigênio após a pré-oxigenação, durante a intubação e entre 5 e 30 minutos no período pós-intubação.

Uma estratégia de oxigenação apneica eficaz, com baixo custo e baixo risco, consiste em administrar oxigênio por CNAF a uma taxa de 10 a 15 L/minuto. Esse fluxo é bem tolerado, fornece aproximadamente 100% de fração inspirada de oxigênio para a nasofaringe e pode prevenir dessaturação durante o processo da intubação.

Tempo de apneia segura

Pré-oxigenação ideal requer diversos componentes para promover um tempo seguro de apneia. Deve haver um volume de gás alveolar suficiente, também compreendido pela CRF, com fonte suplementar enriquecida de oxigênio, capaz de promover adequada desnitrogenação da via aérea, promovendo, dessa forma, restauração dos níveis de saturação da hemoglobina e maior tempo seguro de apneia.

A denitrogenação da capacidade residual funcional cria uma reserva de oxigênio de até 30 mL/kg a ser utilizada durante a apneia em indivíduos saudáveis, mas sofre um decréscimo diretamente proporcional à gravidade da doença respiratória. Em pacientes com SDRA e relação $PaO_2/FiO_2 < 100$, a CRF atinge valores entre 5 a 10 mL/kg.

Tanoubi et al. desenvolveram método útil para estimar o tempo de apneia segura, sendo FaO_2 a fração alveolar de oxigênio:

$$\frac{(FaO2 \text{ ao fim da preox.} - FaO2 \text{ com } SO2\ 90\%) \times CRF}{VO2}$$

Assumindo uma VO_2 constante, isto é, o valor do consumo máximo de oxigênio do indivíduo, que gira em torno de 3 mL/kg/min no repouso, com uma FaO_2 em torno de 95% ao fim da preoxigenação, e sabendo que a CRF de pacientes adultos com formas graves de SDRA pode chegar até a 5 mL/kg, é possível estimar o tempo de apneia segura em torno de 72 segundos.

$$\frac{(0{,}95 - 0{,}10) \times 350}{250}$$

No entanto, na prática clínica, pode-se observar que o tempo de apneia em certos pacientes fica muito aquém dos 72 segundos propostos pela fórmula. Existem diversas razões para isso, entre as quais:

1. Quando a fonte de oxigênio é removida antes do paciente estar em completa apneia, mesmo poucas incursões respiratórias já são capazes de "renitrogenar" a capacidade residual funcional.

2. A equação proposta por Tanoubi assume uma relação V/Q normal, com uma fração de *shunt* entre 3% e 4%. Essa fração pode ser substancialmente maior – em torno de 50% – quando a relação PaO_2/FiO_2 encontra-se abaixo de 100.

Quanto maior a fração de *shunt*, menor a capacidade da reserva de oxigênio da CRF em ressaturar a hemoglobina. A mesma equação de Tanoubi modificada pela fração de *shunt* em um paciente com SDRA grave reduziria o tempo de segurança para 38 segundos.

$$\frac{([FaO2aofimdapreox. - FaO2comSO290\%] \times CRF) \times \%Shunt}{VO2}$$

$$\frac{[(0,95 - 0,10) \times 350] \times 0,5}{250}$$

No entanto, diversas observações clínicas desafiam essas fórmulas:

1. Pacientes podem dessaturar logo antes ou imediatamente após a indução anestésica.

2. Pacientes com oxigenação adequada em VNI com pressão expiratória final positiva (PEEP) 5 cmH_2O, muitas vezes, passam a necessitar de PEEP mais alta após a intubação. Esse aumento da demanda por pressão positiva pode implicar que a função da PEEP durante a VNI nessa população não é inteiramente o recrutamento alveolar.

3. Pacientes submetidos à "intubação acordada" com respiração espontânea usando CNAF a 40 a 60 L/minuto podem dessaturar imediatamente após a administração de sedativos depois da inserção do tubo mesmo não havendo "tempo de apneia" durante a laringoscopia. Para esse perfil de pacientes extremamente críticos, não há um tempo de apneia considerado seguro. Nesses casos, manter a respiração espontânea com auxílio do CNAF, o uso de vasodilatadores pulmonares (óxido nítrico inalatório) e transição mais suave possível para a ventilação invasiva com pressão positiva deverá reduzir o risco de parada cardiorrespiratória peri-intubação.

Hipotensão (Quadro 4.1)

Hipotensão peri-intubação (HPI) é fator de risco independente para complicações graves e óbito durante o manejo da via aérea na emergência. Tão pouco quanto 10 minutos de hipotensão já são suficientes para piora de desfecho no paciente crítico de alto risco.

Cerca de um quarto dos pacientes desenvolve uma queda transitória da pressão arterial após uma intubação de emergência ao passar da ventilação espontânea para a ventilação por pressão positiva.

Embora haja uma preocupação crescente sobre esse assunto, não há consenso sobre o conceito exato de "HPI". A maioria das definições inclui qualquer um desses achados dentro da 1ª hora após a intubação:

1. Pressão arterial sistólica ≤ 90 mmHg.
2. Redução na pressão arterial média em pelo menos 20%.
3. Administração de qualquer vasopressor.

Os fatores de risco para HPI incluem:

1. Baixa pressão arterial média na 1ª hora antes da intubação.
2. *Shock index* (SI) = frequência cardíaca/pressão arterial sistólica) elevado antes do procedimento.
3. Insuficiência respiratória aguda como etiologia.
4. Idade avançada.
5. Doença renal crônica e suas comorbidades.

Quando associado à HPI, um SI elevado (> 0,8; sendo o valor normal entre 0,5 e 0,7) está associado a uma deterioração da performance cardíaca e pode ser um sinal precoce de choque, indicando uma reserva cardiovascular limítrofe durante o manejo da via aérea.

O retorno venoso é garantido pela diferença entre a pressão venosa sistêmica e a pressão atrial direita. Durante a respiração espontânea, a pressão intratorácica negativa aumenta esse gradiente pressórico, essencialmente "devolvendo" o sangue para o lado direito do coração. Qualquer alteração fisiológica que leve ao desequilíbrio desse gradiente poderá reduzir o retorno venoso. A transição para a ventilação com pressão positiva aumenta a pressão intratorácica e, portanto, a pressão atrial direita, reduzindo a diferença do gradiente e, consequentemente, o retorno venoso.

Causas comuns de choque como depleção de volume, aumento de permeabilidade capilar ou a perda da resistência vascular sistêmica reduzirão a pressão sistêmica média e o retorno venoso, tornando esses pacientes particularmente mais susceptíveis à hipotensão relacionada à pressão positiva.

Fluidorressuscitação

A fluidoterapia é importante no doente crítico na medida em que um aumento do volume circulante também aumentará a pressão média e o retorno venoso. Se o "coração direito" for capaz de acomodar o acréscimo do retorno venoso, o paciente será definido como "fluidorresponsivo" e, então, haverá um ganho no débito cardíaco. Fluidorresponsividade é tipicamente definida como um aumento de 15% no débito cardíaco em resposta a uma alíquota de fluido. Uma avaliação rápida da responsividade a volume pode ser facilmente realizada à beira-leito por várias técnicas que analisam a interação cardiopulmonar, tais quais as variações do diâmetro da veia cava inferior conforme o ciclo respiratório, a análise do contorno de onda da pressão arterial ou a avaliação com Doppler das velocidades do fluxo aórtico.

Drogas vasoativas

Nos pacientes não respondedores à infusão de fluidos, os vasopressores estão indicados a fim de manter a pressão arterial média, sendo a noradrenalina a droga de primeira escolha no doente crítico.

Tradicionalmente, os agentes vasopressores demandavam um acesso venoso central de imediato. No entanto, estudos recentes demonstraram que drogas vasoativas infundidas em acessos periféricos são de baixo risco, constituindo uma alternativa sensata à infusão central quando feita por curta duração.

Doses em bolus de adrenalina diluída também podem ser efetivas quando se deseja obter vasoconstricção de curta duração associada a inotropismo. Entretanto, infusões contínuas deve ser utilizadas de forma preferencial devido a maior segurança.

Indução anestésica

A laringoscopia e a intubação traqueal levam a uma resposta simpática, a qual pode induzir má-perfusão miocárdica e/ou cerebral em pacientes críticos com baixa reserva. A maior parte das drogas indutoras promovem sedação sem analgesia.

A escolha dos agentes indutores pode favorecer à HPI na medida em que muitos deles promovem efeitos hemodinâmicos adversos. Benzodiazepínicos e propofol têm efeito simpatolítico, levando a uma depressão miocárdica e uma redução do tônus vascular. Etomidato é um sedativo não benzodiazepínico, relativamente neutro para a hemodinâmica. Existem preocupações quanto ao desenvolvimento de insuficiência adrenal em pacientes com sepse. No entanto, há pouca evidência de dano quando o etomidato é utilizado apenas durante a indução. A cetamina é uma opção atrativa no contexto de hipotensão devido a seus efeitos simpatomiméticos e apresenta uma taxa de complicação média similar ao etomidato.

Coindução com agentes opioides de rápido início de ação permite o uso associado de baixas doses de hipnóticos, mantendo estabilidade cardiovascular e minimizando alterações na pressão intracraniana. Contudo, o uso de opióides, deve ser evitados em pacientes instáveis hemodinamicamente ou que estejam se mantendo minimamente estáveis às custas de hiperatividade simpática.

É recomendado o uso de bloqueadores neuromusculares (BNM), uma vez que estes reduzem complicações durante a intubação do doente crítico. Os BNM melhoram as condições de intubação, de inserção de um dispositivo supraglótico (inibem o tônus muscular da via aérea superior – incluindo laringoespasmo), melhoram a complacência da parede torácica e reduzem o número de tentativas. Não usar BNM está associado com aumento da dificuldade de intubação.

Succinilcolina gera diversos efeitos adversos, inclusive hipercalemia ameaçadora à vida. Sua curta duração pode dificultar a intubação caso esta se prolongue. Rocurônio pode ser uma alternativa mais viável no doente crítico. Ele pode ser antagonizado utilizando-se uma dose pré-calculada do agente reversor sugamadex sódico, embora isso não garanta a resolução de uma via aérea obstruída.

Disfunção de ventrículo direito (Quadro 4.2)

O manejo da via aérea na emergência requer considerações acerca da interação cardiopulmonar, caracterizada pela fisiologia do ventrículo direito (VD) e do retorno venoso, pela resistência vascular pulmonar e pelo débito cardíaco do ventrículo esquerdo. Em pacientes com hipertensão arterial pulmonar crônica, embolia pulmonar, ou falência aguda de VD, um aumento na demanda do ventrículo direito durante a intubação pode ser o evento precipitante de uma parada cardíaca. Portanto, o médico deve estar apto a diagnosticar e a intervir na falência de VD durante o manejo da via aérea a fim de atenuar o risco de uma descompensação hemodinâmica.

Quadro 4.2 – Recomendações da Sociedade de Manejo da Via Aérea para avaliação e manejo da via aérea fisiologicamente difícil em situações de disfunção ventricular direita.

1. Pacientes devem ser rastreados para disfunção de VD antes da intubação devido ao risco de descompensação clínica com a transição para pressão positiva
2. Quando há disfunção de VD, o paciente deverá ter avaliadas a função sistólica do ventrículo direito e a tolerância a fluidos e vasopressores. Fluidorressuscitação empírica pode vir a reduzir essa função
3. Fluidorresponsivos e pacientes que toleram vasopressores devem ser, assim, ressuscitados
4. Pacientes fluidointolerantes devem ter a pós-carga do VD reduzida com vasodilatadores pulmonares inalatórios ou intravenosos
5. Estímulo diurético pré-intubação deve ser considerado em pacientes com sobrecarga de volume de VD
6. Hipercapnia deve ser evitada
7. Em pacientes com hipertensão arterial pulmonar crônica, deve-se ter como alvo uma pressão arterial média sistêmica mais elevada, a fim de se manter a pressão sistêmica > pressão pulmonar
8. A estratégia ventilatória pós-intubação deve incluir uma baixa pressão média nas vias aéreas e PEEP mais elevada, a fim de evitar atelectasia
9. Se disponível, ECMO pré-intubação deve ser considerada em pacientes com choque induzido por falência de VD

VD: ventrículo direito; ECMO: membrana de oxigenação extracorpórea; PEEP: pressão positivo no final da expiração.
Fonte: Adaptado de Kornas RL, Owyang CG, Sakles JC, Foley LJ, Mosier JM. Evaluation and Management of the Physiologically Difficult Airway: Consensus Recommendations from Society for Airway Management. Anesthesia and Analgesia. 2021;395–405.

A disfunção ventricular direita é caracterizada por uma redução da capacidade do VD em prover fluxo sanguíneo adequado pela circulação pulmonar em uma pressão venosa central normal. Isso é causado por qualquer alteração fisiopatológica capaz de reduzir a contratilidade miocárdica ou aumente a resistência vascular pulmonar e a pós-carga do VD.

O ventrículo direito é particularmente sensível a mudanças em sua pós-carga – o seu volume sistólico reduz drasticamente (cerca de 30%) com um aumento de 20 mmHg em sua pós-carga. Em contraste, o mesmo aumento de 20 mmHg para o ventrículo esquerdo reduz o seu volume sistólico em aproximadamente 10%. Esse aumento de pós-carga eventualmente atinge um limiar crítico na tensão da parede do ventrículo direito levando à sua dilatação e a uma incompetência da válvula tricúspide com regurgitação e precipita uma espiral descendente de isquemia, culminando em falência cardíaca global devido à interdependência biventricular.

Uma vez que a disfunção de VD tenha sido identificada, qualquer potencial de melhora na função ventricular com o aumento da pré-carga deve ser cautelosamente examinado. Quando o ventrículo direito é fluidorresponsivo, pequenas alíquotas de volume (250 mL) podem ser ofertadas em bolus. Caso o VD se encontre com sobrecarga hídrica, uma indução agressiva de diurese pode ser benéfica antes da indução a fim de melhorar a hemodinâmica. Além disso, a noradrenalina pode vir a melhorar a função sistólica ventricular sem aumentar a resistência vascular pulmonar.

Para as situações clínicas em que o ventrículo direito não seja nem responsivo a volume e nem se encontre em sobrecarga hídrica, a redução da pós-carga se torna a única opção terapêutica possível. Para isso, deve-se tratar qualquer hipoxemia, atelectasia e hipercapnia, uma vez que todos esses fatores independentemente aumentam a resistência vascular pulmonar. Vasodilatadores pulmonares inalatórios são capazes de reduzir a pós-carga do VD e podem ser administrados sem maiores problemas logísticos. Os principais eventos adversos do seu uso incluem hipotensão sistêmica e piora na relação V/Q.

Acidose metabólica grave (Quadro 4.3)

A acidose respiratória ocorre quando há rápida elevação da pressão parcial de dióxido de carbono ($PaCO_2$), provocando a queda do pH sanguíneo como consequência da redução da relação $HCO_3^-/PaCO_2$. Os níveis normais da $PaCO_2$ são dependentes da relação entre a taxa de produção de dióxido de carbono (CO_2) e a capacidade de eliminação deste CO_2 através da ventilação alveolar. Portanto, uma redução do *drive* ventilatório, disfunção neuromuscular ou aumento do espaço morto causarão acúmulo de CO_2 e consequente redução do pH. Essa acidose respiratória pode ser corrigida com uma melhora da ventilação alveolar – dobrando essa ventilação, a taxa de CO_2 normalmente se reduz pela metade. Ventilação não invasiva com pressão positiva ou ventilação mecânica são capazes de reduzir rapidamente o trabalho respiratório e superar a fraqueza neuromuscular, corrigindo a acidose respiratória.

Quadro 4.3 – Recomendações da Sociedade de Manejo da Via Aérea para avaliação e manejo da via aérea fisiologicamente difícil em situações de acidose metabólica grave.

1. Pacientes com acidose metabólica grave estão sob maior risco de descompensação devido à depleção de volume e à ventilação alveolar inadequada pós-intubação
2. Deve-se considerar intubação acordada para manter a respiração espontânea naqueles pacientes com alto volume-minuto
3. Considerar modo ventilatório espontâneo após a intubação quando o paciente apresenta necessidade de alto volume-minuto

Fonte: Adaptado de Kornas RL, Owyang CG, Sakles JC, Foley LJ, Mosier JM. Evaluation and Management of the Physiologically Difficult Airway: Consensus Recommendations from Society for Airway Management. Anesthesia and Analgesia. 2021;395–405.

Contudo, na falência ventilatória secundária a uma acidose metabólica grave, o sistema tampão com bicarbonato encontra-se sobrecarregado, e a remoção compensatória de CO_2 pelo aumento da ventilação alveolar atinge um platô. Acidoses severas como intoxicação por salicilato ou metformina, cetoacidose diabética (CAD) e acidose lática suplantam a compensação respiratória de tal forma que qualquer piora ventilatória pode precipitar uma queda ainda maior do pH e levar a uma parada cardiorrespiratória.

Quando um paciente com acidose metabólica grave requer intubação, qualquer mínimo período em apneia pode levar a uma piora do quadro pela perda compensatória. Além disso, o ventilador mecânico pode não ser capaz de fornecer a mesma ventilação alveolar pré-intubação. Isso ocorre porque o ventilador tem limites físicos no volume e na taxa de oxigenação que podem ser fornecidos. Por exemplo, um paciente com CAD e respiração de Kussmaul pode ter uma ventilação-minuto maior que 40 litros em virtude da frequência respiratória de 40 incursões/ minuto e um volume corrente de 1 L. Ventilar mecanicamente esse paciente com uma frequência de 30 irpm e volume-corrente de 1 L leva a um volume-minuto inferior ao espontâneo.

Consequentemente, ainda que a estratégia de ventilação protetora seja abandonada, a máxima ventilação-minuto possível de ser obtida ainda seria inferior àquela em respiração espontânea, causando queda do pH e deterioração hemodinâmica após a intubação. Doentes com uma ventilação-minuto extremamente elevada estão sob alto risco de desenvolver hipoventilação relativa, "fome de fluxo", assincronias ventilatórias e piora da acidose. Para essas situações, um modo ventilatório a pressão, tais quais ventilação com pressão de suporte ou pressão-controlada, podem permitir um melhor acoplamento paciente-ventilador e a manutenção do volume-minuto, especialmente no paciente em respiração espontânea.

Injúria neurológica grave (Quadro 4.4)

É imperativo manter a normocapnia e a oxigenação adequada durante a intubação do doente crítico com lesão neurológica, uma vez que o fluxo sanguíneo cerebral é bastante sensível às alterações de CO_2 e da saturação de oxigênio.

▪ Quadro 4.4 – Recomendações da Sociedade de Manejo da Via Aérea para avaliação e manejo da via aérea fisiologicamente difícil em situações de injúria neurológica grave.

1. Normocapnia deve ser mantida antes, durante e após a intubação
2. Drogas indutoras hemodinamicamente neutras devem ser utilizadas
3. Quando possível, o paciente deve ser posicionado numa posição mais verticalizada a 30º
4. O manejo pós-intubação deve incluir uma PEEP mais limitada a fim de promover uma melhor drenagem venosa cerebral

PEEP: pressão positiva no final da expiração.
Fonte: Adaptado de Kornas RL, Owyang CG, Sakles JC, Foley LJ, Mosier JM. Evaluation and Management of the Physiologically Difficult Airway: Consensus Recommendations from Society for Airway Management. Anesthesia and Analgesia. 2021;395–405.

Durante a indução anestésica, os extremos da pressão arterial média, pressão intracraniana (PIC) e a subsequente variação da pressão de perfusão cerebral (PPC) devem ser prevenidos. Manter a estabilidade hemodinâmica no traumatismo cranioencefálico (TCE) grave é fundamental para garantir uma perfusão adequada (PPC = PAM (pressão arterial média) – PIC). O cérebro é capaz de autorregular a perfusão entre uma taxa de 50 e 100 mmHg – no entanto, traumatismos graves levam à perda dessa capacidade.

O TCE grave é um processo comum que causa perda da patência da via aérea no ambiente pré-hospitalar, muitas vezes exigindo intubação traqueal. Infelizmente, a laringoscopia e a colocação do tubo constituem estímulos nocivos que precipitam uma descarga simpática e consequente resposta cardiovascular significativa. Pré-tratamento com lidocaína e opioides – como fentanil – apresentam evidência limitada para uso fora do centro cirúrgico na lesão traumática aguda.

Esmolol também tem sido estudado como uma potencial intervenção farmacológica de rápida ação no manejo da via aérea. Seu uso pode controlar frequência cardíaca e os marcadores de hemodinâmica quando comparado à lidocaína. Chung et al., em 1992, notaram que existe um efeito sinérgico melhor entre o esmolol e o fentanil na atenuação da resposta hemodinâmica do que quando essas drogas são utilizadas isoladamente.

Além da abordagem farmacológica pré-tratamento, a escolha de agente indutor hemodinamicamente neutro em dose adequada é particularmente importante no manejo do cuidado ao paciente neurocrítico. Enquanto pensava-se que a cetamina poderia ter impactos negativos na pressão intracraniana, hoje acredita-se que esse dogma já tenha sido superado.

Considerações acerca da covid-19

A doença provocada pelo novo coronavírus, que assolou o mundo no ano de 2020, apresentou-se como um problema singular relacionado ao manejo da via aérea. Os pacientes podiam manifestar uma hipoxemia profunda, em grande parte por causa de alterações na relação V/Q induzidas pela síndrome respiratória aguda grave, característica do vírus e sua ação no sistema renina-angiotensina-aldosterona. Dada a alta taxa de contaminação entre profissionais da saúde durante a pandemia, procedimentos capazes de gerar aerossóis, quando necessários, devem ser feitos sob extrema cautela.

Monitorizar o *drive* respiratório e o esforço muscular no paciente em ventilação espontânea é fundamental para detectar estágios precoces de fadiga. Embora manobras com VNI tenham sido utilizadas com sucesso em pacientes com pneumonia pelo SARS-CoV-2, e embora não haja consenso na literatura sobre o melhor momento para intubação, a maior parte dos autores concorda que na presença de uma mecânica respiratória prejudicada, piora da acidose respiratória e, principalmente, rebaixamento do nível de consciência, a intubação endotraqueal e a ventilação mecânica invasiva não devem ser postergadas.

Se o paciente apresenta dispneia leve a moderada, abordagem inicial envolve o uso da cânula nasal de alto fluxo. O CNAF, anteriormente controverso pelo risco de eliminação de aerossóis, se mostrou seguro em estudos posteriores, com um risco semelhante ao uso do cateter nasal regular.

Suporte com VNI, seja em pressão positiva contínua nas vias aéreas (CPAP), seja pressão positiva de dois níveis na via aérea (BiPAP), tem sido empregado como último recurso antes da intubação em pacientes hipoxêmicos. CPAP aparenta ter mais benefícios nesse cenário, uma vez que consegue fornecer maior quantidade de pressão média nas vias aéreas, levando a recrutamento alveolar mais eficaz que o BiPAP, principalmente quando existe concomitância de outras comorbidades, a exemplo de doença pulmonar obstrutiva crônica e insuficiência cardíaca congestiva.

Devido à potencial geração de aerossóis a partir da VNI com interface tradicional, o uso do *helmet* mostrou-se uma alternativa eficaz. Juntamente com o CPAP via máscara orofacial, o *helmet* com coxim inflável cervical se mostrou método seguro quanto à contaminação do ambiente. Ainda não há consenso na literatura quanto ao uso da VNI em casos de covid-19 com acometimento pulmonar leve e moderado, porém, principalmente nos momentos de elevadíssimos números de casos, um *trial* de VNI poderia ser tentado em pacientes selecionados em ambientes adequadamente seguros. A não utilização da VNI poderia levar ao aumento no número de intubações, aumento na morbimortalidade e indisponibilidade de recursos materiais (como ventiladores).

Mais uma vez, é imperativo estar atento e reconhecer os sinais precoces de fadiga respiratória no paciente em ventilação espontânea, esteja ele em ar ambiente, CNAF ou VNI. O *drive* respiratório exacerbado pode levar a um aumento das pressões transpulmonares e consequente aumento do risco de desenvolvimento da lesão pulmonar autoinduzida pelo paciente (P-SILI, do inglês *patient self-inflicted lung injury*).

→ Considerações finais

Enquanto a via aérea difícil é uma entidade clínica bem caracterizada com base em aspectos anatômicos, outro aspecto de dificuldade no manejo da via aérea envolve conceitos e características fisiológicas. As anormalidades de uma via aérea fisiologicamente difícil devem ser consideradas antes de se proceder à intubação. Caso isso não seja feito, desfechos negativos importantes podem vir a ocorrer.

Muitas das recomendações acerca da via aérea fisiologicamente difícil e seu manejo são feitas com base em experiência clínica e preceitos fisiopatológicos, deixando clara a oportunidade de novos estudos e investigações formais.

BIBLIOGRAFIA

1. Huitink JM, Bouwman RA. The myth of the difficult airway: airway management revisited. Anaesthesia. 2015;70(3):244-9.

2. Rui PKK. National hospital ambulatory medical care survey: 2014 emergency department summary tables. Atlanta, 2014.

3. Natt BS, Malo J, Hypes CD, Sakles JC, Mosier JM. Strategies to improve first attempt success at intubation in critically ill patients. British Journal of Anaesthesia. 2016;117:i60-8.

4. Mosier JM. Physiologically difficult airway in critically ill patients: winning the race between haemoglobin desaturation and tracheal intubation. British Journal of Anaesthesia. 2020;125(1):e1-4.

5. de Jong A, Rolle A, Molinari N, Paugam-Burtz C, Constantin JM, et al. Cardiac arrest and mortality related to intubation procedure in critically ill adult patients. Critical Care Medicine. 2018;46(4):532-9.

6. Hypes C, Sakles J, Joshi R, Greenberg J, Natt B, et al. Failure to achieve first attempt success at intubation using video laryngoscopy is associated with increased complications. Internal and Emergency Medicine. 2017;12(8):1235-43.

7. Mosier J, Joshi R, Hypes C, Pacheco G, Valenzuela T, et al. The physiologically difficult airway. Western Journal of Emergency Medicine. 2015;16(7):1109-17.

8. Baillard C, Boubaya M, Statescu E, Collet M, Solis A, et al. Incidence and risk factors of hypoxaemia after preoxygenation at induction of anaesthesia. British Journal of Anaesthesia. 2019;122(3):388-94.

9. Mort TC. The incidence and risk factors for cardiac arrest during emergency tracheal intubation: a justification for incorporating the ASA Guidelines in the remote location. Journal of Clinical Anesthesia. 2004;16(7):508-16.

10. Davis DP, Dunford JV, Poste JC, Ochs M, Holbrook T, et al. The impact of hypoxia and hyperventilation on outcome after paramedic rapid sequence intubation of severely head-injured patients. The Journal of Trauma: Injury, Infection, and Critical Care. 2004;57(1):1-10.

11. Baraka AS, Taha SK, Aouad MT, El-Khatib MF, Kawkabani NI. Preoxygenation. Anesthesiology. 1999;91(3):612-6.

12. Hamilton WK, Eastwood DW. A study of denitrogenation with some inhalation anesthetic systems. Anesthesiology. 1955;16(6):861-7.

13. Baillard C, Fosse JP, Sebbane M, Chanques G, Vincent F, et al. Noninvasive ventilation improves preoxygenation before intubation of hypoxic patients. American Journal of Respiratory and Critical Care Medicine. 2006;174(2):171-7.

14. Barjaktarevic I, Berlin D. Bronchoscopic intubation during continuous nasal positive pressure ventilation in the treatment of hypoxemic respiratory failure. Journal of Intensive Care Medicine. 2015;30(3):161-6.

15. Sinha A, Jayaraman L, Punhani D. ProSeal™ LMA increases safe apnea period in morbidly obese patients undergoing surgery under general anesthesia. Obesity Surgery. 2013;23(4):580-4.

16. Bartlett RG, Brubach HF, Specht H. Demonstration of aventilatory mass flow during ventilation and apnea in man. Journal of Applied Physiology. 1959;14(1):97-101.

17. Patel A, Nouraei SAR. Transnasal humidified rapid-insufflation ventilatory exchange (THRIVE): a physiological method of increasing apnoea time in patients with difficult airways. Anaesthesia. 2015;70(3):323-9.

18. Spoletini G, Alotaibi M, Blasi F, Hill NS. Heated humidified high-flow nasal oxygen in adults. Chest. 2015;148(1):253-61.

19. Weingart SD, Levitan RM. Preoxygenation and prevention of desaturation during emergency airway management. Annals of Emergency Medicine. 2012;59(3):165-175.e1.

20. Mosier JM, Hypes CD, Sakles JC. Understanding preoxygenation and apneic oxygenation during intubation in the critically ill. Intensive Care Medicine. 2017;43(2):226-8.

21. Lambermont B, Ghuysen A, Janssen N, Morimont P, Hartstein G, et al. Comparison of functional residual capacity and static compliance of the respiratory system during a positive end-expiratory pressure (PEEP) ramp procedure in an experimental model of acute respiratory distress syndrome. Critical Care. 2008;12(4):R91.

22. Tanoubi I, Drolet P, Donati F. Optimizing preoxygenation in adults. Canadian Journal of Anesthesia/Journal Canadien d'Anesthésie. 2009;56(6):449-66.

23. Feiner JR, Weiskopf RB. Evaluating pulmonary function. Critical Care Medicine. 2017; 45(1):e40-8.

24. Jaber S, Amraoui J, Lefrant JY, Arich C, Cohendy R, et al. Clinical practice and risk factors for immediate complications of endotracheal intubation in the intensive care unit: a prospective, multiple-center study. Critical Care Medicine. 2006;34(9):2355-61.

25. Manley G. Hypotension, hypoxia, and head Injury. Archives of Surgery. 2001;136(10): 1118.

26. Kim WY, Kwak MK, Ko BS, Yoon JC, Sohn CH, et al. Factors associated with the occurrence of cardiac arrest after emergency tracheal intubation in the emergency department. PLoS ONE. 2014;9(11):e112779.

27. Heffner AC, Swords D, Kline JA, Jones AE. The frequency and significance of postintubation hypotension during emergency airway management. Journal of Critical Care. 2012;27(4):417.e9-417.e13.

28. Rady MY, Rivers EP, Nowak RM. Resuscitation of the critically Ill in the ED: Responses of blood pressure, heart rate, shock index, central venous oxygen saturation, and lactate. The American Journal of Emergency Medicine. 1996;14(2):218-25.

29. Funk DJ, Jacobsohn E, Kumar A. Role of the venous return in critical illness and shock. Critical Care Medicine. 2013;41(2):573-9.

30. Lansdorp B, Hofhuizen C, van Lavieren M, van Swieten H, Lemson J, et al. Mechanical ventilation – induced intrathoracic pressure distribution and heart-lung interactions. Critical Care Medicine. 2014;42(9):1983-90.

31. de Backer D, Biston P, Devriendt J, Madl C, Chochrad D, et al. Comparison of dopamine and norepinephrine in the treatment of shock. New England Journal of Medicine. 2010;362(9):779-89.

32. Monnet X, Letierce A, Hamzaoui O, Chemla D, Anguel N, et al. Arterial pressure allows monitoring the changes in cardiac output induced by volume expansion but not by norepinephrine. Critical Care Medicine. 2011;39(6):1394-9.

33. Ricard JD, Salomon L, Boyer A, Thiery G, Meybeck A, et al. Central or peripheral catheters for initial venous access of ICU patients. Critical Care Medicine. 2013;41(9):2108-15.

34. Kornas RL, Owyang CG, Sakles JC, Foley LJ, Mosier JM. Evaluation and management of the physiologically difficult airway: consensus recommendations from Society for Airway Management. Anesthesia & Analgesia. 2021;132(2):395-405.

35. Hagberg C. Benumof and Hagberg's airway management. 2012.

36. Ebert TJ, Muzi M, Berens R, Goff D, Kampine JP. Sympathetic responses to induction of anesthesia in humans with propofol or etomidate. Anesthesiology. 1992;76(5):725-33.

37. Tassani P, Martin K, Jänicke U, Ott E. Bolus administration of eltanolone, thiopental, or etomidate does not affect systemic vascular resistance during cardiopulmonary bypass. Journal of Cardiothoracic and Vascular Anesthesia. 1997;11(5):562-4.

38. Gu WJ, Wang F, Tang L, Liu JC. Single-dose etomidate does not increase mortality in patients with sepsis. Chest. 2015;147(2):335-46.

39. Jabre P, Combes X, Lapostolle F, Dhaouadi M, Ricard-Hibon A, et al. Etomidate versus ketamine for rapid sequence intubation in acutely ill patients: a multicentre randomised controlled trial. The Lancet. 2009;374(9686):293-300.

40. Patanwala AE, McKinney CB, Erstad BL, Sakles JC. Retrospective analysis of etomidate versus ketamine for first-pass intubation success in an academic emergency department. Academic Emergency Medicine. 2014;21(1):87-91.

41. Higgs A, McGrath BA, Goddard C, Rangasami J, Suntharalingam G, et al. Guidelines for the management of tracheal intubation in critically ill adults. British Journal of Anaesthesia. 2018;120(2):323-52.

42. Heuer JF, Crozier TA, Barwing J, Russo SG, Bleckmann E, et al. Incidence of difficult intubation in intensive care patients: analysis of contributing factors. Anaesthesia and Intensive Care. 2012;40(1):120-7.

43. Patanwala AE, Stahle SA, Sakles JC, Erstad BL. Comparison of succinylcholine and rocuronium for first-attempt intubation success in the emergency department. Academic Emergency Medicine. 2011;18(1):10-4.

44. Bisschops MMA, Holleman C, Huitink JM. Can sugammadex save a patient in a simulated "cannot intubate, cannot ventilate" situation? Anaesthesia. 2010;65(9):936-41.

45. Greyson CR. Pathophysiology of right ventricular failure. Critical Care Medicine. 2008;36(Suppl):S57-65.

46. Grignola JC, Domingo E. Acute right ventricular dysfunction in intensive care unit. BioMed Research International. 2017;2017:1-15.

47. Ventetuolo CE, Klinger JR. Management of acute right ventricular failure in the intensive care unit. Ann Am Thorac Soc. 2014;11(5):811-22.

48. Harjola VP, Mebazaa A, Čelutkienė J, Bettex D, Bueno H, et al. Contemporary management of acute right ventricular failure: a statement from the Heart Failure Association and the Working Group on Pulmonary Circulation and Right Ventricular Function of the European Society of Cardiology. European Journal of Heart Failure. 2016;18(3):226-41.

49. Comellini V, Pacilli AMG, Nava S. Benefits of non-invasive ventilation in acute hypercapnic respiratory failure. Respirology. 2019;24(4):308-17.

50. Manthous CA. Avoiding circulatory complications during endotracheal intubation and initiation of positive pressure ventilation. The Journal of Emergency Medicine. 2010;38(5):622-31.

51. Bucher J, Koyfman A. Intubation of the neurologically injured patient. The Journal of Emergency Medicine. 2015;49(6):920-7.

52. Hassani V, Movassaghi G, Goodarzi V, Safari S. Comparison of fentanyl and fentanyl plus lidocaine on attenuation of hemodynamic responses to tracheal intubation in controlled hypertensive patients undergoing general anesthesia. Anesthesiology and Pain Medicine. 2012;2(3):115-8.

53. Ugur B, Ogurlu M, Gezer E, Nuri Aydin O, Gürsoy F. Effects of esmolol, lidocaine and fentanyl on haemodynamic responses to endotracheal intubation. Clinical Drug Investigation. 2007;27(4):269-77.

54. Schwartz J, King CC, Yen MY. Protecting healthcare workers during the coronavirus disease 2019 (COVID-19) outbreak: lessons from Taiwan's severe acute respiratory syndrome response. Clinical Infectious Diseases. 2020;71(15):858-60.

55. Gattinoni L, Chiumello D, Rossi S. COVID-19 pneumonia: ARDS or not? Critical Care. 2020;24(1):154.

56. Li J, Fink JB, Ehrmann S. High-flow nasal cannula for COVID-19 patients: low risk of bio-aerosol dispersion. European Respiratory Journal. 2020;55(5):2000892.

57. Lucchini A, Giani M, Isgrò S, Rona R, Foti G. The "helmet bundle" in COVID-19 patients undergoing non invasive ventilation. Intensive and Critical Care Nursing. 2020;58:102859.

58. Raoof S, Nava S, Carpati C, Hill NS. High-Flow. Noninvasive ventilation and awake (nonintubation) proning in patients with coronavirus disease 2019 with respiratory failure. Chest. 2020;158(5):1992-2002.

59. Marini JJ, Gattinoni L. Management of COVID-19 respiratory distress. JAMA. 2020;323(22):2329.

ALGORITMOS PARA O MANEJO DA VIA AÉREA DIFÍCIL

Patrícia Procópio

Introdução

A via aérea difícil (VAD) representa uma das situações clínicas mais relevantes e desafiadoras enfrentadas pelos médicos, em razão de consequências adversas se a permeabilidade das vias aéreas (VAs) não for estabelecida, como lesão cerebral permanente e morte.

O manejo das VA em anestesia foi transformado desde a publicação das diretrizes nacionais para o manejo da intubação difícil imprevista, com as orientações do Reino Unido atualizadas em 2015.

No entanto, o 4th National Audit Project do Royal College of Anesthetists and Difficult Airway Society (NAP4) destacou uma taxa significativamente maior de resultados adversos e de deficiências importantes no manejo das vias aéreas em unidades de terapia intensiva (UTI) e setores de emergência, em comparação com a prática anestésica.

Ao longo da última década, avanços foram feitos no sentido de diminuir a morbidade e a mortalidade associadas ao manejo das vias aéreas em doentes críticos. Entretanto, o controle da via aérea ainda é um grande desafio nesse cenário.

Em pacientes críticos, o grau de comprometimento clínico pode impedir a avaliação padrão das vias aéreas. A urgência e a reserva fisiológica reduzida contribuem dramaticamente para o aumento de complicações.

A falha do "sucesso na primeira tentativa" ocorre em até 30% das intubações na UTI e a hipoxemia grave ($SpO_2 < 80\%$) durante a intubação é relatada em até 25% dos pacientes.

Além disso, aproximadamente 4% dos pacientes de UTI são admitidos para observação de vias aéreas, intubação ou extubação de um problema primário de via aérea e, em geral, cerca de 6% dos pacientes admitidos na UTI têm uma VAD prevista.

A doença crítica e seu manejo podem tornar vias aéreas anatomicamente "normais" em "fisiologicamente difíceis" (tema descrito detalhadamente em outro capítulo).

Ressuscitação com fluidos, choque, ventilação prona e intubação prolongada contribui para o edema e a distorção das vias aéreas. A intubação acordada é, muitas vezes, inapropriada e o despertar do paciente após falha no manejo das vias aéreas geralmente é impraticável.

Desafios significativos adicionais incluem o ambiente, a experiência do profissional ou da equipe de atendimento e outros fatores humanos.

Apesar da natureza de alto risco da intubação na UTI, a maioria dos incidentes nas vias aéreas ocorre após ela ter sido assegurada devido ao deslocamento ou bloqueio das vias aéreas.

As diretrizes para VAD ajudam a orientar os médicos, permitem que a comunidade médica melhore os padrões, assegure a disponibilidade de determinados equipamentos e garanta que o treinamento para as habilidades e os processos necessários para seguir essas diretrizes estejam em vigor.

Diretrizes da Difficult Airway Society

No Reino Unido, a Difficult Airway Society (DAS), a Intensive Care Society (ICS), a Faculty of Intensive Care Medicine (FICM) e o Royal College of Anesthetists (RCoA) reconheceram a necessidade de orientação específica para fornecer uma abordagem estruturada para o gerenciamento das vias aéreas no adulto crítico.

O manejo pode ser dificultado por fatores anatômicos ou fisiológicos e estes afetam notavelmente os pacientes na UTI, no pronto-socorro e nas enfermarias.

Essa diretriz se aplica a todos esses pacientes críticos, independentemente da localização do hospital. Em comum com as diretrizes de vias aéreas em outros ambientes, prioriza a oxigenação enquanto tenta limitar o número de intervenções e manipulações nas vias aéreas, a fim de prevenir complicações.

Para abordar os desafios específicos dessa população, essa diretriz discute a preparação da equipe multidisciplinar e do ambiente; a avaliação modificada das vias aéreas; a pré-oxigenação e o fornecimento de oxigênio durante a intubação (descrito como "peroxigenação"); o manejo hemodinâmico; o papel da indução de sequência rápida; a laringoscopia incluindo videolaringoscopia; a unificação dos planos B, C e D de acesso da via aérea frontal do pescoço (FONA) em situações nas quais se depara com NINO (não intubo/não oxigeno) e várias circunstâncias especiais.

O primeiro conceito é fundamental:

→ **A prioridade é manter via aérea patente sem hipoxemia**

Fatores humanos

Os fatores humanos incluem influências ambientais, comportamentos de equipe e desempenho individual. Os fatores humanos são a causa mais prevalente de erro médico e foram destaque nos relatórios de UTI do NAP4.

Déficits de fatores humanos, como falta de preparo do paciente e verificações de equipamentos ou desvio de protocolo, ocorrem em até metade dos incidentes críticos de UTI.

Durante o manejo das vias aéreas, fatores relacionados ao paciente, o trabalho da equipe clínica, o ambiente e a necessidade de tomada de decisão imediata contribuem para a potencial dificuldade.

Ameaças latentes relacionadas à comunicação, ao treinamento, a equipamentos, a sistemas e processos também são comuns, contribuindo para a má tomada de decisões e perda da consciência situacional.

Um estudo de acompanhamento de NAP4 identificou elementos de fatores humanos em todos os casos de NAP4. A perda de controle da situação (falta de antecipação e tomada de decisão abaixo do ideal) foi a mais comum.

Equipe

Intervenções de alto risco requerem um bom trabalho em equipe, incluindo liderança e "seguimento". O líder é responsável por apresentar os membros da equipe e determinar suas funções, além de identificar e comunicar claramente os pontos-chave do processo. Por exemplo, verbalizar explicitamente "falha na intubação", cria um modelo mental compartilhado (Figura 5.1).

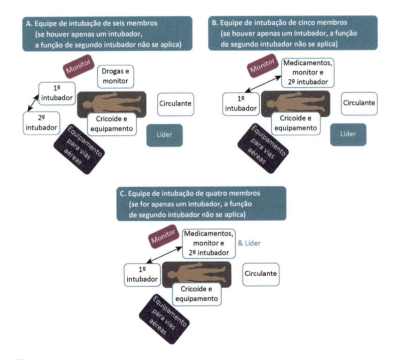

◼ Figura 5.1 – A composição e os papéis da equipe de intubação

Fonte: Adaptada de Higgs, McGrath, Goddard, et al., 2017.

1. Primeiro intubador.
2. Administrador de fármacos (drogas) e observador do estado clínico do paciente e monitores (monitor).

3. Aplicador de força cricoide (manobra de Sellick) e auxiliar de equipamento de via aérea (equipamento).
4. (Suporte (circulante) para buscar equipamento adicional ou pedir ajuda.
5. Segundo intubador.
6. Líder ou coordenador de equipe.

Um único membro da equipe pode desempenhar mais de uma função. A divisão detalhada do trabalho dependerá de quantos funcionários podem ser reunidos. Isso pode variar de um mínimo de quatro até seis membros. A Figura 5.1 descreve a divisão do trabalho para equipes compostas por (A) seis, (B) cinco e (C) quatro membros. A depender do tamanho da equipe, os papéis mudam após a primeira tentativa de intubação malsucedida, quando o segundo intubador se torna ativo. Se a equipe for composta apenas por um único intubador, a função do segundo intubador não será incluída e as funções permanecerão inalteradas entre as tentativas de intubação até que a ajuda do especialista em vias aéreas chegue, se houver. O líder da equipe coordena a equipe com o intubador mais experiente.

A primeira orientação da diretriz é a presença de uma equipe treinada, na qual cada integrante saiba suas funções. O ideal seria um mínimo de quatro pessoas:

Líder

O líder de equipe sem funções ativas no cenário diminui o risco de erros de fixação e mantém a consciência da situação. A atribuição cuidadosa de tarefas evita a sobrecarga cognitiva individual e esclarece o que é esperado tanto em situações rotineiras como em situações desafiadoras.

Decidir, antes da indução, quem fará a segunda ou terceira tentativa de intubação ou realizará uma cricotireoidostomia de urgência, se necessário, pode reduzir o atraso na transição. Recomenda-se fazer um alinhamento prévio com a equipe e listas de verificação (*checklists*) para ajudar na tomada de decisões, avaliar opções, limitar intervenções e solicitar ajuda imediata.

Os líderes de equipe devem ser treinados para essa função. A importância do treinamento com equipamento local antes do uso não pode ser subestimada.

Circulante/Suporte

Como um circulante de centro cirúrgico, é um técnico de enfermagem que traz medicações e equipamentos necessários.

Médico

Responsável pela intubação.

Enfermeiro

Encarregado do manuseio dos equipamentos, dos desfibriladores, de materiais de parada cardiorrespiratória/intubação e de medicações. O ideal é que conheça a técnica e ajude nas manobras, como "manobra laríngea externa" e manobra de BURP (do inglês, *backward, upward, rightward pressure on the thyroid cartilage*), bem como saiba preparar e auxiliar no uso da cricotireoidostomia, se necessário.

A simulação de vias aéreas realizada na UTI, envolvendo todos os níveis de profissionais, melhora a retenção de habilidades e pode identificar erros latentes e processos deficientes.

Avaliação

O fluxo para o efetivo controle da VA deve abranger as seguintes ações: realizar uma avaliação clínica detalhada; determinar a facilidade de intubação traqueal; compor planos para garantir a ventilação; definir o risco de aspiração do conteúdo gástrico e prever estratégias de resgate no caso de falha das medidas originais.

Embora as avaliações para identificar intubação difícil tenham baixo valor preditivo positivo, o reconhecimento de pacientes com risco particular de manejo de VAD auxilia no planejamento e é recomendado, mesmo nas situações mais urgentes.

Os casos relatados ao NAP4 da UTI e do pronto-socorro frequentemente incluíam falha na avaliação das vias aéreas. Mais importante, a identificação do paciente de alto risco não foi seguida por uma estratégia de via aérea adequada.

A única ferramenta validada de avaliação das vias aéreas em pacientes críticos é o escore MACOCHA.

ALGORITMOS PARA O MANEJO DA VIA AÉREA DIFÍCIL

Lista de verificação de intubação: adultos gravemente enfermos – a ser feita com toda a equipe presente			
Preparar o paciente	**Prepare o equipamento**	**Prepare a equipe**	**Prepare-se para a dificuldade**

• Acesso IV/IO confiável
 	
• Otimizar posição
  • Posição sentada?
  • Colchão duro
 	
• Avaliação das vias aéreas
  • Identificar membrana cricotireóidea
  • Opção de intubação acordada?
 	
• Pré-oxigenação ideal
  • 3 minutos ou $ETO_2 > 85\%$
  • Considere CPAP/VNI
  • O_2 nasal
 	
• Otimizar o estado do paciente
  • Fluido/pressor/inotrópico
  • Aspirar sonda gástrica
  • Indução de sequência atrasada
 	
• Alergias?
  • Risco de potássio aumentado?
  – evite succinilcolina
	• Aplicar monitores
	  • SpO2/$ETCO_2$ em forma de onda / ECG/PA
	
	• Verifique o equipamento
	  • Tubos traqueais × 2 - balonetes verificados
	  • Laringoscópios diretos × 2
	  • Videolaringoscópio
	  • Bougie/fio guia
	  • Aspiração funcionante
	  • Vias aéreas supraglóticas
	  • Guedel/vias aéreas nasais
	  • Fibroscópio flexível
	  • Conjunto FONA
	
	• Verifique as drogas
	  • Considere cetamina
	  • Relaxante
	  • Pressor/inotrópico
	  • Sedação de manutenção
		• Alocar funções
		Uma pessoa pode ter mais de uma função.
		
		  • Líder da equipe
		  • 1º Intubador
		  • 2º Intubador
		  • Força cricoide
		  • Assistente de intubador
		  • Drogas
		  • Monitorando paciente
		  • Circulante
		  • MILS (se indicado)
		  • Quem realizará o FONA?
		
		• Para quem pedimos ajuda?
		
		• Quem está anotando a hora?
			• Podemos acordar o paciente se a intubação falhar?
			
			• Verbalize "O plano de vias aéreas é:"
			
			• Plano A: Medicamentos e laringoscopia
			
			• Plano B/C:
			  • Via aérea supraglótica
			  • Máscara facial
			  • Intubação com fibroscópio via aérea supraglótica
			
			• Plano D:
			  • FONA
			  • Técnica bisturi-bougie-tubo
			
			• Alguém tem perguntas ou preocupações?

Figura 5.2 – *Checklist* estruturado para intubação.

CPAP: pressão positiva contínua nas vias aéreas; ETO_2: oxigênio expirado; FONA: *Front of neck access* (acesso na região frontal do pescoço); IO: intraósseo; IV: intravenosa; MILS: *Manual in-line stabilization* (Estabilização manual em linha); SNG: sonda nasogástrica; VNI: ventilação não invasiva.
Fonte: Acervo da autoria.

O escore varia de 0 (fácil) a 12 (muito difícil). Um MACOCHA > 3 indica via aérea difícil (Tabela 5.1).

A avaliação completa das vias aéreas nos doentes mais críticos é, muitas vezes, impraticável, mas mesmo em pacientes hipóxicos, a remoção de uma máscara facial por alguns segundos pode permitir uma avaliação básica das vias aéreas. A oxigenação nasal pode ser utilizada para facilitar a avaliação e, posteriormente, para pré e peroxigenação.

■ Tabela 5.1 – Parâmetros e pontuação para escores de avaliação das vias aéreas em pacientes críticos

Parâmetro	Pontuação
Mallampati III e IV	5
Apneia obstrutiva do sono	2
Mobilidade cervical reduzida	1
Abertura oral < 3 cm	1
Coma	1
Hipoxemia grave (SpO$_2$ < 80%)	1
Médico não anestesiologista	1

Fonte:

A avaliação é particularmente difícil em pacientes obnubilados ou não cooperativos, mas o prontuário, o estado clínico atual, as dimensões das vias aéreas submentuais e os detalhes da transferência são úteis. A classe de Mallampati é válida em pacientes em decúbito dorsal com abertura bucal voluntária.

A técnica *laryngeal handshake* é recomendada para identificar a membrana cricotireóidea.

A ultrassonografia é mais precisa do que a palpação, identificando o tamanho da membrana cricotireóidea (MCT), profundidade, desvio, vasos sanguíneos sobrejacentes ou tecido tireoidiano, e pode ser útil se o tempo permitir.

O ideal é a marcação da MCT antes da primeira tentativa de intubação, pois otimiza o tempo e diminui a possibilidade de falhas, caso o resgate emergencial via cricotireoidostomia logo seja necessário.

Plano A: preparação, oxigenação, indução, ventilação com máscara e intubação

Posicionamento para manejo inicial das vias aéreas

Quando tolerado, o paciente deve se sentar ou inclinar a cabeça para cima 25° a 30° ou assumir a chamada posição "olfativa" a fim de alinhar os eixos: oral, laríngeo e faríngeo.

A rampa (nível do meato acústico externo com incisura esternal) é útil em pacientes obesos.

O posicionamento ideal melhora a permeabilidade e o acesso das vias aéreas superiores, aumenta a capacidade residual funcional e pode reduzir o risco de aspiração.

Pré-oxigenação

Pacientes em estado crítico são muito vulneráveis à hipoxemia, neles os "métodos-padrão" de pré-oxigenação são apenas parcialmente eficazes.

Na ausência de insuficiência respiratória, a pré-oxigenação usando uma máscara facial bem ajustada, com 10 a 15 L/min^{-1} de oxigênio a 100% por 3 minutos é uma maneira de otimizar o tempo de apneia durante a intubação orotraqueal (IOT).

Vazamento significativo é indicado pela ausência ou atenuação de um traço de capnógrafo, minimizado usando-se uma técnica de duas mãos e uma máscara facial de tamanho apropriado.

A pré-oxigenação adequada é preferencialmente medida usando-se a concentração de oxigênio expirado (> 85%).

Em pacientes hipoxêmicos, pressão positiva contínua nas vias aéreas (CPAP) e ventilação não invasiva (VNI) podem ser benéficas.

A melhora da oxigenação foi demonstrada usando VNI com CPAP (5 a 10 cm H_2O) e respirações com suporte (volume-corrente de 7 a 10 mL kg^{-1}).

O CPAP reduz a atelectasia de absorção associada à respiração de oxigênio a 100%.

A distensão gástrica pode ocorrer quando a pressão das vias aéreas excede 20 cm H_2O.

Em pacientes com um estoma de traqueostomia incompletamente curado, este deve ser ocluído para se beneficiar do CPAP.

O oxigênio nasal pode ser usado durante a pré e a peroxigenação. As cânulas nasais-padrão permitem uma boa vedação da máscara e podem ser aplicadas durante a pré-oxigenação.

A oxigenação nasal de alto fluxo (CNAF) em fluxos entre 30 a 70 L/min^{-1} é uma alternativa, embora as contraindicações incluam trauma facial grave ou suspeita de fratura da base do crânio.

A CNAF prolonga o tempo de apneia em ambientes anestésicos e foi estudada para pré-oxigenação em pacientes críticos.

Recentemente, a combinação de CNAF e VNI foi relatada para reduzir a dessaturação, mas as limitações dos estudos disponíveis tornam as evidências inconclusivas.

A pré-oxigenação pode ser difícil em pacientes agitados; **a indução de sequência atrasada,** na qual pequenas doses de um sedativo como a cetamina são administradas para permitir uma pré-oxigenação efetiva antes da indução, pode ser uma solução prática.

Os pacientes que já recebem VNI, CPAP ou CNAF devem ser submetidos à intubação traqueal imediatamente quando se tornar evidente que essas modalidades estão falhando; é provável que o atraso leve à hipoxemia profunda durante a intubação.

Aconselha-se a aplicação de oxigênio nasal durante todo o manejo das vias aéreas. Se for utilizado cateter nasal padrão, este deve ser aplicado durante a pré-oxigenação com um fluxo de 5 L/min^{-1} enquanto acordado, aumentado para 15 L/min^{-1} quando o paciente perde a consciência. Recomenda-se o uso de CPAP de 5 a 10 cm H_2O se a oxigenação estiver prejudicada. A CNAF pode ser lógica se já estiver em uso ou pode ser escolhida em vez de cateteres nasais-padrão, ou VNI existente em vez de CPAP, apesar de ressalvas.

Laringoscopia

A laringoscopia difícil ocorre frequentemente em pacientes críticos.

Está associada a múltiplas tentativas de intubação e falha; além de hipóxia grave, hipotensão, intubação esofágica e parada cardíaca.

O objetivo é obter intubação traqueal oportuna e atraumática usando-se o mínimo de tentativas, uma vez que múltiplas tentativas estão associadas a aumento de morbimortalidade.

O paciente deve ser:

→ Posicionado de forma ideal.

→ Pré-oxigenado.

→ Sedado + bloqueador neuromuscular.

O operador deve:

→ Ter um plano primário e um plano para o fracasso.

→ Ter proficiência e treinamento nas técnicas.

→ Ser assistido por uma equipe treinada e informada.

Uma lâmina inserida na cavidade oral constitui uma tentativa de laringoscopia. Se a primeira tentativa falhar, o profissional deve pedir ajuda. O número de tentativas é limitado a três. Após uma tentativa fracassada de intubação, recomendamos manobras para melhorar a visão laringoscópica ou facilitar a intubação em um paciente corretamente posicionado e adequadamente induzido. As manobras incluem dispositivo ou lâmina diferente, troca de operador, aspiração e redução ou liberação da força cricoide. A manipulação ideal da laringe externa ou a pressão para trás e para a direita (BURP) podem melhorar a visão. O uso de um bougie é recomendado quando a abertura laríngea é mal visualizada (visualizações Cormack-Lehanne modificado grau 2b ou 3a) ou quando se usa um videolaringoscópio hiperangulado.

Esforços sem visualização para passar um tubo traqueal nos casos de grau 3b e 4 são potencialmente traumáticos e devem ser evitados.

Se todos os fatores relevantes já tiverem sido abordados e uma tentativa ótima de intubação falhar, pode ser indicado não fazer mais tentativas (ou seja, não é obrigatório fazer todas as três tentativas permitidas). A falha após um máximo de três tentativas deve levar à declaração de "falha de intubação".

Deve-se mudar para o plano B/C. Uma quarta tentativa pode ser considerada por um especialista.

Um videolaringoscópio deve estar disponível e considerado uma opção para todas as intubações de pacientes críticos. Os envolvidos na intubação em cuidados intensivos devem ser adequadamente treinados no uso do(s) videolaringoscópio(s) que podem ser chamados a usar. Se a laringoscopia difícil for prevista em um paciente grave (escore MACOCHA ≥ 3), a videolaringoscopia deve ser ativamente considerada desde o início. Se durante a laringoscopia direta houver uma visão ruim da laringe, as tentativas subsequentes de laringoscopia devem ser realizadas com um videolaringoscópio.

Sangue, secreções e vômitos nas vias aéreas podem dificultar a videolaringoscopia.

É obrigatório o uso de capnografia em forma de onda para confirmar a intubação.

A ausência de um traçado de forma de onda reconhecível indica falha na intubação.

Plano B/C: oxigenação de resgate usando dispositivo supraglótico ou máscara facial após falha na intubação

Falha na intubação ocorre em 10% a 30% em pacientes críticos e deve ser antecipada.

A falha na intubação provavelmente resultará em SpO_2 < 80% e, embora a restauração da oxigenação continue sendo a prioridade, isso pode ser difícil.

A reoxigenação é tentada usando-se uma máscara facial ou um dispositivo extraglótico de 2ª geração.

O resgate bem-sucedido oferece a oportunidade de "parar e pensar".

Durante o resgate das vias aéreas, a inserção de dispositivo supraglótico (SGA) é inicialmente preferível à tentativa de ventilação com máscara facial, pois os SGA podem frequentemente permitir a oxigenação, fornecer alguma proteção contra aspiração e facilitar a intubação por fibra óptica usando-os como um conduto. Devem estar imediatamente disponíveis em todos os locais onde for tentada a intubação de pacientes críticos.

O máximo de três tentativas de inserção deve ser feito com alterações no tamanho, tipo, técnica de inserção ou operador do supraglótico, conforme necessário.

"Pare, pense" após oxigenação de resgate bem-sucedida com um SGA

O sucesso da ventilação é evidenciado por um traçado capnográfico apropriado e oxigenação estável ou melhorada. Embora uma doença crítica possa prejudicar a reoxigenação mesmo com dispositivos alocados corretamente, o sucesso oferece uma oportunidade de parar, pensar e comunicar-se. Pedir ajuda, caso ainda não tenha sido convocada. O curso de ação ideal depende da situação clínica e do conjunto de habilidades da equipe. A prioridade continua sendo a oxigenação, minimizando o risco de perda da patência, de aspiração e de trauma das vias aéreas.

As opções são:

→ Acordar o paciente (raramente será o caso em um paciente crítico que está sendo intubado de forma não eletiva).

→ Aguardar a chegada de um especialista.

→ Uma única tentativa de intubação por fibra óptica via dispositivo.

→ Prosseguir para a cricotireoidostomia/traqueostomia.

Ventilação por máscara facial

A oxigenação com máscara facial é uma alternativa ao uso de SGA quando a intubação falhou e é vital entre as tentativas de instrumentação das vias aéreas.

O CPAP durante a ventilação com máscara facial é vantajoso em pacientes críticos.

As técnicas para otimizar o sucesso incluem posição ideal da cabeça, da mandíbula e do corpo para melhorar a permeabilidade das vias aéreas superiores, adjuntos (cânulas orais ou nasais) e uma técnica de ventilação a "quatro mãos".

O bloqueio neuromuscular melhora a ventilação com máscara facial, especialmente no contexto de laringoespasmo, rigidez da parede torácica ou obesidade.

Ventilação difícil via SGA e máscara facial é mais comum após falha na intubação, aumentando a probabilidade de progressão para NINO. O recurso à ventilação com máscara facial de resgate exige que a equipe se prepare para via aérea invasiva emergencial.

Uma tentativa ideal ou o máximo de três tentativas cada com SGA ou máscara facial são as recomendações no plano B/C antes de declarar falha.

O reconhecimento de falha ou a falha na ventilação ou a piora da oxigenação devem levar à declaração seguinte de falha da equipe: "esta é uma situação: não intubo e não oxigeno", levando a uma rápida transição para acesso cervical anterior emergencial.

Plano D: FONA (*front of neck access*)
acesso na região anterior do pescoço

A cricotireoidostomia de emergência é indicada após falha na intubação, quando a oxigenação de resgate via SGA e a ventilação com máscara facial também falharam. A menos que essa situação NINO seja rapidamente resolvida, a hipoxemia profunda e a parada cardíaca são inevitáveis. Portanto, a falha em ventilar o paciente crítico em apneia deve levar à transição para o acesso invasivo emergencial da via aérea.

Não existe um limiar de saturação de oxigênio específico para a transição, e é desejável estabelecer uma via aérea de emergência antes que ocorram SpO_2 e deterioração clínica.

Transição tardia para FONA devido à relutância do procedimento é comum em crises de vias aéreas e é uma causa maior de morbidade do que complicações do procedimento.

Uma declaração explícita de falha facilita o *priming* prático e psicológico para o FONA.

As tentativas de oxigenação devem ser continuadas com oxigênio nasal, dispositivos extraglóticos ou máscara facial durante a transição e durante a realização de FONA.

Deve-se garantir o bloqueio neuromuscular adequado, isso aumenta o sucesso do FONA (e outras técnicas de resgate das vias aéreas).

Recomenda-se uma técnica de cricotireoidotomia cirúrgica com bisturi-bougie-tubo baseada nas diretrizes do DAS 2015.

→ Gerenciamento da sobrecarga cognitiva e abordagem Vortex

A sobrecarga cognitiva é um problema particular durante as crises das vias aéreas, o que prejudica a tomada de decisão e o desempenho.

Os principais algoritmos de vias aéreas são ferramentas de treinamento valiosas para familiarizar os médicos com uma abordagem de manejo de vias aéreas de emergência **antes** da ocorrência de uma crise das vias aéreas. No entanto, eles geralmente não são apresentados em um formato que torne seu conteúdo prontamente acessível em tempo real para equipes de médicos altamente estressados durante o processo de gerenciamento de uma via aérea desafiadora.

ALGORITMOS PARA O MANEJO DA VIA AÉREA DIFÍCIL

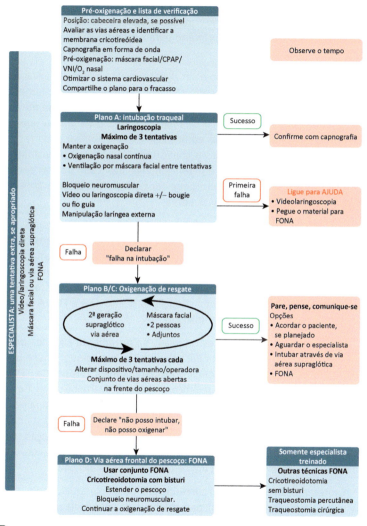

Figura 5.3 – Intubação traqueal de adultos gravemente enfermos.

Fonte: Adaptado de Higgs A, McGrath BA, Goddard C, Rangasami J, Suntharalingam G, Gale R, Cook TM; Difficult Airway Society; Intensive Care Society; Faculty of Intensive Care Medicine; Royal College of Anaesthetists. Guidelines for the management of tracheal intubation in critically ill adults. Br J Anaesth. 2018 Feb;120(2):323-352

Além disso, esses algoritmos normalmente fornecem orientação predominantemente direcionada aos anestesiologistas e, em geral, restrita à circunstância em que o plano primário para o manejo das vias aéreas é a intubação endotraqueal.

O auxílio cognitivo Vortex não é um algoritmo ou tampouco se encaixa na categoria de diretrizes, ele é baseado em uma "ferramenta de implementação de alta acuidade", projetado especificamente para ser usado durante a situação crítica e de alto risco de uma emergência de vias aéreas em evolução. Destina-se a ajudar as equipes clínicas a trabalhar sob pressão, fornecendo um modelo simples e consistente que pode ser ensinado a todos os médicos envolvidos no gerenciamento avançado de vias aéreas, inclusive dentro da UTI. Também pode ser usado em qualquer contexto em que ocorra um manejo de vias aéreas.

A ferramenta de implementação do Vortex é baseada na premissa de que existem apenas três "estratégias" das vias aéreas superiores (técnicas não cirúrgicas) pelas quais o fornecimento de oxigênio alveolar pode ser estabelecido e confirmado: máscara facial, dispositivos supraglóticos e tubo endotraqueal. Se um "melhor esforço" em cada uma dessas estratégias não for bem-sucedido, uma situação NINO existe e o **FONA** (acesso frontal de emergência) deve ser iniciado.

A disposição circular das "estratégias" na ferramenta significa que o manejo das vias aéreas pode ser iniciado usando-se qualquer uma e prosseguir para as demais na sequência considerada mais apropriada nas circunstâncias clínicas. Uma característica distintiva do Vortex é o conceito da "zona verde", que fornece um alerta para que os médicos interrompam suas ações e revisem suas opções sempre que a patência das VA for restaurada. Isso representa uma tentativa de limitar o processo de instrumentação repetida, vista muitas vezes em eventos adversos das VA, que podem converter um cenário "pode oxigenar" em um cenário "não pode oxigenar".

A apresentação emprega um conteúdo gráfico simples que usa a metáfora visual de espiralar em um funil para melhorar a consciência situacional da equipe de conceitos relacionados ao gerenciamento de VAD – um processo referido como "impressão conceitual".

Assim, a abordagem Vortex não deve ser vista como uma alternativa aos algoritmos de vias aéreas principais, mas como um recurso complementar.

Ele serve para maximizar as oportunidades para estabelecer o fornecimento de oxigênio alveolar:

→ Facilitando o **planejamento** eficaz para o manejo das vias aéreas

→ Incentivando esforços eficientes em cada estratégia de manuseio das vias aéreas superiores.

→ Estimulando a tomada de decisões apropriadas quando qualquer uma delas for bem-sucedida e a **zona verde** for atingida.

→ Rápido reconhecimento de situações NINO.

→ Promovendo a preparação precoce para uma via aérea cirúrgica emergencial à medida que uma crise das vias aéreas evolui.

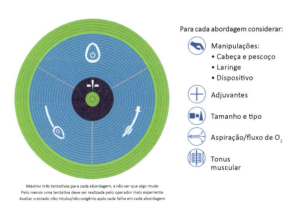

Figura 5.4 – Abordagem Vortex das vias aéreas.

Fonte: Adaptada de www.vortexapproach.org.

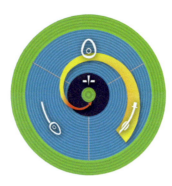

■ Figura 5.5 – Sequência potencial de melhores esforços começando com tubo endotraqueal usando a abordagem Vortex.

Fonte: Adaptada de www.vortexapproach.org.

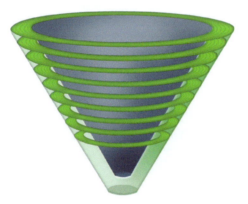

■ Figura 5.6 – Vista lateral tridimensional do Vortex demonstrando o conceito de funil.

Fonte: Adaptada de www.vortexapproach.org.

⇢ Conclusão

A criação de algoritmos visa estabelecer um fluxo racional de condutas. Contudo, há espaço para a definição de recomendações institucionais. O melhor algoritmo é aquele que integra o grau de capacitação do médico responsável pelo gerenciamento da via aérea com a disponibilidade de recursos, antes que ele se depare com um cenário emergencial. Como não existe método infalível, é decisivo o estabelecimento de planos secundários e independentes para ventilação e intubação traqueal.

⇢ Considerações finais

→ A adesão aos princípios de um algoritmo de gerenciamento de via aérea deve resultar na redução de catástrofes respiratórias e na diminuição da morbidade e mortalidade em doentes críticos.

→ Reconhecer o potencial de dificuldade leva a uma preparação mental e física adequada, além de aumentar a probabilidade de um bom resultado.

→ A avaliação das VA deve levar em consideração quaisquer características do paciente que possam gerar dificuldades na realização de:
  1. Ventilação com máscara facial ou dispositivo extraglótico.
  2. Laringoscopia.
  3. Intubação.
  4. Via aérea cirúrgica.

→ Tentativas repetidas de intubação podem resultar em lesões graves dos tecidos moles e progredir rapidamente para a situação NINO que requer uma cricotireoidostomia como procedimento potencialmente salvador de vidas.

→ Dispositivos e técnicas alternativas de VA devem estar disponíveis e ser rotineiramente praticados.

→ A presença e a natureza da dificuldade das VA devem ser documentadas em prontuário médico.

Bibliografía

1. Apfelbaum JL. 2022 American Society of Anesthesiologists Practice Guidelines for Management of the Difficult Airway. Anesthesiology. 2022;136:31-81.

2. Chrimes N. The Vortex: a universal "high-acuity implementation tool" for emergency airway management. Br J Anaesth. 2016;117:i20-i27.

3. Cook TM, Woodhall N, Frerk C, et al. Major complications of airway management in the UK: results of the Fourth National Audit Project of the Royal College of Anaesthetists and the Difficult Airway Society. Part 1: anaesthesia. Br J Anaesth. 2011;106:617-31.

4. Frerk C, Mitchell VS, McNarry AF, et al. Difficult Airway Society 2015 guidelines for management of unanticipated difficult intubation in adults. Br J Anaesth. 2015;115:827-48.

5. Higgs A, McGrath BA, Goddard C, Rangasami J, Suntharalingam G, et al. Guidelines for the management of tracheal intubation in critically ill adults. Br J Anaesth. 2018;120(2):323-52.

6. Marshall SD, Pandit JJ. Radical evolution: the 2015 guidelines for managing unanticipated difficult or failed tracheal intubation. Anaesthesia. 2016;71:131-7.

7. O'Sullivan E, Laffey J, Pandit JJ. A rude awakening after our fourth "NAP": lessons for airway management. Anaesthesia. 2011;66:331-4.

8. Zaouter C, Calderon J, Hemmerling TM. Videolaryngoscopy as a new standard of care. Br J Anaesth. 2015;114:181-3.

6

MONITORIZAÇÃO DURANTE O MANEJO DA VIA AÉREA

Fabio Tanzillo Moreira ▪ Roberto Rabello Filho

→ Introdução

A monitorização do paciente faz parte da essência de uma unidade de terapia intensiva (UTI). É por meio da monitorização que se identificam informações importantes sobre a evolução dos pacientes e detecta-se precocemente a deterioração clínica destes, permitindo que recebam intervenções necessárias o mais rápido possível.

Historicamente, a observação próxima e constante dos pacientes mais graves, colocando-os mais próximos do posto de Enfermagem, foi uma medida, primeiramente, implementada por Florence Nightingale, na Guerra da Crimeia, que se tornaria a semente para o surgimento das UTI nas décadas subsequentes.

De acordo com a resolução nº 2271/2020 do Conselho Federal de Medicina (CFM), a UTI se caracteriza como "ambiente hospitalar com sistema organizado para oferecer suporte vital de alta complexidade, com múltiplas modalidades de **monitorização e suporte orgânico avançados** para manter a vida durante condições clínicas de gravidade extrema e risco de morte por insuficiência orgânica. Essa assistência deve ser prestada de forma contínua, 24 horas por dia, por equipe multidisciplinar especializada".

A realização da intubação orotraquel (IOT) em pacientes críticos envolve uma situação de extremo risco, especialmente nos pacientes considerados de "via aérea fisiologicamente difícil", nos quais a presença de distúrbios fisiológicos pode levá-los a quadro de colapso cardiovascular durante ou logo após a intubação e do início da ventilação com pressão positiva.[1]

Os reflexos de resposta à estimulação da orofaringe incluem fechamento da glote, hipertensão, taquicardia e broncoconstrição reflexa.[2] Esses reflexos podem ser atenuados com a utilização de anestésicos endovenosos e por diferentes técnicas de IOT.[2] Estudos recentes têm demonstrado menor tempo necessário para realização de IOT e menor estimulação do sistema simpático relacionada ao procedimento com a utilização de videolaringoscópios específicos.[3,4]

Portanto, dado que o manejo da via aérea engloba uma série de procedimentos de alto risco para oscilações abruptas de sinais vitais em curto espaço de tempo, é sensato concluir que o paciente deva ser rigorosamente monitorado da forma mais completa possível. Portanto, neste capítulo serão abordados os pontos principais a serem contemplados na monitorização do paciente crítico durante o manejo da via aérea.

→ Monitorização básica

De acordo com a Resolução de Diretoria Colegiada (RDC) 7 da Agência Nacional de Vigilância Sanitária (Anvisa) 7, de 2010, uma UTI precisa ter equipamentos que permitam a monitorização contínua de frequência respiratória, oximetria de pulso, frequência cardíaca, cardioscopia, temperatura e pressão arterial não invasiva.

A American Society of Anesthesiologists (ASA) também tem recomendações sobre o que deve configurar um padrão mínimo de monitorização durante um procedimento anestésico, no qual constam os mesmos itens já utilizados de rotina na UTI (supradescritos), além de outros que não se aplicam na UTI, como detector de O_2 expirado.

Contemplando tanto as normas brasileiras de monitorização em UTI como as recomendações da ASA, considerando-se que, no manejo de via aérea, também está contido um ato anestésico, os pontos principais da monitorização básica durante o manejo da via aérea na UTI são os descritos a seguir.

Cardioscopia

A incidência de arritmias cardíacas em pacientes submetidos à IOT em UTI é de cerca de 10% a 15%.[5,6] Dados da década de 1970 já demonstravam incidência próxima a 50% em pacientes com doença cardiovascular subjacente.[6] Os fatores de risco mais importantes relacionados a arritmias durante a IOT incluem idade acima de 75 anos, IOT decorrente de insuficiência respiratória aguda e choque circulatório associado.[5]

Em geral, arritmias supraventriculares de baixa resposta, como ritmos atriais ou ritmos juncionais, são os mais frequentemente associados ao procedimento de IOT.[6] Esses ritmos tendem a ser benignos e não devem deflagrar condutas específicas. No entanto, arritmias ventriculares também podem surgir, nesse caso denotando gravidade extrema e risco elevado de complicações cardiovasculares associadas ao procedimento de IOT.[6]

A maioria dessas arritmias é deflagrada pelo desequilíbrio de estimulação do sistema autônomo com predomínio do sistema nervoso simpático em detrimento do sistema nervoso parassimpático.[6] Em pacientes críticos, esse desequilíbrio pode estar exacerbado em razão de diversas situações de estresse associadas. Vale ressaltar que, apesar do predomínio de taquiarritmias, pacientes críticos expostos à hipoxemia grave prolongada apresentam bradicardia sinusal progressiva que pode culminar em assistolia.

Outro aspecto relevante é que, se o paciente já apresentar alguma arritmia e tiver indicação de ser intubado por outro motivo, é necessário considerar a necessidade de tratar ou atenuar a arritmia antes da intubação ou, se for possível, postergar a intubação. A avaliação individualizada se torna primordial nessas situações.

Oximetria de pulso

Hipoxemia grave (definida por persistência de saturação arterial de O_2 < 80%) durante a IOT de pacientes críticos é reportada em até 25% dos procedimentos.[7] A monitorização contínua da oximetria de pulso é um passo fundamental e indispensável em todos os procedimentos envolvendo manipulação de via aérea. O dado da oximetria é essencial nesse momento, visto que a ausência de ventilação e, em última instância, de oxigenação adequada é o principal direcionador na tomada de decisão durante uma situação de crise no manejo da via aérea (conforme será abordado com mais detalhes em outro capítulo deste manual).

Pacientes críticos podem apresentar instabilidade hemodinâmica, com hipoperfusão periférica e isso pode reduzir a capacidade do oxímetro em obter uma leitura adequada. Extremidades, como os dedos das mãos e dos pés, apresentam maior déficit perfusional nesses casos, e pode ser necessário utilizar um sensor que seja aplicável no lobo da orelha, pois essa região mais próxima da circulação central pode apresentar melhor qualidade do sinal.

O valor de oximetria demonstrado só pode ser confiável se a curva de pletismografia estiver adequada. Uma onda adequada é bastante semelhante à onda de pulso arterial, ou seja, com presença do nó dicrótico e apresenta sincronia com a frequência cardíaca. Em pacientes com hipoperfusão periférica, a curva terá uma aparência achatada e outros formatos de onda serão encontrados como resultado de interferência externa, como movimento do paciente (Figura 6.1).

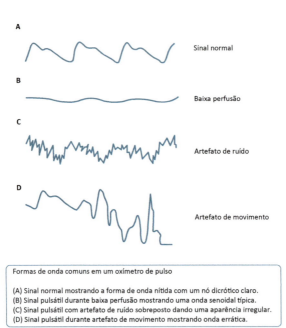

Formas de onda comuns em um oxímetro de pulso

(A) Sinal normal mostrando a forma de onda nítida com um nó dicrótico claro.
(B) Sinal pulsátil durante baixa perfusão mostrando uma onda senoidal típica.
(C) Sinal pulsátil com artefato de ruído sobreposto dando uma aparência irregular.
(D) Sinal pulsátil durante artefato de movimento mostrando onda errática.

▇ Figura 6.1 – Formas de onda comuns em um oxímetro de pulso.

Fonte: Adaptada de Pulse oximetry. UpToDate.

Outro ponto importante a ser lembrado sobre o valor da oximetria é o fato de esse método ser baseado em uma forma não invasiva e periférica de estimar a saturação de oxigênio do sangue arterial. Contudo, em razão de a natureza do método depender da perfusão periférica, é necessário frisar que alterações da saturação arterial de oxigênio não são acompanhadas de alteração na oximetria em tempo real, ou seja, quanto maior for o déficit perfusional, maior será o tempo que levará para a queda na saturação arterial de fato ser detectada pela oximetria periférica.

Além da hipoperfusão, outros fatores podem influenciar na leitura da oximetria, como hipotermia, presença de esmalte nas unhas, metemoglobinemia, anemia falciforme, anemia grave (principalmente abaixo de 5 g/dL), entre outros.

Pressão arterial não invasiva

Hipotensão no período peri-intubação é algo comum, ocorrendo em cerca de 25% dos procedimentos em casos de IOT não eletivas.[8] A transição para ventilação com pressão positiva intratorácica em pacientes com redução da resistência vascular sistêmica ou depleção volêmica são as causas mais frequentes de maior susceptibilidade à hipotensão induzida pela IOT.[8]

De acordo com protolocos da ASA, anestesistas tendem a monitorizar sinais vitais a cada 5 minutos durante o período perioperatório. Esse intervalo pode ser apropriado para pacientes que evoluem com estabilidade hemodinâmica. No entanto, esse intervalo pode ser longo demais para detecção precoce de instabilidade durante a IOT.[9] Como exemplo, estudo recente demonstrou que um intervalo de 2,5 minutos foi mais apropriado para reconhecimento precoce de hipotensão significativa durante a IOT.[9]

Como já mencionado, a realização de IOT gera estimulação de reflexos como indução de taquicardia e hipertensão arterial. A pressão arterial eleva-se dentro de 5 segundos após a laringoscopia, atinge valor máximo dentro 1 a 2 minutos e tende a voltar ao seu valor basal após 5 minutos.[10] A administração de drogas alpha-2 agonistas como a dexmedetomidina ou a clonidina, por exemplo, pode atenuar esses efeitos em decorrência de menor estimulação do sistema simpático.[10] Esse efeito pode ser benéfico especialmente em pacientes com elevado risco de isquemia miocárdica; no entanto, novos estudos são necessários para demonstrar redução de complicações cardíacas associadas à IOT em pacientes críticos com utilização dessas drogas.

Além disso, drogas anestésicas indutoras para a realização da IOT geram sistematicamente redução do débito cardíaco (DC) e da pressão arterial média (PAM).[11] Estudos têm sido publicados comparando os efeitos hemodinâmicos com a administração de diferentes medicações, e certas drogas como e etomidato podem ter efeito hemodinâmico menos pronunciado.[11]

Capnografia

Existem diferentes métodos de verificação de sucesso da IOT, incluindo a visualização direta da passagem da cânula orotraqueal através das cordas vocais com videolaringoscopia, ausculta pulmonar e oximetria de pulso. Porém esses métodos não apresentam acurácia suficiente para trazer completa segurança na monitorização do sucesso do procedimento.[12] Os valores de *end-tidal carbon dioxide* ($EtCO_2$) em pacientes apresentam melhor acurácia para esse fim. Apesar disso, uma pesquisa recente realizada em UTI do Reino Unido demonstrou que, apesar de 80% das unidades apresentaram disponibilidade desse método de monitorização, apenas 50% dos procedimentos o utilizaram para confirmação do acesso adequado da via aérea.[12] Recentemente, o Colégio Americano de Médicos Emergencistas se associou a diversas outras instituições na recomendação de que a capnografia é a modalidade de monitorização mais acurada para confirmação de sucesso da IOT.[13]

Em pacientes em situação de instabilidade hemodinâmica grave com hipoperfusão tecidual associada ou pacientes em parada cardiorrespiratória, a monitorização da capnografia contínua pode perder sua acurácia. Nesses casos, outros métodos de avaliação com a ultrassonografia e a broncoscopia podem ser realizados para confirmação do posicionamento da cânula orotraqueal. Contudo, essas técnicas de avaliação devem ser realizadas por profissionais experientes.

Pressão arterial invasiva

O uso de cateteres para mensuração da pressão arterial de forma invasiva (PAI) é indicado em pacientes críticos em geral, principalmente pacientes nos seguintes cenários:

1. Choque circulatório com necessidade de vasopressores ou inotrópicos. Embora não exista uma dose padronizada a partir da qual esteja indicada a inserção da PAI, geralmente se indica sua utilização em

casos de dose de noradrenalina em ascensão rápida e quando a dose desse fármaco for maior ou igual a 0,3 mcg/kg/min.

2. Uso de suporte circulatório avançado como balão intra-aórtico (BIA) e dispositivos de assistência circulatória, como oxigenação por membrana extracorpórea (ECMO) venovenosa ou venoarterial.

3. Síndrome do desconforto respiratório agudo moderado a grave e demais distúrbios ventilatórios que requeiram a necessidade de coletar gasometria arterial pelo menos duas vezes/dia para ajuste de ventilação mecânica.

Devido ao fato de a PAI demonstrar a variação da pressão arterial da forma mais fidedigna possível, batimento a batimento, seu uso durante o manejo da via aérea em pacientes críticos, com alto risco de deterioração hemodinâmica, é extremamente valioso.

Entretanto, é importante ressaltar a diferença entre dois conceitos. A presença de um cateter de PAI é extremamente útil, quando já está inserido, pelos motivos já aqui descritos; contudo, a intubação de um paciente crítico não deve ser postergada caso ele ainda não tenha um cateter de PAI inserido.

No caso de uma intubação de urgência, recomenda-se realizar a intubação monitorizando a pressão do paciente de forma não invasiva, com intervalo curto entre as mensurações (p. ex., a cada 5 minutos), e realizar a inserção do cateter de PAI se o paciente apresentar as indicações supradescritas.

⇨ Conclusão

A monitorização é parte essencial do cuidado de pacientes críticos. No momento da intubação, a monitorização adequada se torna ainda mais essencial, pois os pacientes críticos têm alto risco de deterioração clínica durante o procedimento, principalmente hipotensão e dessaturação.

A monitorização básica deve incluir cardioscopia, oximetria, pressão arterial não invasiva e capnografia.

Deve-se para as particularidades dos pacientes que podem levar a alterações previsíveis nos dados obtidos da monitorização.

Esforços devem ser feitos para que um capnógrafo possa estar disponível em todas as intubações, pois é a forma padrão-ouro para confirmação da intubação adequada.

A PAI oferece dados mais fidedignos da pressão arterial e pode ajudar a detectar precocemente o colapso circulatório durante a intubação; entretanto, caso a PAI ainda não esteja inserida no paciente, a intubação do paciente crítico não deve ser postergada para essa inserção.

BIBLIOGRAFIA

1. Kornas RL, Owyang CG, Sakles JC, Foley LJ, Mosier JM; Society for Airway Management's Special Projects Committee. Evaluation and management of the physiologically difficult airway: Consensus recommendations from Society for Airway Management. Anesth Analg. 2021;132(2):395-405. doi: 10.1213/ANE.0000000000005233. PMID: 33060492.

2. Kaplan JD, Schuster DP. Physiologic consequences of tracheal intubation. Clin Chest Med. 1991;12(3):425-32. PMID: 1934947.

3. Altun D, Ali A, Çamcı E, Özonur A, Seyhan TÖ. Haemodynamic response to four different laryngoscopes. Turk J Anaesthesiol Reanim. 2018;46(6):434-40. doi: 10.5152/TJAR.2018.59265. Epub 2018 Sep 6. PMID: 30505605; PMCID: PMC6223868.

4. Yokose M, Mihara T, Kuwahara S, Goto T. Effect of the McGRATH MAC® video laryngoscope on hemodynamic response during tracheal intubation: a retrospective study. PLoS One. 2016;11(5):e0155566. doi: 10.1371/journal.pone.0155566. PMID: 27171225; PMCID: PMC4865033.

5. Perbet S, De Jong A, Delmas J, Futier E, Pereira B, Jaber S, Constantin JM. Incidence of and risk factors for severe cardiovascular collapse after endotracheal intubation in the ICU: a multicenter observational study. Crit Care. 2015;19(1):257. doi: 10.1186/s13054-015-0975-9. PMID: 26084896; PMCID: PMC4495680.

6. Katz RL, Bigger JT Jr. Cardiac arrhythmias during anesthesia and operation. Anesthesiology. 1970;33(2):193-213. doi: 10.1097/00000542-197008000-00013. PMID: 4916273.

7. Jaber S, Amraoui J, Lefrant JY, Arich C, Cohendy R, Landreau L, et al. Clinical practice and risk factors for immediate complications of endotracheal intubation in the intensive care unit: a prospective, multiple-center study. Crit Care Med. 2006;34(9):2355-61. doi: 10.1097/01.CCM.0000233879.58720.87. PMID: 16850003.

8. Kim WY, Kwak MK, Ko BS, Yoon JC, Sohn CH, Lim KS, et al. Factors associated with the occurrence of cardiac arrest after emergency tracheal intubation in the emergency department. PLoS One. 2014;9(11):e112779. doi: 10.1371/journal.pone.0112779. PMID: 25402500; PMCID: PMC4234501.

9. Min JY, Kim HI, Park SJ, Lim H, Song JH, Byon HJ. Adequate interval for the monitoring of vital signs during endotracheal intubation. BMC Anesthesiol. 2017;17(1):110. doi: 10.1186/s12871-017-0399-y. PMID: 28830366; PMCID: PMC5568307.

10. Sulaiman S, Karthekeyan RB, Vakamudi M, Sundar AS, Ravullapalli H, Gandham R. The effects of dexmedetomidine on attenuation of stress response to endotracheal intubation in patients undergoing elective off-pump coronary artery bypass grafting. Ann Card Anaesth. 2012;15(1):39-43. doi: 10.4103/0971-9784.91480. PMID: 22234020.

11. Uygur ML, Ersoy A, Altan A, Ervatan Z, Kamalı S. Comparison of the haemodynamic effects of three different methods at the induction of anaesthesia. Turk J Anaesthesiol Reanim. 2014;42(6):308-12. doi: 10.5152/TJAR.2014.37232. PMID: 27366443; PMCID: PMC4894129.

12. Kannan S, Manji M. Survey of use of end-tidal carbon dioxide for confirming tracheal tube placement in intensive care units in the UK. Anaesthesia. 2003;58(5):476-9. doi: 10.1046/j.1365-2044.2002.28934.x. PMID: 12751507.

13. Verification of endotracheal tube placement: policy statement. American College of Emergency Physicians. https://www.acep.org/siteassets/new-pdfs/policy-statements/verification-of-endotracheal-tube-placement.pdf (acessado em 17 de Agosto de 2022)

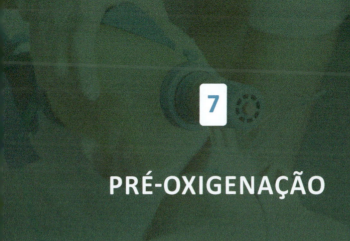

PRÉ-OXIGENAÇÃO

Daniel Perin ▪ Patrick Laporte

Introdução

Pré-oxigenação para desnitrogenação ou, somente desnitrogenação, é uma manobra que tem como objetivo aumentar as reservas de oxigênio arterial retardando a queda da saturação da oxi-hemoglobina durante o período de apneia nas tentativas de intubação ou de passagem de um dispositivo supraglótico.[1,6]

A incidência de hipóxia após a indução com fármacos é ainda uma grande causa de morbidade e mortalidade.[7] Fowler, em 1948, demonstrou que a inalação de oxigênio a 100% resulta em subida rápida da saturação da oxi-hemoglobina arterial. Com advento da técnica de intubação em sequência rápida em 1961, a pré-oxigenação ganhou ênfase por se evitar a ventilação no cenário em que ventilação com máscara e pressão positiva não eram desejáveis.[2,3]

Fisiologia da oxigenação apneica

O oxigênio é transportado pela corrente sanguínea em sua maior parte pela hemoglobina e em uma pequena parte dissolvido no plasma. A quantidade de oxigênio ligada está diretamente relacionada à concentração de hemoglobina e o quanto ela está saturada com o O_2.

O conteúdo arterial de oxigênio (CaO_2) é calculado pela seguinte fórmula:

$$CaO_2 = (Hb \times 1{,}36 \times SaO_2) + (PaO_2 \times 0{,}003)$$

Nessa fórmula, 1,36 é o volume estimado da massa de O_2 que pode se ligar a 1 g de hemoglobina normal; SaO_2 é a saturação arterial da oxi-hemoglobina quando totalmente saturada (100%); PaO_2 é a pressão parcial de oxigênio arterial e 0,003 é o coeficiente de solubilidade do oxigênio no plasma humano.

A quantidade de O_2 dissolvida no plasma corresponde normalmente a somente 1,5% do oxigênio total, mas sua contribuição aumenta quando a PaO_2 aumenta em proporção linear. É importante lembrar que a ligação entre o oxigênio e a hemoglobina é afetada por uma série de fatores como pH, P_{CO2} e temperatura.

Durante a apneia, o consumo de oxigênio/minuto é relativamente constante em 250 mL/min. Os pulmões, consequentemente a capacidade residual funcional (CRF), são o maior reservatório de O_2 no corpo. Em uma pessoa que respira em ar ambiente, os pulmões armazenam aproximadamente 450 mL de oxigênio e, após oxigenação a 100%, i sobe para 3.000 mL.

A PaO_2 está diretamente relacionada à pressão alveolar de oxigênio (PAO_2). A SpO_2 só começa a cair quando os estoques de oxigênio pulmonar diminuem e a PaO_2 cai abaixo de 60 mmHg.

A oxigenação apneica descrita por Frumin e Epstein, em 1959, demonstra que oxigênio em alto fluxo causa um efeito de massa carreando o oxigênio para os pulmões com consequente difusão para a corrente sanguínea.[8]

Vale lembrar que o sucesso da oxigenação apneica depende da permeabilidade das vias aéreas para que a massa de oxigênio insuflado alcance os pulmões.[4]

→ Técnicas de pré-oxigenação

Existem basicamente duas técnicas de pré-oxigenação:

a. Respiração utilizando o volume corrente

Nesse método, o paciente respira o volume corrente habitual por pelo menos 3 a 5 minutos com ração inspirada de oxigênio (FiO_2) de 100% e um fluxo de gás fresco (FGF) de pelo menos 5 a 10 L/min.

b. Respiração profunda

Esse método baseia-se na capacidade de realizar a desnitrogenação rapidamente através da respiração profunda. O paciente deve fazer oito respirações profundas (inspiração e expiração) com FiO_2 de 100% e FGF maior ou igual a 10 L/min em 60 segundos.

A confirmação que a pré-oxigenação foi adequada para determinado paciente é observada quando a fração do oxigênio expirado (EtO_2) está igual ou maior que 90% e a fração de nitrogênio expirada menor ou igual a 5%. Entretanto, a mensuração de EtO_2 não é uma prática comum na unidade de terapia intensiva (UTI); portanto, devemos basear a estimativa da eficácia da pré-oxigenação e da desnitrogenação pela saturação de O_2 e pelo tempo adequado.

A eficácia da técnica depende de um acoplamento sem vazamentos da máscara facial. O FGF deve ser de pelo menos 5 L/min, mas idealmente acima de 10 L/min e a FiO_2 deve ser de 100%.

Tanto a pressão positiva contínua nas vias aéreas (CPAP) como a pressão positiva de dois níveis na via aérea (BiPAP) são métodos alternativos que não fazem parte da técnica original, mas apresentam grande valor em pacientes graves, que muitas vezes dependem de ventilação não invasiva com pressão positiva (VNIPP) para otimizar a oxigenação, como pacientes com síndrome do desconforto respiratório agudo.

→ Avaliação das características dos pacientes

Existem alguns fatores que podem dificultar o bom acoplamento da máscara facial. A sigla em inglês BOOTS (*beard, obesity, older, toothless e sounds*) descreve algumas dessas características.

A presença de barba espessa dificulta o acoplamento. Esse é o único fator removível em curto prazo, porém pode ser uma barreira caso o paciente recuse sua remoção, por exemplo, por motivos religiosos. Pode-se usar gel à base de água na barba para evitar vazamentos. Outra opção é utilizar um filme plástico de curativo fazendo um orifício alinhado com a boca do paciente para que a máscara fique em contato com o filme plástico e não diretamente com a barba, lembrando que a retirada desse filme deve ser feita de forma cuidadosa para não haver avulsão da barba.

Obesidade pode dificultar a ventilação principalmente pela diminuição da complacência do tórax e do diafragma. Além disso, esses pacientes podem apresentar dificuldade na extensão cervical devido ao acúmulo de gordura na região posterior do pescoço (giba). Finalmente, a dificuldade pode ocorrer pela redundância de tecidos moles na faringe.

A idade acima de 55 anos é outro fator relevante. Isso pode estar relacionado a problemas da amplitude de mobilidade do pescoço (articulação atlanto-occipital) e da boca (articulação temporomandibular). Cabe ainda salientar que a elasticidade dos tecidos diminui com a idade.

Pacientes sem dentes (edêntulos) apresentam uma depressão na face na altura das bochechas que facilita o vazamento quando se pressuriza com a máscara facial. Os dentes mantêm o arcabouço da face, evitando esse escape. A utilização de pequenos rolinhos de gaze nas laterais da boca pode ajudar a diminuir o vazamento. Se possível, deve-se manter as próteses dentárias móveis durante a ventilação com máscara facial e retirá-las para a realização da intubação.

Finalmente, o histórico de roncos ou o diagnóstico de apneia do sono indicam que o paciente apresenta obstrução a passagem do ar com possível dificuldade na ventilação com máscara. Importante lembrar que a presença de estridores é sinal de obstrução das vias aéreas e a dificuldade de ventilação sem expansão adequada do tórax ou presença de sibilos podem indicar um broncoespasmo em pacientes susceptíveis ou laringoespasmo.

→ Situações especiais

Em mulheres grávidas, a capacidade residual funcional está diminuída. Isso facilita a pré-oxigenação necessitando de menos tempo que uma mulher não gestante. Porém, durante a apneia, as gestantes apresentam hipoxemia mais rápido pelo aumento do consumo de O_2 e diminuição da CRF.

Nos pacientes com obesidade grau 3 (antigamente conhecidos como obesos mórbidos), quando posicionados em decúbito dorsal horizontal (DDH), apresentam um deslocamento do conteúdo abdominal e diafragma em direção cefálica diminuindo em aproximadamente 50% a CRF. O volume-corrente obtido com a ventilação pode diminuir e ficar próximo da capacidade de fechamento pulmonar, causando atelectasias e consequente dessaturação.

Em pacientes acima dos 60 anos, o consumo de O_2 basal diminui e isso é um fator protetor. Porém, as mudanças funcionais dos pulmões tornam a extração de oxigênio menos eficiente e o volume de fechamento aumenta com a idade, o que deixa a desnitrogenação menos eficiente e prolonga o tempo para obter a oxigenação plena.

Os pacientes com doenças pulmonares como a síndrome do desconforto respiratório agudo apresentam diminuição da CRF, aumento do *shunt* intrapulmonar e aumento do consumo de oxigênio, o que pode causar rápida dessaturação da oxi-hemoglobina.[5]

Na população pediátrica, quanto menor a idade da criança, maior o risco de dessaturação precoce. Isso ocorre porque esses pacientes apresentam alto consumo de oxigênio e baixa CRF.

→ Cateteres de alto fluxo

A utilização de cateteres nasais com alto fluxo de oxigênio tem sido utilizada recentemente como adjuvante na técnica de pré-oxigenação. Existem basicamente duas maneiras de utilizar essa técnica na prática clínica.

O cateter de oxigênio nasal do tipo óculos é uma opção. Pacientes agitados dificilmente toleram a máscara facial bem acoplada ao rosto, mas podem tolerar um cateter nasal.

Weingart & Levitan demonstraram que o cateter nasal a 6 L/min de oxigênio a 100% com o paciente em respiração espontânea prolonga o tempo de apneia sem que haja queda da saturação de oxigênio. Após a administração dos fármacos para indução da anestesia, o cateter deve ser aumentado para 15 L/min. Essa técnica é conhecida como "oxigênio nasal durante a tentativa de intubação traqueal" (NO DESAT, do inglês, *nasal oxygen during efforts securing a tube*).[9]

É muito importante lembrar que, quando se trabalha com altos fluxos de entrada de O_2, as vias aéreas devem estar desobstruídas. Caso isso não ocorra, o ar pode seguir caminhos indesejados e causar pneumoencéfalo.

Patel e Nouraei descreveram a técnica de oxigenação apneica conhecida como "troca ventilatória com insuflação rápida umidificada transnasal" (THRIVE, do inglês *transnasal humidified rapid insufflation ventilator exchange*). O dispositivo utilizado entrega ao paciente ar aquecido e umidificado. Isso é mais tolerado e confortável quando comparado à insuflação com ar seco e frio.[10]

Inicia-se com 30 L/min durante a pré-oxigenação e, após a indução anestésica com fármacos, aumenta-se o FGF para 70 L/min. Essa técnica combina a oxigenação apneica clássica com a CPAP, além de causar a movimentação de ar na laringe, melhorando a retirada de CO_2 dos pulmões.

Nas duas técnicas, a grande vantagem é a entrega de oxigênio continuamente durante as tentativas de intubação, o que aumenta o tempo de tolerância à apneia.

Em resumo, a pré-oxigenação ou a desnitrogenação é uma técnica que deve ser utilizada sempre que possível, pois aumenta a segurança no manejo das vias aéreas. Fatores importantes que devem ser seguidos: posicionar o paciente adequadamente; elevar o decúbito em pelo menos 25º; e colocar a máscara facial bem acoplada ao rosto do paciente. Não se deve esquecer de colocar o cateter para manter a oxigenação do paciente durante as tentativas de intubação.

BIBLIOGRAFIA

1. Oliveira JE Silva L, Cabrera D, Barrionuevo P, Johnson RL, Erwin PJ, et al. Effectiveness of apneic oxygenation during intubation: a systematic review and meta-analysis. Ann Emerg Med. 2017;483-94.
2. Fowler WS, Comroe JH. Lung function studies; the rate of increase of arterial oxygen saturation during the inhalation of 100 per cent O_2. J Clin Invest. 1948;27(3 Pt 1):327-34.
3. Sellick BA. Cricoid pressure to control regurgitation of stomach contents during induction of anaesthesia. The Lancet. 1961;278(7199):404-6.
4. Teller LE, Alexander CM, Frumin MJ, Gross JB. Pharyngeal Insufflation of oxygen prevents arterial desaturation during apnea. Anesthesiology. 1988;69(6):980-2.
5. Benumof JL, Dagg R, Benumof R. Critical hemoglobin desaturation will occur before return to an unparalyzed state following 1 mg/kg intravenous succinylcholine. Anesthesiology. 1997;87(4):979-82.
6. Langeron O, Bourgain JL, Francon D, Amour J, Baillard C, Bouroche G, et al. Difficult intubation and extubation in adult anaesthesia. Anaesth Crit Care Pain Med. 37(2018):639-51.
7. Auroy Y, Benhamou D, Péquignot F, Bovet M, Jouglat E, Lienhart A. Mortality related to anaesthesia in France: analysis of deaths related to airway complications. Anaesthesia. 2009;64(4):366-70.
8. Frumin MJ, Epstein RM, Cohen G. Apneic oxygenation in man. Anesthesiology. 1959;20:789-98.
9. 9. Weingart SD, Levitan RM. Preoxygenation and prevention of desaturation during emergency airway management. Ann Emerg Med. 2012;59(3):165-75.
10. 10.Patel A, Nouraei SA. Transnasal humidified rapid-insufflation ventilatory exchange (THRIVE): a physiological method of increasing apnoea time in patients with difficult airways. Anaesthesia. 2015;70(3):323-9.

FARMACOLOGIA APLICADA À INTUBAÇÃO

Fernanda Guimarães Aguiar

→ Introdução

Uma das primeiras tarefas no manejo do paciente agudamente instável é a proteção das vias aéreas. Para tanto, estratégias farmacológicas são aplicadas, como o uso de um agente sedativo de ação rápida, além de um bloqueador neuromuscular.

Os agentes farmacológicos de indução (sedativos) são essenciais para o desempenho da intubação. Eles fornecem amnésia, minimizam as respostas simpáticas e podem melhorar as condições de intubação.

Devemos sempre lembrar que a manipulação da via aérea durante a laringoscopia e a intubação endotraqueal é um procedimento invasivo e extremamente doloroso, capaz de causar respostas fisiológicas prejudiciais em pacientes já aguda e gravemente comprometidos como no ambiente de emergência e de terapia intensiva.

A faringe, a laringe e a carina da traqueia são altamente inervadas por nervos simpáticos e parassimpáticos e, ao se realizar a laringoscopia, ocorre uma natural estimulação nervosa, com ações reflexivas de proteção de vias aéreas como tosse e engasgos. Além disso, outras respostas reflexivas à manipulação das vias aéreas incluem não só estimulação parassimpática com eventual bradicardia profunda (mais comum em crianças), mas também estimulação simpática que pode gerar aumentos significativos na frequência cardíaca, pressão arterial (aproximadamente 20 mmHg) e pressão intracraniana (PIC) (elevação mínima de 5 mmHg) e broncoespasmo mediado pelo parassimpático. O uso de sedativos previne ou minimiza esses efeitos.

Outro ponto relevante é que o uso de sedativos também pode melhorar a visualização da via aérea durante a laringoscopia, em parte porque esses agentes complementam o relaxamento ainda parcial proporcionado pelo paralítico em sua fase inicial.

Além disso, podemos lançar mão de drogas que facilitem a intubação ao melhorarem a condição subjacente do paciente; por exemplo, o uso da ketamina na asma grave para reduzir o broncoespasmo.

→ Pré-medicação

Usamos os medicamentos de pré-tratamento como forma de impedir e minimizar as consequências potencialmente prejudiciais das respostas fisiológicas à manipulação das vias aéreas durante a laringoscopia e a intubação endotraqueal aqui já descritas.

Essas respostas podem ser particularmente deletérias em idosos com múltiplas comorbidades, pacientes com alta resistência das vias aéreas (p. ex., asma grave), pressão intracraniana elevada (p. ex., hemorragia intracraniana), condições cardiovasculares exacerbadas por aumentos súbitos da frequência cardíaca ou pressão arterial (p. ex., dissecção aguda da aorta ou síndrome coronariana aguda), bem como no paciente em choque.

O manejo emergencial das vias aéreas envolve uma gama de etapas que devem ser cumpridas em uma sequência específica e nos momentos corretos, sempre levando-se em consideração os benefícios *versus* potenciais riscos de cada droga.

Objetivando-se sua melhor eficácia, os agentes de pré-tratamento geralmente devem ser administrados pelo menos 1 a 3 minutos antes da laringoscopia em si. Contudo, é sabido que em casos críticos nem sempre é possível atrasar a intubação para permitir que os agentes pré-medicação atinjam seu efeito pleno. De forma tal que uma sedação adequada e o bloqueio neuromuscular têm prioridade quando se consideram os medicamentos aplicados à intubação.

Opioides de meia-vida curta

Podemos lançar mão de opioides de meia-vida curta como o objetivo de reduzir efeitos cardiovasculares deletérios da estimulação do sistema nervoso simpático em pacientes para os quais um aumento rápido da pressão arterial é indesejável (p. ex., pacientes com pressão intracraniana elevada ou doença cardiovascular significativa).

O fármaco usado com maior frequência no cenário de emergências é o fentanil, um agonista dos receptores opioides com potência dez vezes superior à da morfina. Sua dose (**Tabela 8.1**) deve ser administrada de forma lenta, durante 30 a 60 segundos com o objetivo de se minimizar a probabilidade de depressão respiratória, devendo ser o último medicamento administrado do pré-tratamento.

Tabela 8.1 – Dose e farmacocinética do fentanil.

Fentanil	Dose e farmacocinética
Dose	1 a 3 mcg/kg por via intravenosa (IV)
Início de ação	2 a 3 minutos
Duração	30 a 60 minutos
Metabolismo	Hepático: sem metabólitos ativos. Idosos: a depuração reduzida e a meia-vida terminal são prolongadas
Excreção	Urina.

Fonte: Desenvolvida pelos autores.

A hipotensão é um dos seus potenciais efeitos colaterais, especialmente nos pacientes já com estado hemodinâmico limítrofe, contexto em que podemos lançar mão de doses mais baixas (próximas de 1 mcg/kg) ou até evitar o uso completamente.

Em situações raras, o uso do fentanil está associado à ocorrência da síndrome de rigidez torácica, contexto em que o paciente fica apneico e não pode ser ventilado ou oxigenado com uma máscara. Contudo, essa rigidez pode ser abortada com a administração de bloqueadores neuromusculares.

A rigidez da parede muscular é uma resposta idiossincrática aos opioides e provavelmente está relacionada à dose e à velocidade de administração da droga. De maneira geral, os casos relatados envolvem uma única dose elevada de fentanil, administrada de forma rápida, com frequência maior do que as doses utilizadas no contexto da intubação.

O fentanil tem sido largamente utilizado para a sedação de procedimentos em doses semelhantes às usadas para intubação, sendo os relatos de rigidez muscular praticamente ausentes, mesmo em grandes séries.

Beta 2-agonistas

Os fármacos beta (β) 2-agonistas seletivos representam a terapia inicial padrão para indivíduos que apresentam broncoespasmo agudo, dado seu efeito broncodilatador por meio do relaxamento da musculatura lisa brônquica.

A terapia com agonistas β2 não só reduz a necessidade de suporte ventilatório e uso de oxigênio suplementar nesses pacientes, como também melhora condições para intubação orotraqueal e otimiza a assistência ventilatória nos pacientes que necessitam de medidas de ressuscitação adicionais.

Entre as várias drogas disponíveis, o salbutamol é o principal representante mais utilizado nesse contexto (**Tabela 8.2**).

Tabela 8.2 – Dose e farmacocinética do salbutamol

Salbutamol	Dose e farmacocinética
Dose	- *Spray* 100 mcg/dose – 2 a 4 inalações a cada 20 minutos para 3 doses - Se houver boa resposta, pode-se prolongar o intervalo para cada 3 a 4 horas, conforme necessário - Se resposta incompleta, pode-se prolongar o intervalo para cada 1 a 3 horas, conforme necessário
Início de ação	< de 5 minutos
Duração	4 a 6 horas
Metabolismo	Hepático a um sulfato inativo
Excreção	Urina (80% a 100%); fezes (< 20%)

Fonte: Desenvolvida pelos autores.

Lidocaína

A lidocaína é um anestésico local que bloqueia tanto a iniciação como a condução dos impulsos nervosos, diminuindo a permeabilidade da membrana neuronal aos íons sódio, o que resulta na inibição da despolarização com consequente bloqueio da condução.

Esse fármaco parece atenuar também o aumento da resistência das vias aéreas e o da pressão intracraniana que ocorrem durante laringoscopia, sendo postulado seu benefício em situações em que esses dois fatores já estejam presentes pela etiopatogenia das condições subjacentes do paciente, como na crise asmática ou no trauma cranioencefálico e em sangramentos intracranianos agudos.

A ampla experiência clínica sugere que o pré-tratamento com lidocaína é seguro dentro da faixa de dose como discrimina a **Tabela 8.3**. As contraindicações absolutas incluem uma alergia conhecida à droga e bloqueio cardíaco de alto grau (p. ex., Mobitz tipo II ou de 3º grau) em um paciente sem marca-passo funcional. A lidocaína também apresenta ação arrítmica, suprimindo a automaticidade do tecido de condução cardíaco, podendo levar a uma parada cardíaca no contexto de um bloqueio cardíaco de alto grau preexistente.

Tabela 8.3 – Dose e farmacocinética da lidocaína

Lidocaína	Dose e farmacocinética
Dose	1,5 mg/kg por via IV, administrada 2 a 3 minutos antes da intubação
Início de ação	45 a 90 segundos
Duração	Cerca de 10 a 20 minutos
Metabolismo	90% Hepático. Metabólitos ativos podem se acumular e causar toxicidade de sistema nervoso central.
Excreção	Urina

Fonte: Desenvolvida pelos autores.

Entretanto, as evidências disponíveis demonstram que a lidocaína parece reduzir o reflexo de tosse, mas sem efeitos claros em mitigar o broncoespasmo reativo em pacientes que já receberam doses adequadas de um β2 agonista nos últimos 30 minutos. Como alternativa, então, caberia o uso da lidocaína administrada 3 minutos antes da indução, nos casos em que não foi possível a administração de um β-2 agonista em aerossol.

Embora a lidocaína tenha sido amplamente usada para pacientes com PIC elevada, não há evidências de alta qualidade que abordem diretamente se o pré-tratamento com lidocaína reduz efetivamente o aumento da PIC causado pela laringoscopia e intubação endotraqueal. Dessa forma, seu uso como agente de pré-tratamento para pacientes com pressão intracraniana elevada não é recomendado.

Agentes alfa-adrenérgicos

A hipotensão pré e pós-intubação configura como uma das principais etiologias associadas ao aumento da mortalidade hospitalar, sendo desejável, dentro do possível, realizar a adequada ressuscitação e a estabilização hemodinâmica antes de progredir com o manejo da via aérea.

O paciente em choque usualmente necessita de suporte cardiovascular para manter sua pressão arterial. Agentes alfa-adrenérgicos têm o potencial de aumentar a resistência vascular sistêmica e, assim, manter a pressão arterial em pacientes selecionados que estão em choque distributivo, anafilático, neurogênico ou algumas formas de choque cardiogênico.

Logicamente, antes de considerarmos o pré-tratamento com uma droga adrenérgica, devemos avaliar sua necessidade e garantir tratamentos apropriados para hipotensão, como bolus intravenoso de cristaloide isotônico para a hipovolemia ou hemoderivados para o choque hemorrágico.

Uma vez instituído o processo de intubação, diversas escolhas afetam o estado clínico de um paciente em choque ou próximo dele. Há a necessidade, então, de uma avaliação ampla dos sinais vitais do paciente, seu *status* volêmico e fluidorresponsividade, bem como sua função cardíaca. A análise desses fatores pode nos levar a alterar o agente de indução ou mesmo a reduzir a dose do fármaco escolhido, administrar soluções cristaloides para expandir o volume intravascular ou, então, administrar um agente adrenérgico pré-indução.

De forma geral, as drogas de escolha mais amplamente utilizadas são a noradrenalina e adrenalina (**Tabelas 8.4 e 8.5**).

FARMACOLOGIA APLICADA À INTUBAÇÃO

■ Tabela 8.4 – Dose e farmacocinética da noradrenalina.

Noradrenalina	Dose e farmacocinética
Dose	- Faixa de dose usual: 0,025 a 1 mcg/kg/minuto - Faixa de dose máxima para choque refratário: 1 a 3,3 mcg/kg/minuto
Início de ação	Muito rápido
Duração	Efeito vasopressor: 1 a 2 minutos
Ação	Liga-se predominantemente em receptores alfa-1 e alfa-2 adrenérgicos vasculares
Efeito	Aumento da resistência vascular sistêmica periférica
Metabolismo	Via catecol-o-metiltransferase e monoamina oxidase
Excreção	Urina (como metabólitos inativos; pequenas quantidades como droga inalterada).

Fonte: Desenvolvida pelos autores.

■ Tabela 8.5 – Dose e farmacocinética da adrenalina.

Adrenalina	Dose e farmacocinética
Dose	Faixa de dosagem usual: 0,01 a 0,5 mcg/kg/minuto; titulr com base no desfecho clínico (p. ex., pressão arterial, perfusão de órgãos-alvo)
Início de ação	Muito rápido
Duração	Efeito vasopressor: 1 a 2 minutos.
Ação	Liga-se a receptores beta-1, beta-2 e alfa-adrenérgicos de forma dose-dependente
Efeitos	- Potente vasoconstrição periférica - Melhora da contração miocárdica - Broncodilatação
Metabolismo	- Captado no neurônio adrenérgico e metabolizado pela monoaminaoxidase e catecol-o-metiltransferase - Fármaco circulante metabolizado pelo fígado
Excreção	Urina (como metabólitos inativos, metanefrina e derivados de sulfato e ácido hidroximandélico, pequenas quantidades como droga inalterada)

Fonte: Desenvolvida pelos autores.

Esses fármacos são administrados em infusão contínua intravenosa com dosagem baseada no peso. Nesse contexto, dado seu potencial vesicante, é preferida sua administração por uma linha venosa central, uma vez que o extravasamento na rede venosa periférica pode causar necrose isquêmica grave.

Caso o acesso central não esteja imediatamente disponível, pode ser administrado por um curto período (< 72 horas) através de um cateter intravenoso periférico colocado em uma veia calibrosa, em um local proximal (p. ex., na fossa antecubital ou proximal a ela). Associado a isso, recomenda-se o monitoramento frequente do local do cateter IV para identificar rapidamente um eventual extravasamento, que pode ser tratado com infusão local de fentolamina (consulte as políticas e procedimentos institucionais; a colocação/tamanho do cateter e a concentração de vasopressores podem variar dependendo da instituição).

Agentes de indução

Etomidato

O etomidato representa um agente sedativo-hipnótico derivado de imidazol frequentemente usado no contexto da intubação (**Tabela 8.6**). Esse fármaco atua diretamente no complexo receptor do ácido gama-aminobutírico (GABA), bloqueando a neuroexcitação e, assim, produzindo anestesia.

Tabela 8.6 – Dose e farmacocinética do etomidato.

Etomidato	Dose e farmacocinética
Dose	▪ Bolus IV 0,3 mg/kg de peso. ▪ Presença de hipotensão profunda: 0,1 a 0,15 mg/kg
Início de ação	▪ 30 a 60 segundos. ▪ Efeito de pico: 1 minuto.
Duração	3 a 12 minutos.
Metabolismo	Hepáticas e esterases plasmáticas
Excreção	Urina ~ 75% (80% como metabólito; 2% como droga inalterada)

Fonte: Desenvolvida pelos autores.

Ele tem uma série de vantagens e efeitos benéficos como demonstra o **Quadro 8.1**. A estabilidade hemodinâmica correlacionada ao etomidato o torna um medicamento particularmente útil para a intubação de pacientes hipotensos, bem como para pacientes com patologia intracraniana, quando a hipotensão deve ser evitada.

■ Quadro 8.1 – Efeitos benéficos associados ao uso do etomidato.

- Estabilidade hemodinâmica superior sem vasodilatação, depressão miocárdica ou diminuição do tônus simpático
- Rápido início de ação e tempo de recuperação semelhante ao propofol
- O índice terapêutico mais favorável (razão da dose letal mediana para a dose efetiva mediana) em comparação com outros agentes de indução anestésica
- Não estimula a liberação de histamina
- Diminui o fluxo sanguíneo cerebral e a demanda metabólica cerebral de oxigênio, preservando a pressão de perfusão cerebral

Fonte: Desenvolvido pelos autores.

Devemos lembrar que ele não oferece efeito anestésico; logo, não amortece a estimulação simpática nociva das vias aéreas superiores no contexto da laringoscopia. Cabe, então, sua associação com um analgésico opioide, frequentemente administrado durante a fase de pré-tratamento supracitada, especialmente no grupo de indivíduos em que esse gatilho álgico é particularmente deletério (pacientes com doença cardiovascular ou pressão intracraniana elevada).

Algumas condições podem afligir os clínicos durante o uso dessa droga, como demonstra a **Quadro 8.2**. Existe o relato de associação do etomidato com um discreto aumento na resistência das vias aéreas, mas isso não chega a representar uma contraindicação do seu uso em pacientes com broncoespasmo.

O etomidato é um inibidor reversível da 11-beta-hidroxilase, que converte 11-desoxicortisol em cortisol, interferindo, assim, na biossíntese adrenal de esteroides. Essa consequente supressão adrenocortical reversível representa uma das grandes controvérsias associadas ao seu uso. Evidências demonstram que uma única dose de etomidato resulta em uma diminuição transitória, mas mensurável, no nível de cortisol circulante (que ocorre em resposta à administração de ACTH exógeno). Entretanto, os níveis de cortisol não parecem cair abaixo da faixa fisiológica normal, e esse efeito não persiste além de 12 a 24 horas.

Quadro 8.2 – Desvantagens e efeitos adversos associados ao uso do etomidato.

- Aumentos leves na resistência das vias aéreas
- Insuficiência adrenal aguda transitória
- Alta incidência (aproximadamente 30%) de náuseas e vômitos pós-operatórios
- Mioclonias
- Evidência de excitação cerebral regional (determinada por eletroencefalograma) após a intubação

Fonte: Desenvolvido pelos autores.

Ao intubarmos o doente crítico com possível insuficiência adrenal, devemos avaliar caso a caso e pesar o risco teórico de supressão do cortisol contra a instabilidade hemodinâmica que pode ser causada por outros agentes de indução alternativos. Em pacientes sépticos, alguns autores sugerem o uso de glicocorticoide empírico nas primeiras 24 horas após uma dose de etomidato. Entretanto, não existe evidência robusta que suporte essa abordagem e a recomendação do *guideline* da *Surviving Sepsis Campaign* é que seja usada uma dose de glicocorticoides (p. ex., hidrocortisona 200 mg intravascular (IV)/dia) somente no caso de hipotensão refratária ao tratamento com ressuscitação volêmica agressiva e um vasopressor (seguindo a mesma sugestão para pacientes que não recebem etomidato).

Inicialmente, a mioclonia associada ao uso do etomidato foi indevidamente identificada como atividade convulsiva, justificando recomendações incorretas de evitar esse fármaco em indivíduos com essa condição. Ela ocorre em cerca de 50% dos pacientes e guarda relação com a desinibição subcortical não relacionada à atividade convulsiva cortical de fato. Entretanto, a mioclonia, durante o manejo da via aérea, é mínima e autolimitada, ocorrendo em especial na administração concomitante de um bloqueador neuromuscular, mas sem significado clinico.

Quanto à neuroexcitação regional após a intubação, essa situação pode ser adequadamente prevenida com o uso de sedação contínua após o procedimento com propofol ou um benzodiazepínico. Devemos lembrar que o etomidato não deve ser usado como infusão ou em doses repetidas em bolus para manutenção da sedação após a intubação.

Benzodiazepínicos

Os benzodiazepínicos também causam sedação e amnésia tendo como principal mecanismo de ação a ativação do receptor do ácido gama-aminobutírico A (GABA-A), inibindo a neurotransmissão.

Essa classe incorpora uma série de vantagens (**Quadro 8.3**), sendo o Midazolam (**Tabela 8.7**) seu principal representante aplicado à intubação.

◼ Quadro 8.3 – Midazolam – vantagens e propriedades potencialmente benéficas dependentes da dose.

- Ansiólise
- Amnésia
- Propriedades anticonvulsivantes
- Suplementação de sedação, que reduz os requisitos de dose para o agente de indução sedativo-hipnótico
- Pode ser usado como uma infusão para sedação a longo prazo

Fonte: Desenvolvido pelos autores.

◼ Tabela 8.7 – Dose e farmacocinética do midazolam.

Midazolam	Dose e farmacocinética
Dose	▪ Indução: bolus de 0,1 a 0,3 mg/kg IV ▪ Infusão para sedação a longo prazo: doses de 0,05 a 0,4 mg/kg por hora IV
Início de ação	Aproximadamente 30 a 60 segundos
Duração:	15 a 30 minutos
Metabolismo	Extensamente hepática; 60% a 70% do midazolam biotransformado é o metabólito ativo 1-hidroxi-midazolam
Excreção	Urina (principalmente como metabólitos)

Fonte: Desenvolvida pelos autores.

Devemos lembrar que, assim como todos os benzodiazepínicos, o midazolam não fornece analgesia. Entretanto, suas propriedades anticonvulsivantes o tornam uma escolha bastante eficaz para pacientes com estado de mal epiléptico.

Utilizando-se sua dose padrão de cerca de 0,2 mg/kg, o midazolam tem o poder de causar hipotensão moderada, com uma variação descendente usual de 10 a 25 mmHg da pressão arterial média (PAM) de indivíduos saudáveis. Seu uso, então, acaba ficando um pouco limitado no cenário de hipovolemia ou choque, contexto no qual podemos lançar mão de uma dose menor de 0,1 mg/kg. Essa redução atrasa brevemente a velocidade de início e diminui a profundidade da sedação alcançada; sem, todavia, comprometer gravemente as condições de intubação.

Um erro bastante frequente é o uso desse fármaco em uma subdosagem (doses abaixo de 0,05 mg/kg). O midazolam também costuma ser utilizado para a sedação em procedimento, situação em que doses muito menores são necessárias quando comparadas ao contexto da intubação, podendo contribuir para esse equívoco.

Outros efeitos adversos potenciais dependentes da dose relacionados a essa droga são demonstrados na **Quadro 8.4**.

■ Quadro 8.4 – Midazolam – efeitos adversos potenciais.

- Vasodilatação sistêmica leve e diminuição do débito cardíaco (DC), com consequente diminuição da pressão arterial (PA)
- Depressão respiratória, principalmente se um opioide for administrado concomitantemente
- Amnésia pós-operatória, sonolência prolongada e disfunção cognitiva, particularmente em pacientes idosos
- Disfunção faríngea, respiração e deglutição descoordenadas
- Reações paradoxais imprevisíveis ocasionais (p. ex., irritabilidade, agressividade, ***delirium***)

Fonte: Desenvolvido pelos autores.

Propofol

O propofol é um derivado de alquilfenol que causa sedação e amnésia. A sedação ocorre por intermédio da supressão direta da atividade cerebral, enquanto a amnésia parece resultar da interferência na criação da memória de longo prazo.

Exerce um desempenho complexo no sistema nervoso central (SNC), atuando primariamente por meio do agonismo dos receptores GABA-A e certa atividade glutamatérgica reduzida mediante o bloqueio do receptor N-metil-D-aspartato (NMDA). Contudo, tem ação ainda em vários outros receptores cerebrais, como receptores nicotínico e M1 muscarínico.

Trata-se de um fármaco altamente lipossolúvel, atravessando rapidamente a barreira hematoencefálica e, assim como outras drogas supracitadas, também não fornece analgesia. Interessantemente, não sofre alteração da farmacocinética em pacientes com disfunção renal e hepática. Outras vantagens e efeitos benéficos são elencados na **Quadro 8.5**.

Quadro 8.5 – Propofol – vantagens e propriedades potencialmente benéficas.

- Início de ação e recuperação rápidos
- Propriedades antieméticas – boa escolha para pacientes com risco aumentado de náuseas e vômitos
- Propriedades antipruriginosas – boa escolha para pacientes que receberão opioides, que muitas vezes causam prurido
- Propriedades broncodilatadoras com diminuição da resistência das vias aéreas – útil para indução em pacientes com broncoespasmo e asma
- Efeitos no SNC vantajosos em pacientes com lesão cerebral:
  - Propriedades anticonvulsivantes
  - Diminuições dependentes da dose na taxa metabólica cerebral de consumo de oxigênio e consequente redução no fluxo sanguíneo cerebral e na PIC
- Adequação para pacientes com insuficiência renal e/ou hepática
- Não prolonga o intervalo QT, ao contrário de alguns outros agentes anestésicos

Fonte: Desenvolvido pelos autores.

Além de seu uso para a intubação (**Tabela 8.8**), o propofol pode ser usado para sedação de longa duração em pacientes críticos, sedação para procedimentos breves e indução anestésica.

Suas propriedades neuroinibitórias fazem do propofol um bom agente de indução para pacientes com patologia intracraniana aguda, desde que hemodinamicamente estáveis. Entretanto, essa droga suprime a atividade simpática, causando vasodilatação periférica e depressão miocárdica. Esse evento está relacionado a uma diminuição da PAM de aproximadamente 10 mmHg em pacientes saudáveis. Devemos atentar a isso, já que essa hipotensão causada pelo propofol pode reduzir a pressão de perfusão cerebral, exacerbando, assim, uma lesão neurológica. Vemos demais efeitos adversos potenciais do propofol no **Quadro 8.6**.

Tabela 8.8 – Dose e farmacocinética do popofol.

Propofol	Dose e farmacocinética
Dose	- Indução: bolus de 1,5 a 3 mg/kg IV - Sedação a longo prazo: infusão continua até 50-100 mcg/kg/min
Dose (Particularidades)	- Idade avançada: 1 a 1,5 mg/kg - Hipovolemia ou comprometimento hemodinâmico: ≤1 mg/kg
Início de ação	Aproximadamente 15 a 45 segundos
Duração:	5 a 10 minutos
Metabolismo	- Conjugado no fígado em metabólitos inativos (~50%) - Metabolismo extra-hepático.
Excreção	- Urina (~80% como metabólitos, ~20% como metabólito glicuronídeo) - Fezes (< 2%)

Fonte: Desenvolvida pelos autores.

Quadro 8.6 – Propofol – desvantagens e efeitos adversos

- Hipotensão dose-dependente após injeção em bolus

- Depressão respiratória dose-dependente (diminuição da frequência respiratória, volume corrente e respostas ventilatórias à hipóxia e à hipercapnia)

- Dor à injeção
  - Ocorre em aproximadamente dois terços dos pacientes
  - Irritação venosa causada pelo propofol em si (e não de sua emulsão lipídica)
  - Administração em veia calibrosa + coadministração com lidocaína e/ou um opioide pode minimizar esse fato

- Diluição em emulsão lipídica com maior risco de contaminação (problema maior no caso de uso em infusão contínua)

- Reações alérgicas raras (pacientes com alergia à sua emulsão de óleo de soja com lecitina de ovo)

- Síndrome da infusão do propofol
  - Alteração metabólica em nível mitocondial
  - Ocorrência após infusões contínuas prolongadas em doses elevadas

Fonte: Desenvolvido pelos autores.

Ketamina

Ao contrário de outros agentes de indução, a ketamina é agente estruturalmente semelhante à fenciclidina. Ela proporciona a chamada anestesia dissociativa: estado semelhante a um transe, com amnésia e analgesia profunda, enquanto o paciente permanece de certa forma conectado ao ambiente, mantendo o tônus muscular e reflexos de proteção das vias aéreas e a respiração espontânea. O termo "dissociativo" também é utilizado para referir os efeitos eletroencefalográficos (EEG) da ketamina porque a atividade do EEG no hipocampo é dissociada daquela no sistema talamoneocortical.

Esse fármaco atua em muitos receptores causando uma série de efeitos no SNC. O antagonismo não competitivo do glutamato no complexo receptor NMDA representa seu principal mecanismo de ação, gerando neuroinibição e anestesia. Além disso, a ketamina estimula os receptores opioides no córtex insular, putâmen e tálamo, conferindo, assim, analgesia.

Uma particularidade interessante da ketamina é o estímulo de receptores catecolaminérgicos bem como liberação de catecolaminas. Isso proporciona aumentos na frequência cardíaca, contratilidade miocárdica, pressão arterial média e fluxo sanguíneo cerebral, sendo, então, uma excelente alternativa em pacientes hipotensos. Essa liberação de catecolaminas induzida por ketamina também causa broncodilatação, configurando-se em uma opção de agente de indução em asmáticos graves.

Ela ainda proporciona inibição dos receptores GABA, redução da produção de óxido nítrico vascular com diminuição do seu efeito vasodilatador, além de propriedades anticolinérgicas pela inibição dos receptores nicotínicos de acetilcolina. O **Quadro 8.7** resume suas vantagens e propriedades potencialmente benéficas.

◼ Quadro 8.7 – Ketamina – vantagens e propriedades potencialmente benéficas

- Início rápido
- Aumenta a PA, FC e DC na maioria dos pacientes
- Propriedades analgésicas profundas
- Broncodilatação
- Mantém os reflexos das vias aéreas e o impulso respiratório
- Uso por via intramuscular disponível caso o acesso IV for perdido

PA: pressão arterial; FC: frequência cardíaca; DC: débito cardíaco.
Fonte: Desenvolvido pelos autores.

Seu início de ação rápido (**Tabela 8.9**), propriedades analgésicas e a preservação do drive respiratório tornam a ketamina uma boa escolha para as tentativas de intubação "acordado", quando a laringoscopia é realizada em um paciente moderadamente sedado e com uso de anestesia tópica, mas não paralisado devido a preocupações com uma via aérea difícil.

◼ Tabela 8.9 – Dose e farcocinética da ketamina

Ketamina	Dose e farmacocinética
Dose	1 a 2 mg/kg
Dose (Particularidades)	• Uso crônico de antidepressivos tricíclicos: 1 mg/kg • Presença de hipotensão profunda: 0,5 a 1 mg/kg • Dose intramuscular: 4 a 6 mg/kg
Início de ação	30 a 60 segundos
Duração	10 a 20 minutos
Metabolismo	Metabolismo hepático em nocetamina (metabólito com algum efeito ativo residual)
Excreção	Excreção renal (91%)

Fonte: Desenvolvida pelos autores.

Sua gama de efeitos colaterais é pouco expressiva (**Quadro 8.8**). Apesar do seu efeito simpaticomimético único e consequente estabilidade hemodinâmica serem muito proveitosos em diversos cenários, em outras condições podem ter consequências deletérias.

Pensando, por exemplo, em pacientes com doença coronariana aguda, devemos pesar os potenciais benefícios cardiovasculares da ketamina em relação ao seu potencial de induzir isquemia cardíaca por meio de estimulação simpática. O mesmo deve ser feito em indivíduos com hipertensão pulmonar ou disfunção cardíaca direita com aumentos da pressão de artéria pulmonar. Feocromocitoma (conhecido ou suspeito) e uso de cocaína representam contraindicações ao seu uso pela capacidade de potencializar a toxicidade cardiovascular adrenérgica, causando isquemia miocárdica e arritmias graves.

Efeitos psicotomiméticos incluem alucinações, pesadelos e sonhos vívidos e ocorrem durante e logo após o despertar da anestesia. A administração prévia de um benzodiazepínico pode minimizar esses efeitos, mas seu uso deve ser evitado em paciente com doença psiquiátrica de base, como a esquizofrenia.

Quadro 8.8 Ketamina – desvantagens e efeitos adversos

- Laringoespasmo, náuseas e vômitos
- Efeitos cardiovasculares:
  - Aumenta a demanda miocárdica de oxigênio devido a aumentos na FC, PA e DC
  - Aumenta a pressão arterial pulmonar
  - Potencializa a toxicidade cardiovascular da cocaína ou dos antidepressivos tricíclicos
  - Exacerba hipertensão, taquicardia e arritmias no feocromocitoma
  - Efeitos depressores miocárdicos leves diretos
- Efeitos neurológicos:
  - Efeitos psicotomiméticos (alucinações, pesadelos, sonhos vívidos) – podem agravar esquizofrenia em pacientes com diagnóstico prévio
  - Aumenta FSC, a PIC e pressão intraocular
  - Pode aumentar a necessidade metabólica cerebral de oxigênio
  - Efeitos únicos de EEG podem resultar em má interpretação do BIS e outros valores de EEG processados
- Aumenta a salivação

FC: frequência cardíaca; PA: pressão arterial; DC: débito cardíaco; FSC: fluxo sanguíneo cerebral; PIC: pressão intracraniana; BIS: índice bispectral; EEG: eletroencefalograma.

Fonte: Desenvolvido pelos autores.

Ainda persiste a controvérsia sobre a elevação da pressão intracraniana (PIC) causada pela ketamina em pacientes com traumatismo cranioencefálico (TCE). De fato, a estimulação simpática induzida pela droga causa elevação da PIC, potencialmente exacerbando a condição desses pacientes. Entretanto, quando a ketamina é usada com um agonista de GABA, esse aumento da PIC parece não ocorrer.

Ademais, ao aumentar a perfusão cerebral, a ketamina pode beneficiar pacientes com lesão neurológica. A ketamina também pode compensar a diminuição da pressão arterial média causada pelo fentanil, um medicamento comumente associado no contexto da intubação em pacientes com TCE.

No geral, as evidências sugerindo que a ketamina eleva a PIC são fracas, mas em indivíduos com hipertensão e suspeita de elevação da PIC, a ketamina deve ser evitada devido à sua tendência a elevar ainda mais a pressão arterial.

Dexmedetomidina

A dexmedetomidina (conhecida também por seu nome comercial, Precedex®) é um agonista seletivo de adrenoreceptores α-2 pós-sinápticos nos SNC, com efeito sedativo. Também gera analgesia pela inibição de liberação de noradrenalina na fenda pré-sináptica.

Esse fármaco costuma ser mais utilizado para a sedação contínua no ambiente de terapia intensiva. Entretanto, pode representar uma alternativa interessante quando pensamos no contexto da intubação acordado, objetivando-se uma ansiólise e sedação leve.

A dexmedetomidina deve ser utilizada sob a forma de infusão contínua intravenosa (sendo contraindicado seu bolus), apresenta uma distribuição rápida e meia-vida curta (**Tabela 8.10**), o que permite rápida titulação para que se alcancem os objetivos de sedação adequados.

Tabela 8.10 – Dose e farmacinética da dexmedetomidina.

Dexmedetomidina	Dose e farmacocinética
Dose	Infusão contínua IV de 0,2 a 1,4 mcg/kg/hora Titular até o nível desejado de sedação
Início de ação	5 a 10 minutos
Duração	Pós-infusão contínua (dependente da dose): 60 a 240 minutos
Metabolismo	Hepático
Excreção	Urina (~95%); fezes (~4%)

Fonte: Desenvolvida pelos autores.

Apresenta efeitos simpaticolíticos, o que pode resultar em hipotensão e bradicardia, seus principais efeitos colaterais. Não confere efeitos anticonvulsivantes, mas os pacientes sedados apresentam melhor contactuação, sem depressão respiratória.

→ Cenários clínicos peculiares

Paciente neurocrítico

Uma série de condições pode estar associada a uma pressão intracraniana potencialmente elevada, incluindo hemorragia intracraniana, meningite ou encefalite com suspeita de elevação da PIC, lesão cerebral traumática, edema cerebral e encefalopatia hipertensiva.

Nessa população de pacientes, a pressão de perfusão cerebral adequada deve ser mantida para evitar lesão cerebral secundária. Isso significa evitar elevações significativas da PIC e manter a pressão arterial média adequada.

Por essas razões, sugere-se o pré-tratamento com um opioide de ação curta (p. ex., fentanil) em pacientes normotensos ou hipertensos e que necessitam de intubação urgente, minimizando-se, assim, a estimulação simpática da laringoscopia.

Pensando na escolha de sedativos, o etomidato é uma excelente opção para indução desses pacientes, dados sua estabilidade hemodinâmica e seus efeitos no SNC de redução da taxa metabólica cerebral de consumo de oxigênio.

A ketamina é uma alternativa razoável, devendo ser evitada se houver hipertensão significativa (pressão arterial média > 120 mmHg) no momento da indução ou na presença de sinais de herniação cerebral.

Já no caso de paciente hemodinamicamente instáveis com condições intracranianas agudas (particularmente o TCE), fármacos como midazolam e propofol devem ser evitados pelo risco de lesão cerebral induzida por hipotensão. Na ausência de agentes alternativos disponíveis, suas doses devem ser reduzidas em cerca de 50% para minimizar o risco de hipotensão exacerbada e, portanto, lesão cerebral.

Status convulsivo

Existem poucos estudos disponíveis em relação à intubação orotraqueal no contexto do *status* convulsivo. Entretanto, apesar da limitação de evidências, estimula-se o uso do propofol ou do etomidato para a intubação no cenário de indivíduos com mal epiléptico.

O midazolam tem propriedades anticonvulsivantes e representa uma alternativa. Contudo, sua maior propensão à hipotensão e seu início de ação comparativamente mais lento o tornam menos atraente.

Sabemos que os efeitos anticonvulsivantes do propofol são potentes, mas essa droga também está associada à hipotensão dose-dependente. Isso pode ser contornado utilizando-se doses menores e um tempo de injeção mais lento (mais de 30 a 45 segundos).

Apesar da associação do etomidato com a ocorrência de mioclonias e mesmo a uma taxa ligeiramente maior de atividade convulsiva registrada por EEG em comparação com outras classes farmacológicas, podemos usá-lo com segurança no estado de mal epiléptico. Essa segurança é garantida também pela associação de um sedativo com efeitos anticonvulsivantes (p. ex., benzodiazepínicos ou propofol) na sequência da intubação para manter a sedação contínua após esta.

Mesmo na ausência de evidências robustas, a ketamina deve ser evitada nesses cenários por conta dos seus efeitos estimulantes; e, obviamente, o tratamento anticonvulsivante apropriado deve ser iniciado assim que possível após assegurada a proteção das vias aéreas com a intubação bem-sucedida.

Doença reativa das vias aéreas

Nos pacientes com asma ou hiper-reatividade brônquica, devemos administrar um agente β_2-agonista como o salbutamol durante a preparação para intubação, visando, assim, reduzir a resistência das vias aéreas.

Na enorme maioria dos casos, esse tratamento já foi devidamente administrado e pode estar em andamento. Entretanto, nas situações em que não há tempo suficiente para administrar o salbutamol antes da intubação, ou quando o paciente não recebeu nenhuma dose desse fármaco nos últimos 30 minutos, podemos lançar mão do pré-tratamento com a lidocaína nas doses já mencionadas.

Pensando em pacientes com broncoespasmo grave necessitando de intubação, o propofol e a ketamina podem ser utilizadas em razão de duas propriedades broncodilatadoras. O etomidato é uma alternativa aceitável e nenhum desses agentes está relacionado à liberação de histamina.

Choque e emergências cardiovasculares

Para prevenir aumentos súbitos na frequência cardíaca ou na pressão arterial em pacientes que necessitam de intubação urgente durante uma emergência cardiovascular (p. ex., síndrome coronariana aguda, dissecção da aorta) ou para intubação de emergência de pacientes com doença cardiovascular grave conhecida (p. ex., infarto do miocárdio recente ou episódios de angina *pectoris*), um opioide de ação curta também deve ser utilizado no pré-tratamento para mitigar a liberação de catecolaminas associada à manipulação das vias aéreas. Todavia, os opioides podem ter seu uso deixado de lado nos casos do manejo do paciente com choque ou instabilidade hemodinâmica significativa.

Dependendo da causa do choque, um agonista alfa-adrenérgico (como a noradrenalina ou adrenalina) pode ser administrado 2 minutos antes da intubação para ajudar a prevenir uma exacerbação da hipotensão após a indução.

O uso de agonistas alfa como pré-tratamento, entretanto, não deve ser realizado em pacientes com causa arritmogênica de choque, dissecção aórtica ou suspeita de insuficiência valvar como causa do choque, ou em pacientes com glaucoma agudo de ângulo fechado.

Ainda pensando no paciente em choque, o etomidato e a ketamina são os fármacos mais indicados para indução nesses pacientes, pelos motivos já descritos. Ambos os agentes causam uma pequena queda na PAM em pacientes com hipotensão grave, mas menos do que outros agentes sedativos.

A ocorrência de estimulação parassimpática também pode ocorrer eventualmente no momento da laringoscopia. A atropina deve estar prontamente disponível como medicação de resgate se ocorrer bradicardia, mas não deve ser usada de forma rotineira para pré-tratamento em adultos.

→ Bloqueadores neuromusculares

Diversas evidências apontam que o uso de bloqueadores neuromusculares (BNM) está associado à melhoria das taxas de sucesso da intubação orotraqueal, otimizando a visualização da via aérea durante a laringoscopia direta, mitigando, assim, o risco de complicações.

Importante salientar que a administração de um BNM deve necessariamente estar associada ao uso de um agente sedativo. Pacientes inadequadamente sedados podem permanecer conscientes do seu ambiente e estímulos álgicos, estando suscetíveis às respostas fisiológicas potencialmente deletérias à manipulação das vias aéreas mencionadas, como taquicardia, hipertensão e elevação da PIC.

Dada a consequente paralisia muscular inerente ao uso dessas drogas, a avaliação neurológica subsequente é mais difícil. Entretanto, evidências demonstram que o reflexo pupilar parece estar preservado na maior parte dos pacientes que receberam uma dose única de succinilcolina ou rocurônio como parte do esquema farmacológico que antecede a intubação.

Mecanismo de ação

Podemos classificar os BNM, de acordo com seu mecanismo de ação, em basicamente dois grandes grupos: bloqueadores neuromusculares despolarizantes; e os não despolarizantes.

As propriedades dos diversos fármacos bloqueadores neuromusculares são resumidas na **Tabela 8.11**.

Tabela 8.11 – Propriedades dos bloqueadores neuromusculares.

Agente	Succinil-colina	Cisatracúrio	Rocurônio	Pancurônio	Vecurônio
Mecanismo de ação	Despolarizante	Não despolarizante	Não despolarizante	Não despolarizante	Não despolarizante
Duração	Ultracurta	Intermediária	Intermediária	Longa	Intermediária
Dose de intubação (mg/kg)	0,60 a 1,50	0,15 a 0,20	0,6 a 1,5	0,08 a 0,12	0,10 a 0,20
Tempo de início (min)	1	4 a 6	1 a 2	2 a 3	3 a 4
Meia-vida de eliminação (min)	-	-	-	-	-
Função orgânica normal	< 1	23 a 30	60 a 100	100 a 130	50 a 60
Insuficiência renal	<1	Aumento leve	100 a 300	Aumentada x2	Aumento leve
Insuficiência hepática	<1	23 a 30	120 a 400	Aumentada x2	Aumento significante
Dose de manutenção (mg/kg)	N/A	0,01	0,1	0,02	0,01
Dose de infusão (mcg/kg/min)	N/A	1 a 3	5 a 12	Não recomendado	1 a 2

(Continua)

FARMACOLOGIA APLICADA À INTUBAÇÃO

Tabela 8.11 – Propriedades dos bloqueadores neuromusculares. (*Continuação*)

Agente	Succinilcolina	Cisatracúrio	Rocurônio	Pancurônio	Vecurônio
Metabolismo	Butirilcolinesterase (colinesterase plasmática, pseudocolinesterase)	Hoffman 30%; hidrólise de éster 60%	Renal 30%; Hepático 70%	Renal 40 a 70%; Hepático 20%	Renal 10 a 50%; Hepático 30 a 50%
Metabólitos ativos	Sem metabólitos ativos	Sem metabólitos ativos	17-desacetil-rocurônio (mínimo)	3-OH-pancurônio; 17-OH-pancurônio	3-desacetil-vecurônio
Efeitos colaterais	Mialgia; bradicardia/assistolia em crianças ou com doses repetidas; anafilaxia	Nenhum; liberação de histamina em altas doses	Mínimos	Bloqueio vagal (taquicardia), liberação de catecolaminas	Bloqueio vagal com grandes doses
Contraindicações (além de alergia específica)	Alto K+; HM; distrofia muscular; crianças; configurações de regulação positiva do receptor; deficiência de pseudocolinesterase	Nenhuma	Nenhuma	Não recomendado para infusão contínua	Nenhuma

(*Continua*)

Tabela 8.11 – Propriedades dos bloqueadores neuromusculares. (*Continuação*)

Agente	Succinilcolina	Cisatracúrio	Rocurônio	Pancurônio	Vecurônio
Comentários	BNM de início mais rápido e mais confiável para intubação traqueal rápida	Liberação de histamina trivial; níveis plasmáticos mínimos de laudanosina e acrilato	Dor na injeção; facilmente reversível por sugamadex; meia-vida de eliminação prolongada em paciente de UTI; O metabólito 17-desacetil tem 20% de atividade	Acúmulo significativo, propenso a bloqueio residual (metabólito 3-OH tem 50% de atividade de pancurônio)	Não para administração prolongada na UTI (miopatia); reversível por sugamadex; meia-vida de eliminação reduzida pela metade no final da gravidez; O metabólito 3-desacetil tem 60% da potência do composto original

N/A: dados não disponíveis; K+: potássio; HM: hipertermia maligna; BNM, bloqueador neuromuscular
Fonte: Desenvolvida pelos autores.

Despolarizantes

A succinilcolina representa único agente despolarizante de uso clínico habitual. Ela é uma análogo da acetilcolina que estimula todos os receptores do sistema nervoso simpático e parassimpático.

Seu mecanismo de ação tem duas fases. No momento inicial, a succinilcolina liga-se diretamente a receptores pós-sinápticos colinérgicos na placa motora, causando despolarização na membrana da placa terminal e levando a fasciculações transitórias.

Na sequência, a membrana repolariza, mas o receptor é dessensibilizado quanto aos efeitos da acetilcolina com consequente bloqueio da transmissão neuromuscular.

Interessante salientar que apenas uma porcentagem reduzida da succinilcolina atinge de fato a placa motora terminal, uma vez que a droga é rapidamente hidrolisada na corrente sanguínea pela enzima pseudocolinesterase. Mas a paralisia perdura até que uma quantidade suficiente de succinilcolina se dissocie do receptor colinesterásico e seja hidrolisada pela pseudocolinesterase, possibilitando o retorno do funcionamento normal do receptor e da placa motora.

Succinilcolina

Dados seu início e término de ação rápidos associados ao baixo custo e à alta disponibilidade, a succinilcolina é amplamente utilizada no cenário de emergência.

Ao ser administrada por via endovenosa em dose de 1,5 mg/kg, a paralisia no nível de intubação ocorre após 45 a 60 segundos, com duração de aproximadamente 5 a 10 minutos.

A dosagem desse fármaco é baseada no peso corporal total do paciente e vale tanto para pacientes gestantes como para obesos mórbidos. É preferível superestimar a dose calculada a subdosá-la, uma vez que doses maiores proporcionam o mesmo nível de paralisia sem aumentar significativamente o risco; ao passo que doses inadequadas podem resultar num indivíduo inadequadamente paralisado e, na verdade, dificultar a intubação.

Uma população particular que merece atenção são os pacientes com miastenia *gravis*. Eles são relativamente resistentes aos efeitos da succinilcolina, devendo receber doses em torno de 2 mg/kg com o objetivo de estimular adequadamente o restante dos receptores de acetilcolina não afetados pela doença.

Um ponto a ser observado é em relação ao seu armazenamento, dado que a succinilcolina degrada-se mais rapidamente à temperatura ambiente, ao passo que retém cerca de 90% da sua atividade por até 3 meses quando armazenada sob refrigeração.

Efeitos colaterais

A succinilcolina é absolutamente contraindicada em indivíduos com história familiar ou pessoal de hipertermia maligna, bem como em condições consideradas de risco elevado para o desenvolvimento de hipercalemia grave.

A hipertermia maligna representa um distúrbio metabólico miopático caracterizado pelos sintomas clássicos de hiperatividade simpática, rigidez muscular, acidose e hipertermia. Postula-se que sua etiologia esteja relacionada a proteínas reguladoras de cálcio intracelular anormais que ocasionam níveis de cálcio anormalmente elevados. Porventura, podem ocorrer apresentações tardias, mas habitualmente seu início é agudo.

Trata-se de um distúrbio raro, com ocorrência entre 0,0004% e 0,00625% dos pacientes que recebem succinilcolina. Mas o antecedente de hipertermia maligna é uma contraindicação absoluta ao uso desse fármaco, história que na maioria das vezes, infelizmente, não se encontra disponível antes de uma intubação de emergência. O tratamento dessa condição envolve técnicas de resfriamento, sedação e o uso de dantroleno sódico na dose de 1 a 2 mg/kg EV.

Certas condições causam a regulação positiva dos receptores pós-juncionais de acetilcolina, e este é o mecanismo que aumenta o risco de hipercalemia grave por succinilcolina em pacientes suscetíveis. Essa regulação positiva pode ser perpétua em doenças crônicas, mas não é clinicamente significativa até cerca de 3 a 5 dias após uma lesão aguda, como lesões musculoesqueléticas por esmagamento ou grandes queimaduras. A regulação positiva do receptor resulta dos estados de doença listados no **Quadro 8.9**.

◘ Quadro 8.9 Condições associadas a risco de hipercalemia grave após a administração de succinilcolina

- Lesões desnervantes (p. ex., acidente vascular cerebral, lesão na medula espinhal), após 72 horas
- Doenças desnervantes (p. ex., esclerose múltipla, esclerose lateral amiotrófica) *
- Miopatias hereditárias (p. ex., distrofia muscular de Duchenne)
- Queimaduras, após 72 horas
- Lesões por esmagamento, após 72 horas
- Rabdomiólise
- Imobilização corporal total prolongada
- Infecções intra-abdominais graves e prolongadas
- Hipercalemia significativa (p. ex., sugerida por alterações características em um eletrocardiograma)

* Observe que succinilcolina é segura na miastenia *gravis*.
Fonte: Desenvolvido pelos autores.

Essa suprarregulação do receptor pode levar diversos dias para se desenvolver, mas, uma vez presente, a hipercalemia instala-se dentro de alguns minutos após a administração da succinilcolina. Logicamente, nesse contexto, o tratamento-padrão para hipercalemia dever ser rapidamente administrado, mas é menos eficaz do que em condições habituais.

A administração de succinilcolina é capaz de elevar o potássio sérico em até 0,5 mEq/L, mesmo em pacientes hígidos. Entretanto, de madeira geral, essa elevação não é clinicamente relevante.

Outro efeito adverso possível é a bradicardia, dado que a succinilmonocolina (o metabólito inicial da succinilcolina) tem a capacidade de sensibilizar os receptores muscarínicos cardíacos no nó sinusal, e doses repetidas de succinilcolina podem causar redução significativa da frequência cardíaca.

Não despolarizantes

Já os agentes não despolarizantes inibem competitivamente os receptores pós-sinápticos de acetilcolina da placa motora neuromuscular. Essa ação impede a despolarização e inibe toda a função muscular.

Uma vez que essa classe de BNM não cursa com a despolarização da membrana, os efeitos colaterais experimentados com a succinilcolina não ocorrem. O tempo para o efeito clínico e a duração da ação são uniformemente mais longos do que os da succinilcolina.

Existem duas categorias de BNM não despolarizantes: os agentes benzilisoquinolínio (p. ex., cisatracúrio e atracúrio); e os agentes aminoesteróides (p. ex., rocurônio, vecurônio e pancurônio). Os agentes benzilisoquinolínicos não são a escolha habitual no cenário de emergência, uma vez que, frequentemente, têm o potencial liberação de histamina.

Rocurônio

O rocurônio representa a droga de escolha para intubação em sequência rápida quando a succinilcolina é contraindicada ou quando o bloqueio neuromuscular prolongado é necessário.

Este fármaco tem um tempo de início (1 a 2 min) e uma duração de ação (aproximadamente 45 min) mais curtos em comparação com outros agentes de sua classe, como mostra a **Tabela 8.11**. Também devemos usar o peso corporal total do paciente para calcular sua dose, dando-se preferência para doses maiores próximas de 1,5 mg/kg, dada sua associação com uma taxa mais alta de sucesso de intubação na primeira tentativa, a estratégias de dosagem mais baixas.

Reversão

Diferentemente da succinilcolina, os BNM não despolarizantes podem ser revertidos pelo uso de neostigmina (0,06 a 0,08 mg/kg IV) após aproximadamente 40% da função neuromuscular ter retornada.

A neostigmina representa um inibidor da acetilcolinesterase, que permite que a acetilcolina continue a estimular a junção neuromuscular e causar estimulação muscular, competindo mais efetivamente com o BNM não despolarizante. No entanto, a reversão raramente é indicada ou realizada no cenário de emergência devido à necessidade de retorno completo da função neuromuscular.

Já o sugamadex é um novo agente farmacológico que encapsula e liga-se a moléculas de rocurônio e outros BNM esteroidais (p. ex., vecurônio e pancurônio), revertendo rapidamente seus efeitos de bloqueio neuromuscular.

Ainda que existam variações na resposta individual de cada paciente, uma dose de 16 mg/kg com base no peso corporal total pode reverter o bloqueio profundo induzido por rocurônio em cerca de 3 minutos.

O principal efeito adverso da administração desse fármaco são as arritmias cardíacas, incluindo bradicardia acentuada, tendo ocorrência de até 1% dos pacientes. Indivíduos com doença cardíaca preexistente parecem estar em risco aumentado e o monitoramento completo do ECG contínuo deve ser realizado durante e após a administração de sugamadex, e os medicamentos de ressuscitação, como atropina e adrenalina, devem estar imediatamente disponíveis.

Fatores que afetam a resposta aos bloqueadores neuromusculares

Nos pacientes idosos, os efeitos dos BNM são prolongados em virtude de alterações na fisiologia circulatória, de redução do volume de distribuição, de diminuição do fluxo sanguíneo renal e hepático regional e de alterações anatômicas na junção neuromuscular. Nessa população de pacientes, o uso de doses menores e de intervalos de dosagem menos frequentes é especialmente útil, bem como o monitoramento objetivo.

Para condições ideais de intubação, a dose dos BNM é baseada no peso corporal total. Mas os resultados na literatura ainda são conflitantes a respeito dos efeitos da obesidade na farmacodinâmica de diversas drogas BNM, e o método ideal para calcular as doses em pacientes muito obesos segue obscuro. Uma alternativa seria o cálculo baseado no peso corporal ideal mais 10%, associado à monitorização neuromuscular objetiva visando minimizar o risco de paralisia prolongada.

No que diz respeito à disfunção renal e hepática, os BNM não despolarizantes benzilisoquinolínicos são preferidos, uma vez que a depuração desses medicamentos é independente da função do órgão. A duração da ação dos BNM esteroides (como o rocurônio) pode ser prolongada nesses pacientes devido à diminuição da depuração.

A hipotermia, de maneira geral, também está associada a uma resposta prolongada aos BNM não despolarizantes, dado que temperaturas mais baixas podem afetar a excreção, o volume de distribuição, as interações com os receptores colinérgicos pós-juncionais na junção neuromuscular.

Essa resposta é proporcional ao grau de hipotermia, mas torna-se mais evidente quando a temperatura do músculo é inferior a 35,2 °C. Entretanto, cabe lembrar que o monitoramento neuromuscular ainda é confiável nesse cenário e pode ajudar a orientar o manejo do bloqueio neuromuscular no paciente hipotérmico.

Diversos distúrbios hidroeletrolíticos têm impacto na resposta aos BNM. A hipermagnesemia causa relaxamento muscular, potencializando os efeitos dos paralíticos, especialmente rocurônio, cisatracúrio e vecurônio. Essa condição frequentemente é iatrogênica, como na administração rotineira no período intraparto e pós-parto para pacientes com pré-eclâmpsia como profilaxia de convulsões.

Já a hipercalcemia, por sua vez, associa-se a uma resposta reduzida à administração de BNM não despolarizantes, dado que o cálcio desencadeia a liberação de acetilcolina na junção neuromuscular e, assim, aumenta o acoplamento excitação-contração dos miócitos. Desse modo, doses maiores de BNM podem ser necessárias em pacientes hipercalcêmicos para atingir o nível desejado de bloqueio neuromuscular.

A hipocalemia tem o potencial de prolongar a duração dos agentes não despolarizantes, não tendo efeito sobre a duração do bloqueio despolarizante.

A acidose, tanto de origem metabólica como respiratória, pode prolongar os efeitos dos BNM, aumentando sua afinidade pelos receptores colinérgicos pós-juncionais.

Por outro lado, a alcalose pode encurtar a duração do bloqueio neuromuscular produzido pelos relaxantes musculares não despolarizantes, mas não afetará a duração da ação dos relaxantes musculares despolarizantes. Essas alterações podem manifestar-se quando o pH se torna menor que 7,3 ou maior que 7,51.

→ Conclusão

O manejo farmacológico durante a intubação de pacientes graves, especificamente na chamada "sequência rápida de intubação", consiste na administração de um agente sedativo hipnótico e um bloqueador neuromuscular. Neste capítulo foram descritas as particularidades farmacológicas das drogas mais usualmente utilizadas para o manejo das vias aéreas, de forma abrangente; nos outros capítulos serão indicadas as estratégias específicas para cada cenário (sequência rápida de intubação, sequência atrasada de intubação, intubação no paciente acordado etc).

Conhecer os aspectos farmacológicos das drogas utilizadas durante o manejo da via aérea é fundamental para que esse procedimento seja feito de forma otimizada e segura.

BIBLIOGRAFIA

1. Takahashi J, Goto T, Okamoto H, et al. Association of fentanyl use in rapid sequence intubation with post-intubation hypotension. Am J Emerg Med 2018; 36:2044.

2. Hollenberg SM. Vasoactive drugs in circulatory shock. Am J Respir Crit Care Med. 2011;183(7):847-855.

3. Levy B, Clere-Jehl R, Legras A, et al. Epinephrine versus norepinephrine for cardiogenic shock after acute myocardial infarction. J Am Coll Cardiol. 2018;72(2):173-182.

4. Lewis T, Merchan C, Altshuler D, Papadopoulos J. Safety of the peripheral administration of vasopressor agents. J Intensive Care Med. 2019;34(1):26-33.

5. Lin CS, Sun WZ, Chan WH, et al. Intravenous lidocaine and ephedrine, but not propofol, suppress fentanyl-induced cough. Can J Anaesth 2004; 51:654.

6. Robinson N, Clancy M. In patients with head injury undergoing rapid sequence intubation, does pretreatment with intravenous lignocaine/lidocaine lead to an improved neurological outcome? A review of the literature. Emerg Med J 2001; 18:453.

7. Evans L, Rhodes A, Alhazzani W, et al. Surviving sepsis campaign: international guidelines for management of sepsis and septic shock 2021. IntensiveCare Med. 2021:1-67.

8. Kim WY, Kwak MK, Ko BS, et al. Factors associated with the occurrence of cardiac arrest after emergency tracheal intubation in the emergency department. PLoS One 2014; 9:e112779.

9. Heffner AC, Swords DS, Nussbaum ML, et al. Predictors of the complication of postintubation hypotension during emergency airway management. J Crit Care 2012; 27:587.

10. Sivilotti ML, Filbin MR, Murray HE, et al. Does the sedative agent facilitate emergency rapid sequence intubation? Acad Emerg Med 2003; 10:612.

11. Ballard N, Robley L, Barrett D, et al. Patients' recollections of therapeutic paralysis in the intensive care unit. Am J Crit Care 2006; 15:86.

12. Zed PJ, Abu-Laban RB, Harrison DW. Intubating conditions and hemodynamic effects of etomidate for rapid sequence intubation in the emergency department: an observational cohort study. Acad Emerg Med 2006; 13:378.

13. Payen JF, Dupuis C, Trouve-Buisson T, et al. Corticosteroid after etomidate in critically ill patients: a randomized controlled trial. Crit Care Med 2012; 40:29.

14. Miller M, Kruit N, Heldreich C, et al. Hemodynamic response after rapid sequence induction with ketamine in out-of-hospital patients at risk of shock as defined by the shock index. Ann Emerg Med 2016; 68:181.

15. April MD, Arana A, Schauer SG, et al. Ketamine Versus etomidate and peri-intubation hypotension: a national emergency airway registry study. Acad Emerg Med 2020; 27:1106.

16. Mohr NM, Pape SG, Runde D, et al. Etomidate use is associated with less hypotension than ketamine for emergency department sepsis intubations: a NEAR cohort study. Acad Emerg Med 2020; 27:1140.

17. Cornelius BG, Webb E, Cornelius A, et al. Effect of sedative agent selection on morbidity, mortality and length of stay in patients with increase in intracranial pressure. World J Emerg Med 2018; 9:256.

18. Bucher J, Koyfman A. Intubation of the neurologically injured patient. J Emerg Med 2015; 49:920.

19. Cohen L, Athaide V, Wickham ME, et al. The effect of ketamine on intracranial and cerebral perfusion pressure and health outcomes: a systematic review. Ann Emerg Med 2015; 65:43.

20. Gholipour Baradari A, Firouzian A, Zamani Kiasari A, et al. Effect of etomidate versus combination of propofol-ketamine and thiopental-ketamine on hemodynamic response to laryngoscopy and intubation: a randomized double blind clinical trial. Anesth Pain Med 2016; 6:e30071.

21. Kim JM, Shin TG, Hwang SY, et al. Sedative dose and patient variable impacts on postintubation hypotension in emergency airway management. Am J Emerg Med 2019; 37:1248.

22. Zuin M, Rigatelli G, Dell'Avvocata F, et al. Ketamine and midazolam differently impact post-intubation hemodynamic profile when used as induction agents during emergency airway management in hemodynamically stable patients with ST elevation myocardial infarction. Heart Vessels 2018; 33:213.

23. Sabourdin N, Meniolle F, Chemam S, et al. Effect of different concentrations of propofol used as a sole anesthetic on pupillary diameter: a randomized trial. Anesth Analg 2020; 131:510.

24. Gan TJ, Belani KG, Bergese S, et al. Fourth consensus guidelines for the management of postoperative nausea and vomiting. Anesth Analg 2020; 131:411.

25. Euasobhon P, Dej-Arkom S, Siriussawakul A, et al. Lidocaine for reducing propofol-induced pain on induction of anaesthesia in adults. Cochrane Database Syst Rev 2016; 2:CD007874.

26. Khan KS, Hayes I, Buggy DJ. Pharmacology of anaesthetic agents I: intravenous induction agents. Contin Educ Anaesth Crit Care Pain 2014; 14:100.

27. Bruder EA, Ball IM, Ridi S, et al. Single induction dose of etomidate versus other induction agents for endotracheal intubation in critically ill patients. Cochrane Database Syst Rev 2015; 1:CD010225.

28. Matchett G, Gasanova I, Riccio CA, et al. Etomidate versus ketamine for emergency endotracheal intubation: a randomized clinical trial. Intensive Care Med 2022; 48:78.

29. Komatsu R, You J, Rajan S, et al. Steroid administration after anaesthetic induction with etomidate does not reduce in hospital mortality or cardiovascular morbidity after non-cardiac surgery. Br J Anaesth 2018; 120:501.

30. Kung J, Meisner RC, Berg S, Ellis DB. Ketamine: a review of an established yet often underappreciated medication. APSF Newsletter 2020; June issue:64.

31. Kamp J, Olofsen E, Henthorn TK, et al. Ketamine pharmacokinetics. Anesthesiology 2020; 133:1192.

32. Kelly HE, Shaw GM, Brett CN, et al. The effect of titrated fentanyl on suppressed cough reflex in healthy adult volunteers. Anaesthesia 2016; 71:529.

33. Lundstrøm LH, Duez CH, Nørskov AK, et al. Avoidance versus use of neuromuscular blocking agents for improving conditions during tracheal intubation or direct laryngoscopy in adults and adolescents. Cochrane Database Syst Rev 2017; 5:CD009237.

34. Tran DT, Newton EK, Mount VA, et al. Rocuronium versus succinylcholine for rapid sequence induction intubation. Cochrane Database Syst Rev 2015:CD002788.

35. Guihard B, Chollet-Xémard C, Lakhnati P, et al. Effect of rocuronium vs succinylcholine on endotracheal intubation success rate among patients undergoing out-of-hospital rapid sequence intubation: a randomized clinical trial. JAMA 2019; 322:2303.

36. Patanwala AE, Sakles JC. Effect of patient weight on first pass success and neuromuscular blocking agent dosing for rapid sequence intubation in the emergency department. Emerg Med J 2017; 34:739.

37. Levin NM, Fix ML, April MD, et al. The association of rocuronium dosing and first-attempt intubation success in adult emergency department patients. CJEM 2021; 23:518.

38. April MD, Arana A, Pallin DJ, et al. Emergency department intubation success with succinylcholine versus rocuronium: a national emergency airway registry study. Ann Emerg Med 2018; 72:645.

INTUBAÇÃO EM SEQUÊNCIA RÁPIDA

Roger Monteiro Alencar

Introdução

A intubação em pacientes críticos é um procedimento de alto risco por várias razões. Instabilidade hemodinâmica, hipoxemia, acidose metabólica, pressão intracraniana elevada e coagulopatia estão entre as causas mais comuns. Os eventos relacionados às vias aéreas são potencialmente fatais, dando, assim, uma margem mínima de erro para o intensivista. Uma auditoria do Royal College of Anesthetists (NAP4) relatou que 61% dos eventos relacionados às vias aéreas em unidade de terapia intensiva (UTI) foram associados a morte ou danos neurológicos permanentes em comparação com 14% dos eventos no centro cirúrgico. Além dos fatores do paciente, existem vários outros incluindo-se o ambiente da UTI, a habilidade dos operadores médicos e da equipe multiprofissional, passando por componentes psicológicos e até emocionais que impactam na performance e desfecho das intubações orotraqueais.

Entre os vários riscos relacionados à intubação orotraqueal, um dos mais temidos é a broncoaspiração de conteúdo gástrico, uma vez que em situações de urgência e emergência o jejum desses pacientes não é garantido e nem confiável. Nesse contexto, a intubação em sequência rápida (ISR) é o método de indução de escolha em pacientes com o estômago cheio, sem jejum garantido ou com risco aumentado de vômito e de aspiração. A ISR é usada para minimizar a duração entre a perda dos reflexos das vias aéreas e o estabelecimento da via aérea definitiva (tubo na traqueia com balonete insuflado). Sendo assim, a ISR é o método de escolha em pacientes de UTI porque mesmo que estejam sem receber alimentação por um período significativo, alterações eletrolíticas e metabólicas podem levar à diminuição da motilidade gastrointestinal e aumentar o risco de broncoaspiração.

A ISR foi introduzida por Stept e Safar em 1970. Desde então, a técnica ganhou popularidade, no mundo todo, no manejo emergencial das vias aéreas de pacientes sem jejum garantido. Porém, evidências atuais mostram variação e modificação significativas na técnica desde sua criação que, à época, preconizava passagem de sonda nasogástrica para descompressão da câmara gástrica e pressão cricoide para todos os casos, com o objetivo de diminuir o risco de broncoaspiração. Recomendamos, então, que as instituições desenvolvam seus próprios protocolos de ISR de acordo com materiais disponíveis, *case mix* de pacientes e características das equipes médicas e assistenciais, porém respeitando as premissas básicas da técnica que serão abordadas neste capítulo.

Ao realizar a intubação orotraqueal, uma meta importante é o sucesso na primeira tentativa de intubação, pois está associada a uma incidência menor de eventos adversos. À medida que o número de tentativas aumenta, a incidência de eventos adversos também aumenta substancialmente, por isso devem ser fortemente repensadas e até abandonadas as práticas comumente vistas em instituições de ensino que preconizam algumas tentativas por médicos não treinados e, só em caso de insucesso, procede-se à troca para o médico mais experiente.

O ensino da via aérea deve ocorrer de forma sistematizada e incluir atividades teóricas, práticas de simulação e avaliação da capacitação antes da realização em pacientes críticos, uma vez que há uma curva de aprendizado já descrita na literatura seguindo os preceitos éticos da atividade médica. Todos os esforços devem ser empreendidos para que a intubação aconteça na primeira tentativa.

De forma didática, a ISR é dividida em sete etapas, conhecidas como os "7P's" da ISR. São eles:

1. **P**reparação
2. **P**ré-oxigenação
3. **P**ré-tratamento

4. **P**osicionamento
5. **P**aralisia após indução
6. ***P****lacement* (introdução da cânula)
7. **P**ós-intubação

Variação dessa ordem pode ser encontrada na literatura, pois, pelo espectro grande de situações em que um paciente grave pode apresentar-se, adaptações podem ser feitas mantendo-se as premissas da técnica para garantir a segurança do paciente e a qualidade do atendimento.

➡ Preparação

Após a definição da necessidade de intubação e da escolha da técnica adequada, a equipe deve preparar-se para o procedimento. Nessa fase, o objetivo principal é construir o máximo de consciência situacional para que a intubação ocorra da melhor forma. Consciência situacional é a capacidade de perceber e identificar riscos, projetando problemas que possam vir a acontecer e adiantar soluções de forma a mitigar esses riscos. A preparação passa por três pilares: monitorização; equipamentos e materiais; e relacionados ao paciente e equipe.

A monitorização multiparamétrica deve estar adequada e confiável, incluindo controle de frequência cardíaca, pressão arterial, frequência ventilatória, oximetria de pulso e qualidade do traçado eletrocardiográfico do monitor. Uma pessoa da equipe deve ser destacada para acompanhar as mudanças na monitorização e informar ao médico mudanças pertinentes previamente definidas, como meta de pressão arterial e saturação de oxigênio. O intubador deve focar no procedimento e diminuir as demandas por risco de sobrecarga cognitiva.

Em relação aos equipamentos e materiais, a conferência dos acessos venosos é primordial, que devem estar pérvios e fixados. O laringoscópio deve estar funcional e com a bateria carregada. A cânula orotraqueal escolhida deve ter seu balonete testado para a identificação de vazamentos e o equipamento de aspiração a vácuo deverá estar pronto e com o vácuo testado; considerando o contexto clínico, definir se a ponta do aspirador deve ser rígida (recomendado) ou flexível. Coxins devem estar disponíveis para o momento do posicionamento e, a depender também do contexto clínico do paciente, as drogas a serem usadas devem ser definidas. Nesse momento, é importante ter disponíveis os materiais necessários caso uma via aérea difícil seja encontrada, como cânulas de diferentes tamanhos, dispositivos supraglóticos e material para via aérea cirúrgica. Se o risco for alto, deve-se considerar chamar um médico mais experiente.

Uma prática importante na ISR é o uso do fio-guia para as intubações. Convencionou-se utilizar o fio-guia para as intubações mais difíceis, porém, dessa forma, perdemos a premissa da consciência situacional. Ora, se uma das premissas da ISR é a concretização da intubação na primeira tentativa, o uso do fio-guia já na primeira tentativa mitiga o risco de a abertura da glote ser visualizada, mas não alcançada por questões anatômicas do paciente ou da própria cânula; assim, o uso do fio-guia deve ser estimulado para todas as ISR já na primeira tentativa, pois seu uso não está relacionado com a habilidade médica no procedimento, e sim com a possibilidade de se evitar uma eventual dificuldade inicial que será resolvida pelo uso do dispositivo. O fio-guia é uma haste flexível que molda o formato da cânula traqueal, ele deve inserido no tubo com o cuidado de não ultrapassar a ponta da cânula, pois pode causar uma lesão traumática nas vias aéreas.

Ao usar o fio-guia, deve-se evitar moldá-lo como em formato de "U", também chamado de "forma arqueada" (curvada), para seguir o contorno da língua. Esse formato frequentemente obstrui a linha de visão e pode dificultar a manipulação da ponta do tubo em direção às cordas vocais. Deve se dar preferência ao formato de taco de hóquei (taco utilizado no esporte de gelo), em que o fio-guia fica reto até o balonete, onde, em seguida, é dobrado num ângulo entre 30 e 35 graus. Isso permite que se entre pelo lado direito da boca para manipular facilmente a ponta do tubo em direção à abertura glótica (Figura 9.1).

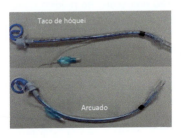

Figura 9.1 – Formato do fio-guia.
Fonte: Adaptada de https://www.aclsmedicaltraining.com/blog/how-to-master-tracheal-intubation/

Em relação ao paciente, este deve ser informado do procedimento e ter suas dúvidas sanadas. Deve-se checar as condições clínicas e hemodinâmicas do paciente. Pacientes agitados devem ser considerados para a técnica de intubação em sequência atrasada (discutida em outro capítulo desta obra), pacientes hipotensos com pressão arterial sistólica menor que 90 mmHg devem receber expansão volêmica e/ou início precoce de droga vasoativa antes do início do procedimento, pois representa preditor de parada cardiorrespiratória peri-intubação. A equipe deve realizar um *briefing* do procedimento com cada componente da equipe sabendo sua função durante o procedimento, com um plano definido e claro para todos e com comunicação em alça fechada.

→ Pré-oxigenação

A ausência de pré-oxigenação também é um preditor de parada cardiorrespiratória peri-intubação. Todo paciente submetido à ISR deve ser pré-oxigenado independentemente de ter ou não uma boa saturação (oximetria de pulso > 92%) uma vez que o procedimento visa também denitrogenar as vias aéreas e aumentar a reserva de oxigênio durante o período apneico que ocorre após o uso do bloqueador neuromuscular. Caso o motivo da intubação seja uma insuficiência respiratória hipoxêmica, deve ser considerado fortemente utilizar ventilação não invasiva com pressão positiva para a pré-oxigenação, uma vez que só o uso de alto fluxo de oxigênio poderá não ser suficiente para recrutar alvéolos colapsados e, após recrutamento, as áreas de *shunt* podem diminuir e a oxigenação melhorar. Mais detalhes sobre pré-oxigenação devem ser consultados no capítulo específico desta obra.

→ Pré-tratamento

A via aérea é bastante enervada pelo sistema simpático; assim, a própria laringoscopia, o manuseio da região, a passagem do tubo e a fixação dele podem dar origem a uma resposta adrenérgica exacerbada com repercussões para o paciente. Essa resposta adrenérgica pode ser extremamente deletéria para pacientes com hipertensão intracraniana, e patologias cardiovasculares como síndrome coronariana aguda e dissecção de aorta.

As drogas mais utilizadas para esse fim são o fentanil e a lidocaína. Vale ressaltar que há controvérsia na literatura sobre o uso de fentanil, pois, além da temida síndrome do tórax rígido após infusão rápida, há também o risco de hipotensão, complicação deletéria para o paciente que aumenta o risco do procedimento e é fator preditor de parada cardiorrespiratória peri-intubação. Por isso, sugerimos a não utilização do fentanil para pacientes hipotensos, podendo o pré-tratamento ser descartado em substituição a drogas que têm potencial analgésico e sedativo como é o caso da quetamina.

Posicionamento

O posicionamento adequado do paciente é um dos procedimentos mais importantes para que se possa atingir a meta de concretizar a intubação na primeira tentativa. O posicionamento visa o alinhamento dos eixos oral, laríngeo e faríngeo das vias aéreas em pacientes sem lesão suspeita ou confirmada da coluna cervical. Para que haver a chance de visualizar a melhor abertura da glote possível, deve-se, com o paciente em decúbito dorsal horizontal, traçar uma linha imaginária que sai do meato acústico externo em direção caudal que servirá como guia para que se possa alinhar o meato acústico externo ao manúbrio do esterno. Para que essa meta seja alcançada, deve-se colocar coxins na região occipital do paciente. É importante ressaltar que a altura ou a quantidade de coxins na região occipital do paciente não pode ser fixa ou padrão, pois o uso de coxins é apenas um meio de se conseguir alinhar o meato acústico externo com o manúbrio do esterno. É bem verdade que um número considerável de pacientes que encontramos na prática clínica não são hígidos, muitos podendo ser obesos como se constatou durante a pandemia da covid-19. Nesse contexto de pacientes com desproporção cervicotorácica, é importante lembrar que o posicionamento adequado para a intubação só poderá ser alcançado após colocação do paciente em posição de rampa, pois somente assim é possível alinhar os eixos sem necessariamente fletir a cabeça do paciente ao se colocarem coxins na região occipital (Figura 9.2).

Paralisia após indução

Nessa etapa, após certificação da pré-oxigenação e melhor posicionamento, o paciente é sedado e bloqueado. Importante ressaltar que essas medicações devem ser feitas em sequência uma da outra com o objetivo de levar o paciente ao plano anestésico e ao bloqueio neuromuscular o mais breve possível. Um sedativo hipnótico é dado com o objetivo de induzir a inconsistência com uma dose de início rápido e com um perfil de efeitos colaterais que minimize a exacerbação de condições subjacentes do paciente.

INTUBAÇÃO EM SEQUÊNCIA RÁPIDA 133

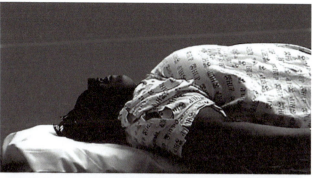

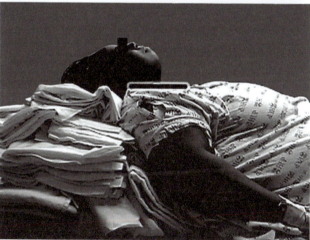

Figura 9.2 – Uso de coxins em rampa para pacientes obesos.
Fonte: Adaptada de http://www.airwaycam.com/airway-images-drawings. (direitos autorais: Airway Cam Technologies, Inc.)

A dose desses sedativos deve basear-se no peso do paciente e é ajustada levando-se em consideração:

→ Idade

→ Volemia: a dosagem deve ser ajustada para doses menores no paciente hipovolêmico. Por exemplo, nos pacientes hipotensos, os sedativos, mesmo em pequenas doses, podem ser maltolerados.

→ Quadro clínico: o paciente com rebaixamento do nível de consciência pode precisar de doses menores de sedativos, assim como pacientes com estado de choque.

Após a administração do sedativo, é infundido o bloqueador neuromuscular. Sucinilcolina ou rocurônio são os mais usados. Muitos médicos cometem erro ao tentar intubar antes de ocorrer o bloqueio total. A succinilcolina geralmente leva 45 segundos para agir totalmente, e o rocurônio (na dose de 1 mg/kg) leva em torno de 1 minuto. A mandíbula deve abrir facilmente.

→ *Placement* (inserção do cânula)

Após o bloqueio neuromuscular, deve-se iniciar a laringoscopia com visualização inicialmente da epiglote e, depois, das cordas vocais. Um assistente deve entregar, ao intubador, o tubo orotraqueal já testado e com o fio-guia posicionado em formato de taco de hóquei. A laringoscopia e a intubação não devem levar mais do que 30 a 45 segundos. Mais detalhes sobre a laringoscopia em capítulo específico dessa obra.

→ Pós-intubação

A melhor forma de confirmar a presença do tubo nas vias aéreas é com a capnografia de onda, que, se disponível, já deve estar pronta para uso antes da intubação. Após a colocação do tubo, o balonete deve ser insuflado imediatamente para minimizar o período com a via aérea desprotegida. O fio-guia deve ser removido, se isso ainda tiver não sido feito. O tórax é auscultado para checagem da presença de murmúrio vesicular bilateral, e o tubo é fixado. Uma avaliação geral dos sinais vitais deve ser feita com especial atenção à pressão arterial.

→ Conclusão

Uma ISR bem-sucedida tem tudo a ver com planejamento. Uma avaliação do paciente com preditores adequados permite determinar se a ISR pode ser realizada com segurança. Medicamentos devem ser preparados; a equipe, informada; e o equipamento, preparado para que uma eventual via aérea difícil encontrada possa ser manejada. Na maioria das vezes, a ISR resulta em colocação rápida e segura do tubo; no entanto, o médico deve reconhecer dificuldades e escalonar precocemente pedidos de ajuda e, para isso, deve submeter-se a treinamento teórico e prático com validação das competências.

BIBLIOGRAFIA

1. Cook TM, Woodall N, Harper J, Benger J. Fourth National Audit Project. Major complications of airway management in the UK: results of the Fourth National Audit Project of the Royal College of Anaesthetists and the Difficult Airway Society. Part 2: intensive care and emergency departments. Br J Anaesth. 2011;106(5):632-42.
2. WJ SP. Rapid induction-intubation for prevention of gastriccontent aspiration. Anesth Analg. 1970;49(4):633-6.
3. El-Orbany M, Connolly LA. Rapid sequence induction and intubation: current controversy. Anesth Analg. 2010;110(5):1318-25.
4. Lyon RM, Perkins ZB, Chatterjee D, Lockey DJ, Russell MQ. Kent, surrey & sussex air ambulance trust. Significant modification of traditional rapid sequence induction improves safety and effectiveness of pre-hospital trauma anaesthesia. Crit Care 2015;19:134.
5. Weingart SD. Preoxygenation, reoxygenation, and delayed sequence intubation in the emergency department. J Emerg Med. 2011;40(6):661-7.
6. Taylor JA, Hohl CM. Delayed sequence intubation: is it ready for prime time? CJEM. 2017;19(1):68-70.
7. Weingart SD, Trueger NS, Wong N, Scofi J, Singh N, Rudolph SS. Delayed sequence intubation: a prospective observational study. Ann Emerg Med. 2015;65(4):349-55.
8. Higgs A, Cook TM, McGrath BA. Airway management in the critically ill: the same, but different. Br J Anaesth. 2016;117(Suppl 1):i5-9.
9. Nimmagadda U, Salem MR, Crystal GJ. Preoxygenation: physiologic basis, benefits, and potential risks. Anesth Analg. 2017;124(2):507-17.
10. Sirian R, Willis J. Physiology of apnoea and the benefits of preoxygenation. Contin Educ Anaesth Crit Care Pain. 2009;9(4):105-8.
11. Stasiuk RB. Improving stylleted oral tracheal intubation: rational use of the OTSU. Can J Anaesth. 2001; 48:911-8.
12. Mort TC. Emergency tracheal intubation: complications associated with repeated laryngoscopic attempts. Anesth Analg 2004; 99: 607-13.
13. Mort TC. The incidence and risk factors for cardiac arrest during emergency tracheal intubation: a justification for incorporating the ASA Guidelines in the remote location. J Clin Anesth 2004; 16: 508-16.
14. Sakles JC, Chiu S, Mosier J, Walker C, Stolz U. The importance of first pass success when performing orotracheal intubation in the emergency department. Acad Emerg Med 2013; 20: 71-8.
15. Mosier JM, Sakles JC, Stolz U, et al. Neuromuscular blockade improves first-attempt success for intubation in the intensive care unit. A propensity matched analysis. Ann Am Thorac Soc 2015; 12: 734-41.

SEQUÊNCIA ATRASADA DE INTUBAÇÃO

Roger Monteiro Alencar

A pré-oxigenação e a denitrogenação das vias áreas permitem maior segurança para evitar hipoxemia durante o período de apneia que ocorre com o uso do bloqueio neuromuscular na sequência rápida de indução e intubação. Em ambientes como as unidades de terapia intensiva, alguns pacientes não toleram o tempo necessário de pré-oxigenação. São pacientes com cenários clínicos que geram agitação ou até fobia com os métodos de ventilação não invasiva ou bolsa-valva-máscara.

Nesses pacientes, seríamos forçados a prosseguir com a intubação de sequência rápida sem a segurança de um grande reservatório de oxigênio durante o período de apneia causado pelo bloqueio neuromuscular. Muitos desses pacientes se tornarão hipoxêmicos durante o período apneico e, em seguida, necessitarão de ventilação positiva com bolsa-valva-máscara, com seus consequentes riscos aumentados de insuflação e aspiração gástrica.

Em contraste com a intubação em sequência rápida, a técnica de intubação com sequência atrasada separa temporalmente a administração do agente de indução, da administração do relaxante muscular, permitindo, assim, uma maior preparação para a intubação. O agente de indução escolhido é aquele que permite a continuação da respiração espontânea e a manutenção dos reflexos das vias aéreas. O agente protótipo para esse fim é a quetamina, um antagonista dos receptores NDMA que produz sedação dissociativa.

No espaço de tempo entre controle de agitação e bloqueio neuromuscular, permitido pelo uso da quetamina, o paciente pode ser pré-oxigenado e denitrogenado, e outros procedimentos peri-intubação podem ser realizados. Só depois dessas ações cruciais, o paciente seria paralisado e intubado.

Weingart e colaboradores foram os protagonistas dessa técnica quando conduziram um estudo prospectivo e observacional de pacientes cuja condição clínica ou estado mental impediam a pré-oxigenação ideal, denitrogenação ou procedimentos de pré-intubação. Tentativas de pré-oxigenar e denitrogenar eram feitas nos pacientes desse estudo e se, esses pacientes não permitissem as preparações de pré-intubação por causa de agitação, a quetamina era administrada até ocorrer a sedação dissociativa. Os pacientes incluídos nesse estudo estavam em emergência para manejo das vias aéreas. Os pacientes tinham 18 anos ou mais, estavam em respiração espontânea e não foram avaliados previamente para uma via aérea anatomicamente difícil que determinasse uma intubação acordado.

A intubação com sequência atrasada foi realizada em pacientes que permaneceram não cooperativos após tentativas dos meios tradicionais de pré-oxigenação. A falta de cooperação incluiu qualquer um dos seguintes: declarações verbais de incapacidade de tolerar uma máscara ou procedimento; arrancar a máscara; ou incapacidade de permanecer na maca ou na cama. Tentativas para realizar a pré-oxigenação incluíram a tranquilização do paciente, ajuda para segurar a máscara e explicações sobre a importância de pré-oxigenação. Na maioria dos casos, intubação com sequência atrasada foi realizada após três tentativas de facilitar a pré-oxigenação.

Pacientes submetidos à intubação com sequência atrasada receberam quetamina titulada em uma dose suficiente para atingir um estado dissociado com respiração espontânea contínua e manutenção dos reflexos das vias aéreas (Figura 10.1).

A dose inicial recomendada de quetamina foi de 1 mg/kg. Alíquotas adicionais de 0,5 mg/kg foram administradas até que o paciente estivesse em um estado dissociado. Uma vez alcançado esse estado, os pacientes foram colocados com a cabeceira elevada em pelo menos 30 graus e, em seguida, receberam a pré-oxigenação com alto fluxo de oxigênio usando máscaras não reinalantes. Quando a máscara não reinalante não era suficiente para elevar a saturação do oxímetro de pulso para valor igual ou superior a 95%, os pacientes passavam a receber ventilação não invasiva com pressão positiva com configurações de pressão positiva contínua nas vias aéreas de 5 a 15 cm H2O, sem frequência mandatória (gatilho respiratório espontâneo).

SEQUÊNCIA ATRASADA DE INTUBAÇÃO

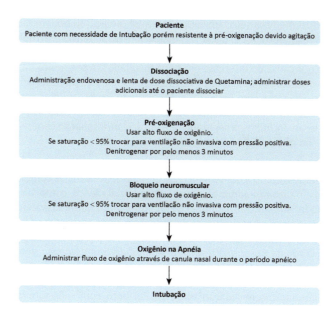

Figura 10.1 – Fluxograma de intubação por sequência atrasada.
Fonte: Adaptada de Weingart SD, Trueger S, Wong N, et al. Delayed sequence intubation: a prospective observational study. Ann Emerg Med 2015;65(4):349-55.

Após 3 minutos de denitrogenação, os pacientes recebiam um relaxante muscular (succinilcolina ou rocurônio) e eram intubados. Dos 42 pacientes com dados de peso disponíveis, a dose total média foi de 1,4 mg/kg de Quetamina. As saturações aumentaram de uma média de 89,9% antes da intubação com sequência atrasada para 98,8% depois, com aumento de 8,9% (intervalo de confiança de 95% 6,4% a 10,9%). Nenhum paciente apresentou apneia pré-relaxante muscular, vômito peri-intubação, parada cardíaca ou morte.

Esse estudo, porém, tem várias limitações. Não foi um estudo randomizado e, portanto, são desconhecidos os resultados do paciente caso a intubação com sequência atrasada não tivesse sido usada. A amostra de pacientes foi feita por conveniência dos pesquisadores, quando o médico considerou que a intubação com sequência atrasada seria benéfica, portanto pode haver viés de seleção. Todas as intubações de sequência atrasada foram supervisionadas por médicos com vasta experiência em sedação com quetamina em adultos; médicos sem familiaridade com a medicação podem não ter os mesmos resultados. Além disso, os pesquisadores, ao realizarem muitas dessas intubações, podem ter dedicado a elas um nível mais alto de cuidado e atenção por causa do interesse em bons resultados. A segurança da ventilação não invasiva com pressão positiva nessa coorte não pode ser aplicada a todos os pacientes com estado mental alterado, como aqueles com rebaixamento do nível de consciência ou com lesão cerebral. Apenas pacientes adultos foram incluídos; a segurança e a eficácia da intubação com sequência atrasada na população pediátrica são desconhecidas.

Muitas das complicações da quetamina, como hipersalivação, são dose-dependentes. Como a quetamina mostra seus efeitos clínicos completos em segundos, é razoável administrar uma dose inicial menor, como 1 mg/kg e, em seguida, administrar alíquotas de 0,5 mg/kg até que a dissociação seja alcançada. Se o paciente retornar da sedação e ainda apresentar dificuldade respiratória, ele pode ser intubado com a técnica-padrão de intubação de sequência rápida porque já terá sido submetido a um extenso período de pré-oxigenação. A intubação com sequência atrasada não será comumente necessária porque a maioria dos pacientes é capaz de tolerar a preparação de peri-intubação sem sedação adicional. Portanto, como não será realizada com frequência, caso a intubação com sequência atrasada seja necessária, é imperativo realizar o procedimento de forma regimentada. Equipamentos para pré-oxigenação, intubação e possibilidade de intubação difícil devem estar disponíveis à beira do leito antes da administração de quetamina. O médico deve observar cuidadosamente o paciente do momento em que esta é administrada até que a cânula endotraqueal seja colocada e confirmada.

Esse fármaco pode causar alguns segundos de apneia transitória após administração rápida inicial. Embora a apneia prolongada induzida por quetamina não tenha sido relatada na literatura adulta, não podemos excluir a possibilidade dessa complicação rara. Caso isso ocorra, a administração imediata de um bloqueador neuromuscular (succinilcolina ou rocurônio), que colocará o paciente na mesma situação da sequência rápida padrão de intubação, deverá ser realizada e a intubação, finalizada.

Embora a técnica tenha sido descrita com o uso da quetamina, a dexmedetomedina também pode ser tentada para esse contexto, dado que ela oferece sedação leve sem depressão respiratória.

→ Conclusão

A intubação com sequência atrasada pode oferecer uma alternativa para intubação em sequência rápida em pacientes que necessitam de manejo emergencial das vias aéreas que não tolerarão procedimentos de pré-oxigenação ou peri-intubação. Essa sedação é essencialmente para procedimento, sendo o procedimento pré-oxigenação. Em pacientes que não cooperam e não toleram pré-oxigenação ou procedimentos necessários como passagem de sonda nasogástrica, a intubação com sequência atrasada pode ser segura e eficaz quando aplicada, entretanto maiores estudos controlados são necessários para estabelecer sua eficácia e segurança antes de sua adoção na prática de rotina.

BIBLIOGRAFIA

1. Weingart SD, Levitan RM. Preoxygenation and prevention of desaturation during emergency airway management. Ann Emerg Med. 2012;59:165-75.e1.

2. Weingart SD, Trueger S, Wong N, et al. Delayed sequence intubation: a prospective observational study. Ann Emerg Med 2015;65(4):349-55.

3. Mort TC. Preoxygenation in critically ill patients requiring emergency tracheal intubation. Crit Care Med 2005; 33(11):2672-5.

4. Merelman AH, Perlmutter MC, and Strayer RJ. Alternatives to rapid sequence intubation: contemporary airway management with ketamine. West J Emerg Med. 2019;20(3):466-71.

5. Cook TM, MacDougall-Davis SR. Complications and failure of airway management. Br J Anaesth. 2012;109(Suppl 1):i68-i85.

6. Ko BS, Ahn R, Ryoo SM, et al. Prevalence and outcomes of endotracheal intubation-related cardiac arrest in the ED. Am J Emerg Med. 2015;33(11):1642–5.

7. Mort TC. Complications of emergency tracheal intubation: hemodynamic alterations- part I. J Intensive Care Med. 2007;22(3):157-65.

8. Tobias JD, Leder M. Procedural sedation: a review of sedative agents, monitoring, and management of complications. Saudi J Anaesth. 2011;5(4):395-410.

9. Heffner AC, Swords DS, Neale MN, et al. Incidence and factors associated with cardiac arrest complicating emergency airway management. Resuscitation. 2013;84(11):1500-4.

10. De Jong A, Rolle A, Molinari N, et al. Cardiac arrest and mortality related to intubation procedure in critically ill adult patients. Crit Care Med. 2018;46(4):532-9.

11. Mort TC. The incidence and risk factors for cardiac arrest during emergency tracheal intubation: a justification for incorporating the ASA Guidelines in the remote location. J Clin Anesth. 2004;16(7):508-16.

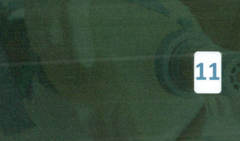

LARINGOSCOPIA DIRETA

Gustavo Potratz Gonçalves ■ Roseny dos Reis Rodrigues

Introdução

Ao decidir intubar um paciente, o profissional deve se certificar que o procedimento ocorra com toda a segurança possível. A laringoscopia é uma das etapas da intubação orotraqueal, mas antes de chegar a essa etapa, deve-se assegurar um bom acesso venoso; que as medicações para a indução anestésica estejam presentes e prontas para uso; que o paciente tenha sido pré-oxigenado; que dispositivos de ventilação como a bolsa-válvula-máscara estejam disponíveis e prontos para uso; que o tubo endotraqueal (TET) de tamanho adequado esteja presente e seu balonete, testado; que o laringoscópio esteja presente e testado; que exista um plano para resgate da via aérea caso a primeira tentativa falhe; que haja mais membros da equipe presentes para auxílio. Após tudo isso, deve-se fazer a indução anestésica e prosseguir com a laringoscopia.

A laringoscopia direta (LD) com lâmina curva é o método mais utilizado para a intubação traqueal (IT), mesmo que já existam outros dispositivos que possam garantir mais chances de sucesso na IT.

Em mãos experientes, a LD tem uma alta taxa de sucesso. O equipamento necessário para sua realizaçao é barato, confiável e amplamente disponível. Porém, a LD exige experiência significativa para se obter proficiência e tem limitações inerentes que se manifestam quando há fatores como mobilidade cervical reduzida, presença de macroglossia, retração do queixo ou incisores proeminentes.

→ Conceito

O conceito da LD é simples: a obtenção de uma linha de visão desde os dentes maxilares até a laringe. A língua é o maior dificultador para a laringoscopia. O laringoscópio é usado para dominar a língua e deslocá-la para fora da linha de visão.

O posicionamento adequado do paciente é fator imprescindível para permitir melhor visualização das estruturas anatômicas da boca, da orofaringe e da laringe e auxilia no deslocamento adequado da língua, facilita a visualização da epiglote e permite uma LD ótima.

Para iniciar o procedimento, deve-se garantir que todo o material necessário esteja disponível e funcionando. Entre o material, destaca-se:

- → Acesso intravenoso (IV) estabelecido e sistema de monitoramento.
- → Monitor de oximetria e monitoramento cardíaco.
- → Lâminas e cabos de laringoscópio, tubo endotraqueal (TET) de tamanhos diversos, seringa de 10 mL, lubrificante e fármacos para a intubação.
- → Material/maleta de via aérea difícil (VAD) disponível.
- → Sucção/material para aspiração adequada e funcionante.
- → Profissional/assistente treinado à direita do paciente.
- → Altura da mesa/cama ajustada para o "intubador".

→ Laringoscópio

Um laringoscópio é formado por um cabo, uma lâmina e uma fonte de luz. É um instrumento para a mão esquerda independentemente da preferência do operador. Classicamente, as lâminas de LD são curvas (Macintosh) ou retas (Miller), conforme a Figura 11.1).

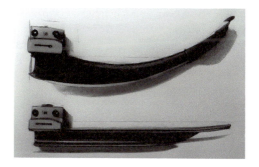

■ **Figura 11.1** – Lâminas de laringoscópio Macintosh (acima) e Miller (abaixo).
Fonte: Adaptada de Manual de Walls para o manejo da via aérea na emergência [recurso eletrônico] Calvin A. Brown III, John C. Sakles, Nathan W. Mick ; tradução: André Garcia Islabão ; revisão técnica: Denis Colares Siqueira de Oliveira, Hélio Penna Guimarães. – 5. ed. – Porto Alegre: Artmed, 2019).

Os dois tipos de lâminas existem em tamanhos variados para serem utilizadas em de recém-nascidos a adultos. Os tamanhos 3 e 4 são os geralmente reservados para adultos. As lâminas Macintosh apresentam uma curva suave, rebordo vertical para deslocar a língua e ponta quadrada mais larga com saliência evidente. As lâminas curvas têm como objetivo serem progredidas até a valécula de modo que a saliência na ponta faça contato com o ligamento hipoepiglótico, deprimindo-o e expondo as pregas vocais e, dessa forma, promovendo a abertura da laringe.

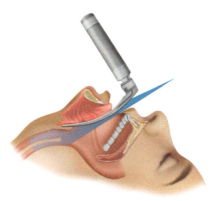

■ **Figura 11.2** – Laringoscopia direta com lâmina Macintosh.
Fonte: Brown, Sakles, Nathan;, 2019.

As lâminas Miller têm rebordo mais estreito e curto além de uma ponta levemente angulada e sem saliências. O rebordo menor pode ser benéfico quando há abertura bucal pequena, mas dificulta o manejo da língua. As lâminas Miller de tamanho 3 e 4 são praticamente iguais, menos pelo comprimento, sendo a 4 mais longa. As lâminas Miller têm o objetivo de serem avançadas além da epiglote a fim de levantá-la diretamente e propiciar a visualização das pregas vocais e a consequente abertura da laringe (Figura 11.3).

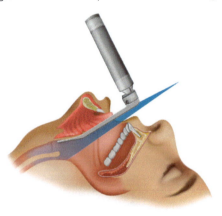

Figura 11.3 – Laringoscopia direta com lâmina Miller.
Fonte: Brown, Sakles, Nathan; 2019.

A maior parte dos médicos prefere a lâmina curva, visto que é mais larga e auxilia melhor no manejo da língua. Contudo, a lâmina reta, quando houver limitação de mobilidade cervical, dentes incisivos superiores proeminentes, pequena abertura bucal ou uma epiglote relativamente grande e flácida, pode proporcionar melhor visualização da glote.

Posicionamento do Paciente para Laringoscopia Direta

Como dito, o posicionamento adequado do paciente permite otimizar a laringoscopia e auxilia no sucesso da intubação traqueal. A posição olfativa descrita por Magill em 1930 busca alinhar os eixos oral, faríngeo e laríngeo, melhorando a visualização das pregas vocais, além de garantir máxima abertura da boca, deslocar a epiglote para fora da linha visual e reduzir a resistência à entrada de gases (Figura 11.4).

A posição olfativa é obtida flexionando-se o pescoço do paciente sobre seu tórax e hiperestendendo sua cabeça sobre o pescoço. Para manter essa posição, o laringoscopista deve utilizar um coxim suboccipital adequado, cujo tamanho pode variar de um paciente para outro.

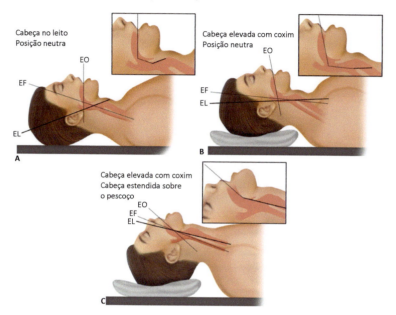

■ Figura 11.4 – (A) Posição anatômica neutra. O eixo oral (EO), o eixo faríngeo (EF) e o eixo laríngeo (EL) não estão alinhados. (B) A cabeça do paciente, ainda em posição neutra, foi elevada por um coxim, fletindo a coluna cervical inferior e alinhando EF e EL. (C) A cabeça foi estendida sobre a coluna cervical, alinhando EO com EF e EL, chegando à posição olfativa ideal para a intubação.
Fonte: Brown, Sakles, Nathan; 2019.

Anatomia para Laringoscopia Direta

Conhecer as referências anatômicas é imprescindível para o sucesso da LD. As estruturas laríngeas mais importantes são a epiglote, as cartilagens aritenóideas posteriores, o sulco interaritenóideo e as pregas vocais. A classificação de Cormack-Lehane visa graduar a visualização das estruturas anatômicas pela LD (Figura 11.5).

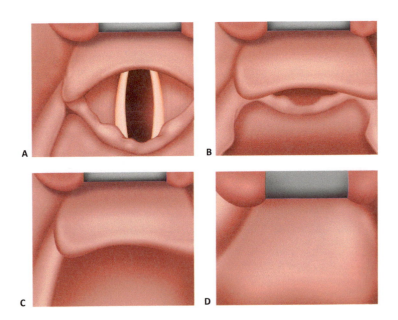

■ Figura 11.5 – Visualizações laringoscópicas (correlação com o sistema Cormack-Lehane). (A) Visualização completa das pregas vocais (grau 1). (B) Apenas as cartilagens/estruturas glóticas posteriores são visíveis (grau 2). (C) Apenas a epiglote é visível (grau 3). (D) Nem a epiglote e nem as estruturas glóticas são visíveis, apenas o palato mole (grau 4).
Fonte: Brown, Sakles, Nathan, 2019.

A intubação traqueal é realizada passando-se o tubo endotraqueal (TET) através das pregas vocais. Logo, existe uma chance maior de êxito quando as cordas vocais forem bem visualizadas, como quando se consegue obter o grau 1 de Comarck-Lehane (Figura 11.5-A). No grau 2 (Figura 11.5-B), visualizam-se apenas as cartilagens posteriores, mas mesmo assim o TET pode ser inserido, passando-se o tubo anteriormente a essas estruturas na linha média. Nos casos em que somente a epiglote é visualizada, grau 3 (Figura 11.5-C), a inserção do TET pode ser realizada especialmente quando utilizado um introdutor de TET (ITE ou bougie). Quando a epiglote não é visualizada e identificada, grau 4 (Figura 11.5-D), a probabilidade de sucesso na intubação traqueal é muito baixa.

Os graus mais avançados da classificação de Comarck-Lehane podem ser melhorados com o posicionamento adequado dos pacientes e com manobras específicas. A compressão da cartilagem cricoide posteriormente é simples e muito utilizada. Em 1993, Knill descreveu uma nova manobra: BURP (do inglês: *backward-upward-rightward pressure*). Essa técnica visa melhorar a visualização da glote em casos de laringoscopia difícil e consiste na movimentação manual externa da laringe em três direções específicas: 1) posterior, contra as vértebras cervicais; 2) superior, tanto quanto possível; e 3) lateral, para a direita. A manobra foi descrita sendo realizada por um assistente ao lado do laringoscopista (Figura 11.5).

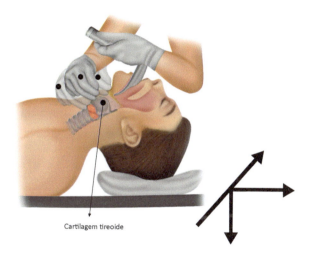

Figura 11.6 – Manobra BURP.
Fonte: Adaptada de Ortenzi, Pinho Martins, Logar Mattos, Rodrigues Nunes, 2018.

A laringoscopia bimanual envolve a manipulação externa da cartilagem cricóidea e tireóidea pela mão direita do laringoscopista. Os movimentos podem incluir a manobra BURP, mas podem também envolver qualquer manobra que melhore a visualização da glote. Esse método, com o próprio laringoscopista realizando a manipulação externa, é melhor do que quando outra pessoa faz a manipulação laríngea, pois quando ela é feita pelo próprio laringoscopista, ele consegue ter *feedback* imediato sobre os efeitos da manobra que está realizando. Após obtida a melhor posição da laringe, um assistente assume a manobra mantendo a posição encontrada e o laringoscopista pode inserir o TET (Figura 11.7).

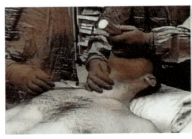 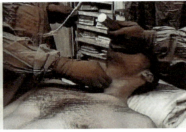

◾ Figura 11.7 – (A) Laringoscopia bimanual que mostra o laringoscopista aplicando pressão na cartilagem tireoide com a mão direita. (B) Um assistente assume a manobra e o laringoscopista pode introduzir o TET.

Fonte: Adaptada de Controle da Via Aérea. Editores: Antonio Vanderlei Ortenzi, Márcio de Pinho Martins, Sérgio Luiz do Logar Mattos, Rogean Rodrigues Nunes. Rio de Janeiro: Sociedade Brasileira de Anestesiologia/SBA, 2018. 436 p.

⇥ Realização da Laringoscopia Direta

Assegurando-se que o paciente esteja em posição olfativa, pré-oxigenação realizada, acesso endovenoso (EV) obtido, material disponível e funcionando, altura da cama alinhada na região umbilical do laringoscopista e indução anestésica realizada (desde que o paciente não seja elegível a realizar a entubação orotraqueal por técnica acordado), deve-se iniciar a laringoscopia.

Com o laringoscópio na mão esquerda, insere-se a lâmina do aparelho pelo lado direito da cavidade bucal do paciente. Deve-se afastar o lábio inferior com um dedo ou com a ajuda de um assistente, garantindo-se melhor abertura da cavidade bucal para se evitar lesões. Gradualmente, a lâmina deve ser avançada em direção ao centro da boca, deslocando-se a língua para o lado esquerdo até a identificação da epiglote. O posicionamento da lâmina depende do seu tipo: se for curva (Macintosh), deve ser alocada na valécula, tracionando-se o ligamento hioepiglótico e elevando-se a epiglote para expor a abertura glótica; se for reta (Miller), deve-se ultrapassar a epiglote, elevando-a e expondo a abertura da glote.

Ao se posicionar a lâmina, deve-se tracionar o laringoscópio para cima e para frente, em um ângulo de 45º, expondo-se a laringe. A força de tração precisa ser realizada ao longo do eixo do laringoscópio, na direção dos pés do paciente. Um movimento de báscula em direção ao teto deve ser feito, porém bem discreto.

Deve-se evitar movimentar o laringoscópio como alavanca porque isso pode causar lesão dentária ou de gengiva e não garante a melhor visualização da abertura da glote.

Ao se visualizar a abertura da glote, o TET deve ser inserido.

Após a realização da laringoscopia, seus métodos de certificação de sucesso devem ser realizados como ausculta, verificação da expansibilidade torácica bilateral e principalmente o padrão-ouro, que é a presença de curva quadrada na capnografia.

Conclusão

A LD é o método mais amplamente disponível no mundo para realização de laringoscopia e prosseguir com a IT. Por isso, deve-se conhecer e dominar sua técnica ao se lidar com pacientes críticos. Dentro dessa técnica, entende-se não só a laringoscopia em si, mas também o posicionamento adequado do paciente para garantir uma visualização ótima da abertura da glote durante a LD. Além disso, identificar variações anatômicas e possíveis dificuldades durante o processo faz parte de todo o planejamento para serem traçadas novas estratégias e assegurar-se o sucesso da IT.

BIBLIOGRAFIA

1. Cormack RS, Lehane J. Difficult tracheal intubation in obstetrics. Anaesthesia. 1986;41(3):332-3.

2. Levitan RM, Kinkle WC, Levin WJ, Everett WW. Laryngeal view during laryngoscopy: a randomized trial comparing cricoid pressure, backward-upward-rightward pressure, and bimanual laryngoscopy. Ann Emerg Med. 2006;47(6):548-55.

3. Knill RL. Difficult laryngoscopy made easy with a "BURP". Can J Anaesth. 1993;40(3):279-82.

4. Benumof JL. Difficult laryngoscopy: obtaining the best view. Can J Anaesth. 1994;41(5):361-5.

5. Takahata O, Kubota M, Mamiya K, Akama Y, Nozaka T, Matsumoto H, et al. The efficacy of the "BURP" maneuver during a difficult laryngoscopy. Anesth Analg. 1997;84(2):419-21.

6. Magill IW. Technique in endotracheal anesthesia. Curr Res Anesth Analg. 1931;10(4):1648.

7. Gouveia MA. Um comentário sobre a laringoscopia. Rev Bras Anestesiol. 2003;53(5):694-700.

8. Horton WA, Fahy L, Charters P. Defining a standard intubating position using "angle finder". Br J Anaesth. 1989;62(1):6-12.

9. Sivarajan M, Joy J V. Effects of general anesthesia and paralysis on upper airway changes due to head position in humans. Anesthesiology. 1996;85(4):787-93.

10. Hagberg CA, Artime CA, Aziz MF. Hagberg and Benumof's Airway Management. 4th ed. Philadelphia: Elsevier; 2017.

11. Drummond GB, Park GR. Arterial oxygen saturation before intubation of the trachea: an assessment of oxygenation techniques. Br J Anaesth. 1984;56(9):987-93.

12. Kabrhel C, Thomsen TW, Setnik GS, Walls RM. Videos in clinical medicine. Orotracheal intubation. N Engl J Med. 2007;356(17):e15.

13. Buis ML, Maissan IM, Hoeks SE, Klimek M, Stolker RJ. Defining the learning curve for endotracheal intubation using direct laryngoscopy: a systematic review. Resuscitation. 2016;99:63-71.

14. Adnet F, Baillard C, Borron SW, Denantes C, Lefebvre L, Galinski M, et al. Randomized study comparing the "sniffing position" with simple head extension for laryngoscopic view in elective surgery patients. Anesthesiology. 2001;95(4):836-41.

15. Levitan RM, Mechem CC, Ochroch EA, Shofer FS, Hollander JE. Head-elevated laryngoscopy position: Improving laryngeal exposure during laryngoscopy by increasing head elevation. Ann Emerg Med. 2003;41(3):322-30.

16. Brown III CA, Sakles JC, Mick NW. Manual de Walls para o Manejo da Via Aérea na Emergência. 5ª ed. Porto Alegre: Artmed; 2019.

17. Ortenzi AV, Martins M de P, Mattos SL do L, Nunes RR. Simulação em Via Aérea. 2ª ed. Controle da via aérea. Rio de Janeiro: Sociedade Brasileira de Anestesiologia; 2018. 413-422 p.

12

VIDEOLARINGOSCOPIA

Gustavo Potratz Gonçalves ■ Roseny dos Reis Rodrigues

Introdução

Apesar de vários dispositivos terem sido desenvolvidos nos últimos anos para garantir uma laringoscopia ótima e consequente intubação traqueal (IT) de sucesso, a laringoscopia direta (LD) ainda é o método mais empregado.

Durante a LD, a abertura glótica é visualizada por fora da cavidade oral, oferecendo um ângulo de visão de cerca de 10 graus, 15 graus com visualização ótima (Figura 12.1).

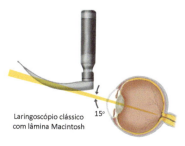

Figura 12.1 – Laringoscópio clássico com lâmina Macintosh oferece ângulo de visão de 15 graus.
Fonte: (Zundert, Pieters, Doerges, Gatt, 2012.

A videolaringoscopia é um laringoscópio com um sistema de captura e transmissão de imagem, em sua extremidade, para um monitor. A imagem gerada permite analisar as estruturas anatômicas da laringe e a abertura glótica, aumentando o campo de visão para pelo menos 60 graus (Figura 12.2).

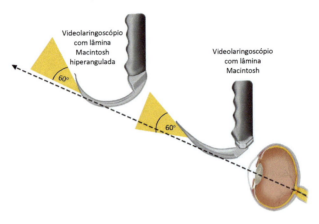

Figura 12.2 – Os VL que oferecem aumento do ângulo de visão podem ultrapassar os 60 graus em alguns cenários.
Fonte: Zundert, Pieters, Doerges, Gatt, .

Histórico

O GlideScope® foi desenvolvido pelo Dr. John A. Pacey e ficou em uso até 2001. Foi o primeiro videolaringoscópio (VL) comercialmente disponível. Havia uma câmera na porção mais distal da lâmina que se conectava a um monitor externo por um cabo. A imagem gerada era uma visão indireta da laringe e permitia a IT guiada em tempo real pelo monitor de vídeo.

Desde então, várias marcas de VL surgiram e foram utilizados. Eles eram diferentes em relação ao seu design. Utilizando lâminas curvas de Macintosh, alguns têm lâminas-padrão, outros têm lâminas hiperanguladas. Outros ainda necessitam que o operador insira o tubo endotraqueal (TET) com a mão livre, enquanto alguns contam com um canal guia embutido para inserção do TET. Algumas marcas dispõem de monitor externo e outras têm monitor acoplado ao cabo do VL. As lâminas de algumas marcas são descartáveis, e as de outras marcas são reutilizáveis e podem ser submetidas à desinfecção.

Como existem muitas variações entre as marcas disponíveis na prática clínica, neste capítulo abordaremos uma visão geral da videolaringoscopia.

→ Vantagens da videolaringoscopia

Desde que os VL foram desenvolvidos e aprimorados aos longos dos anos, tornaram-se evidente suas vantagens em relação à LD:

- → Evitam a necessidade de uma linha direta de visão até a via aérea
- → Ampliam a visão da via aérea
- → Exigem menos força para a intubação
- → Permitem que assistentes observem o procedimento e ajudem na sua realização
- → Permitem que profissionais de supervisão orientem o procedimento (mesmo remotamente)
- → Permitem o registro de fotos e vídeos que podem ser usados para documentação e ensino
- → Requerem emprego de menor força; não necessitam do alinhamento da visão dos eixos da boca-faringe-laringe
- → Necessitam de menor mobilização da coluna cervical
- → Apresentam maior taxa de sucesso na primeira tentativa de IT, especialmente na VAD
- → Reduzem o número de tentativas de IT
- → São eficazes na IT após falha da LD
- → Propiciam confirmação da passagem do TT pelas pregas vocais
- → Promovem a redução da intubação esofágica e do trauma dentário

→ Técnica para videolaringoscopia

Em geral, a laringoscopia por VL necessita de uma técnica diferente da LD. Existem três passos fundamentais que o laringoscopista deve seguir ao utilizar o VL para IT.

Visualização

Diferentemente da LD, em que o operador deve deslocar a língua para a direita com a lâmina do laringoscópio, na VL deve-se introduzir a lâmina pela linha média e avançá-la lentamente pela curvatura da base da língua. Ao se identificar a epiglote pelo monitor, a ponta da lâmina deve ser colocada na valécula e aplicado um movimento de elevação, expondo mais a abertura da glote. A finalidade é deixar a abertura da laringe na metade superior da tela do monitor, deixando a metade inferior para visualizar a progressão do TET. Não se deve progredir a lâmina para se introduzir muito na valécula com o objetivo de visualizar a abertura da laringe em toda a tela do monitor, visto que isso anteriorizará a laringe e dificultará a introdução do TET.

Introdução do tubo

Após se obter visualização adequada da laringe, o passo seguinte consiste em introduzir o TET até que seja visualizado pelo monitor de vídeo do VL e alcance a abertura da laringe. Como não houve deslocamento da língua no passo anterior e, especialmente quando se utilizam as lâminas hiperanguladas, o TET deverá fazer a curvatura pela base da língua até atingir a laringe. Para isso, recomenda-se utilizar um fio-guia/estilete e moldá-lo na curvatura da lâmina do VL, o que facilitará a progressão do TET. Algumas marcas dispõem de estiletes próprios. Ao se iniciar a introdução do TET, aconselha-se olhar para a cavidade oral nesse momento a fim de se evitar lesões das estruturas da via aérea superior. Quando o TET aparecer no visor do VL, deve-se direcioná-lo até a abertura da laringe. Normalmente, nesse momento, depara-se com dificuldade de progressão do TET à medida que o TET faz contato com a parede anterior da traquéia.

Intubação traqueal

Nesse momento, com o tubo com o fio-guia pré-moldado ao dispositivo, o impacto do TET com a parede anterior da traqueia impedirá sua progressão. Aqui, um assistente deve tracionar o fio-guia lentamente, retirando-o de dentro do tubo, o que retificará a ponta do TET, permitindo o operador introduzi-lo na traqueia.

Complicações da videolaringoscopia

Os VL são muito seguros e eficazes se utilizados adequadamente. Contudo, lesões podem acontecer com seu uso. Por exemplo, na introdução do TET, se o operador não observar a cavidade oral, poderá ocorrer lesão das estruturas da via aérea superior como palato, pilares amigdalianos, úvula. Também, quando o operador introduz demais a lâmina do VL, anteriorizando a laringe, poderá encontrar dificuldade de inserir o tubo e tentativas sucessivas podem levar a lesões da abertura da glote.

Conclusão

As vantagens que os VL oferecem em relação à LD em vários cenários são evidentes. A modernização dos aparelhos trará cada vez mais câmeras com melhor definição de imagem, dispositivos mais compactos e menor custo. Isso tornará essa tecnologia mais disponível. Não é incrível pensar que num futuro próximo os VL superarão a preferência atual pela LD.

BIBLIOGRAFIA

1. Zundert A van, Pieters B, Doerges V, Gatt S. Videolaryngoscopy allows a better view of the pharynx and larynx than classic laryngoscopy. Br J Anaesth. 2012;109(6):1013-4.

2. Asai T. Videolaryngoscopes: do they truly have roles in difficult airways? Anesthesiology. 2012;116(3):515-7.

3. Sakles JC, Rodgers R, Keim SM. Optical and video laryngoscopes for emergency airway management. Intern Emerg Med. 2008;3(2):139-43.

4. Cooper RM. Use of a new videolaryngoscope (GlideScope®) in the management of a difficult airway. Can J Anesth. 2003;50(6):611-3.

5. Berkow LC, Morey TE, Urdaneta F. The technology of video laryngoscopy. Anesth Analg. 2018;126(5):1527-34.

6. Aziz MF, Dillman D, Fu R, Ansgar M Brambrink. Comparative effectiveness of the C-MAC video laryngoscope versus direct laryngoscopy in the setting of the predicted difficult airway. Anesthesiology. 2012;116(3):629-36.

7. Ibinson JW, Ezaru CS, Cormican DS, Mangione MP. GlideScope Use improves intubation success rates: An observational study using propensity score matching. BMC Anesthesiol. 2014;14(1):1-8.

8. Pieters BM, Eindhoven GB, Acott C, van Zundert AAJ. Pioneers of laryngoscopy: indirect, direct and video laryngoscopy. Anaesth Intensive Care. 2015;43:4-11.

9. Treki AA, Straker T. Limitations of the videolaryngoscope: An anesthetic management reality. Int Anesthesiol Clin. 2017;55(1):97-104.

10. Ortenzi AV, Martins M de P, Mattos SL do L, Nunes RR. Simulação em Via Aérea. 2ª ed. Controle da via aérea. Rio de Janeiro: Sociedade Brasileira de Anestesiologia; 2018. 413-422 p.

11. Brown III CA, Sakles JC, Mick NW. Manual de Walls para o manejo da via aérea na emergência. 5ª ed. Porto Alegre: Artmed; 2019.

12. Brandão Ribeiro de Sousa JM, de Barros Mourão JI. Lesão dentária na anestesiologia. Brazilian J Anesthesiol. 2015;65(6):511-8.

13. Lewis SR, Butler AR, Parker J, Cook TM, Schofield-Robinson OJ, Smith AF. Videolaryngoscopy versus direct laryngoscopy for adult patients requiring tracheal intubation: a Cochrane systematic review. Br J Anaesth. 2017;119(3):369-83.

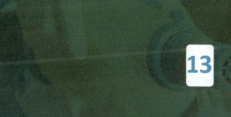

DISPOSITIVOS EXTRAGLÓTICOS

Camila Soriano de Araújo Pedrinha

Introdução

Os dispositivos extraglóticos (DEG) revolucionaram o gerenciamento das vias aéreas. Nessa categoria, enquadram-se a máscara laríngea e o tubo laríngeo, dispositivos de ventilação pulmonar e oxigenação que têm sua saída de fluxo acima da laringe e da glote, sendo, assim, considerados dispositivos de via aérea não invasivos.

Desde a invenção desses dispositivos, houve inúmeras inovações com melhorias no *design*, na funcionalidade, na segurança e no material. Apesar disso, os dispositivos extraglóticos ainda são considerados de uso temporário para ventilação pulmonar, uma vez que, diferentemente do tubo endotraqueal, apresentam uma ventilação subótima e não são capazes de vedar completamente as vias aéreas e proteger contra broncoaspiração. O tempo de permanência segura dos dispositivos extraglóticos ainda não é bem definido, deve-se levar em consideração a seleção adequada do paciente e seus cuidados.

Nos atuais algoritmos de manejo das vias aéreas, o uso dos dispositivos extraglóticos pode ser considerado nas seguintes situações:

→ Primeira opção para ventilação pulmonar temporária, como em cirurgias eletivas, exames sob anestesia geral, na ausência de contraindicação ao uso;

→ Resgate da oxigenação em casos de falha da intubação traqueal ou ventilação sob máscara facial em vias aéreas difíceis ou emergenciais;

→ Acesso à via aérea durante manobras de ressuscitação cardiopulmonar, sem distinção de preferência em relação ao tubo endotraqueal nas recomendações atuais. As diretrizes de 2015 da American Heart Association citam os DEG como alternativa durante a assistência na parada cardiorrespiratória, principalmente no ambiente extra-hospitalar e em caso de socorrista inexperiente;

→ Canal para intubação às cegas ou com auxílio do broncofibroscópio após resgate da via aérea;

→ Recurso para extubação, como na manobra de Bailey, em que há a troca do tubo endotraqueal pela máscara laríngea antes do despertar do paciente, para uma extubação mais suave e com menor repercussão hemodinâmica.

Máscara laríngea

As máscaras laríngeas foram criadas pelo anestesiologista Archibald Brain, em 1981, em Londres e apresentam taxa de sucesso na ventilação em 97%.

A classificação de Cook (2011) divide os DEG em dois grupos: de 1ª e de 2ª gerações. Os dispositivos de 1ª geração são mais maleáveis e constituídos por um canal ventilatório simples.

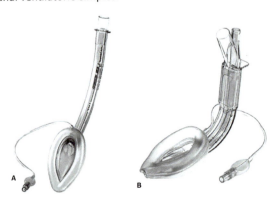

Figura 13.1 – LMA Unique – 1ª geração; LMA supreme – 2ª geração.
Fonte: Acervo dos autores.

Os dispositivos de 2ª geração foram desenvolvidos com um canal extra de drenagem gástrica, cuja saída é posicionada ao nível do esfíncter esofageano superior, com possibilidade de passagem de sonda por esse canal. Além disso, o coxim pneumático desses novos dispositivos é mais anatômico e garante uma melhor pressão de selo com a via aérea, possibilitando ventilação com pressões positivas mais elevadas e conferindo mais segurança e menor risco de contaminação da via aérea. Apresentam também um bloqueador de mordida acoplado na extremidade proximal, para proteção contra fechamento do canal de ventilação.

Técnica de inserção dos dispositivos extraglóticos

A seleção do tamanho do dispositivo é essencial para uma ventilação adequada e segura. Como pode haver pequenas variações entre os modelos e fabricantes, deve-se considerar o peso, a altura e o gênero paciente na escolha do tamanho e sempre deixar à disposição uma segunda opção para resgate.

A inserção dos DEG é realizada às cegas, sem laringoscópio. As máscaras de 1ª geração necessitam da introdução do dedo indicador contra o palato duro para conduzi-las. Já as máscaras de 2ª geração têm uma curvatura predefinida, são mais rígidas e anatômicas, podendo ser introduzidas sem a necessidade da inserção da mão do especialista dentro da boca do paciente. Retrair a língua delicadamente com uma gaze ou elevação da mandíbula podem auxiliar no afastamento da língua e facilitar a passagem da máscara laríngea.

O sucesso na inserção depende também do posicionamento do paciente; assim como na laringoscopia, o alinhamento das estruturas com a posição olfativa pode aumentar a taxa de sucesso.

O paciente deve estar bem anestesiado e a introdução deve ser sempre realizada sem resistência. O balonete deve estar completamente vazio, com a extremidade livre de dobras e lubrificada com gel à base de água. Lidocaína gel ou *spray* não são recomendados pelo risco de se formar uma crosta cristalizada e de irritação da faringe. No momento em que houver resistência, a introdução é interrompida e o balonete, insuflado, de acordo com as recomendações de cada máscara.

A insuflação do balonete é outro ponto importante, pois, se pouco insuflado, pode haver vazamento durante a ventilação e também contaminação da via aérea por falha de vedação. Se muito insuflado, pode ocorrer compressão de estruturas nervosas, de tecidos moles e de odinofagia, além de edema e necrose, principalmente de língua. Por isso, nos DEG que apresentam coxim pneumático inflável, recomenda-se o uso do cuffômetro, um manômetro que mede a pressão de insuflação. A pressão do balonete não pode ultrapassar 60 cmH$_2$O.

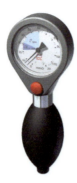

◼ Figura 13.2 – Cufômetro.
Fonte: Acervo dos autores.

A fim de evitar possíveis lesões, foram desenvolvidas máscaras laríngeas sem balonete insuflável, como a iGel. São compostas por um elastômero termoplástico que se adapta às estruturas da hipofaringe e garante vedação não insuflável. No entanto, a superioridade da pressão de selo dessas máscaras ainda não foi comprovada.

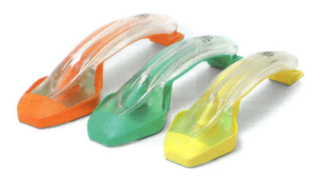

◼ Figura 13.3 – Máscaras sem balonete.
Fonte: Acervo dos autores.

A patência da via aérea com o emprego do DEG deve ser afirmada pela ausculta pulmonar e capnografia. A possibilidade de ventilar com pressões acima de 20 cmH$_2$O, sem escape de ar, confirma o correto posicionamento do dispositivo. O refluxo constante de ar pelo canal gástrico é um dos sinais de mau posicionamento. A fibroscopia flexível, embora nem sempre disponível, é o método mais confiável para aferir o posicionamento adequado. Uma vez este confirmado, a máscara laríngea é, então, fixada na linha média da boca.

Em caso de falha na ventilação, a manobra de *up-down* pode permitir o ajuste no posicionamento da máscara laríngea. Consiste na retirada do dispositivo com balonete insuflado em aproximadamente 6 cm e reintrodução, visando desobstruir a via aérea ao se deslocar a epiglote, que pode estar dobrada e ocluindo a passagem do ar.

Existem também uma outra manobra, chamada de Manobra de Chandy, criada por Chandy Verghese para facilitar a ventilação através da máscara Fastrach. Ela consiste em dois passos:

→ Rotação da máscara no plano sagital, segurando-a pela alça, até encontrar o posicionamento onde a ventilação com bolsa é oferecida com menor resistência.

→ Elevação da máscara, sem movimentação angular, no sentido póstero-anterior, para aumentar o acoplamento entre a face da máscara e a laringe, facilitando a intubação através da máscara."

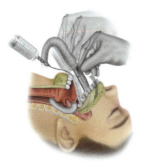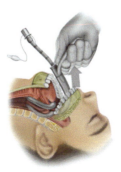

Figura 13.3 – Manobra de Chandy

Fonte: Acervo dos autores.

→ Utilização inadequada e riscos de falhas

A maioria das complicações que ocorrem com as máscaras laríngeas são pela seleção errada do paciente e inexperiência com o dispositivo. Deve-se ponderar o seu uso nos seguintes casos:

- → Obesidade mórbida.
- → Decúbito ventral.
- → Introdução difícil e traumática.
- → Regurgitação e broncoaspiração.
- → Plano anestésico inadequado.
- → Abertura bucal pequena.
- → Abcessos, traumatismos ou tumores em vias aéreas superiores.
- → Quando se espera pressão de pico de ventilação muito elevada.

→ Complicações

A complicação mais grave é a broncoaspiração, no entanto sua incidência é baixa, em torno de 0,02%. Outra complicação preocupante é a lesão de estruturas nervosas, como nervo hipoglosso e laríngeo recorrente, em razão de pressão excessiva do balonete. Destacam-se também as seguintes complicações:

- → Mau posicionamento ou deslocamento, com fuga aérea, hipoventilação e obstrução da via aérea.
- → Vômitos com risco de broncoaspiração.
- → Insuflação gástrica.
- → Laringoespasmo e tosse.
- → Traumatismo de vias aéreas.
- → Broncoespasmo.
- → Odinofagia.

Dispositivos extraglóticos para intubação traqueal

Com o aperfeiçoamento dos DEG, desenvolveram-se dispositivos com o lúmen para ventilação mais largo e uma angulação mais favorável que permitisse a passagem de tubo traqueal através da máscara laríngea.

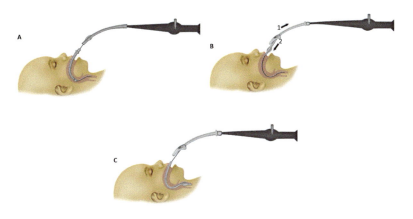

Figura 13.4 – Intubação com broncofibroscópio através de um DEG.
Fonte: Adaptada de Fuentes R, De la Cuadra JC, Lacassie H, González A. [Difficult fiberoptic tracheal intubation in 1 month-old infant with Treacher Collins Syndrome]. Braz J Anesthesiol. 2018 Jan-Feb;68(1):87-90. doi: 10.1016/j.bjan.2015.09.008. Epub 2016 Sep 28.

A grande vantagem de realizar a intubação com esses dispositivos é a manutenção da ventilação pulmonar e menor risco de hipoxemia, principalmente nos pacientes de via aérea difícil durante emergências ventilatórias. Outra vantagem seria a intubação em situações eletivas, de pacientes que não poderiam ter manipulação excessiva da coluna cervical.

A intubação traqueal com os DEG pode ser feita às cegas ou guiada por dispositivos ópticos. A associação com broncofibroscópio atingiu taxas de 100% de sucesso na passagem de tubo traqueal.

Tubo laríngeo

O tubo laríngeo é um dispositivo extraglótico também temporário, utilizado principalmente para resgate da via aérea difícil, em situações não intubo-não oxigeno. Apresenta relação anatômica diferente com a via aérea porque não depende da posição da epiglote para garantir permeabilidade do canal de ventilação. A taxa de êxito na primeira tentativa de inserção está entre 86% e 94%.

Sua inserção é realizada às cegas e em 90% sua localização é esofageana. Em 10% das inserções, o tubo se direciona para a traqueia e, no entanto, nesse dispositivo não é possível realizar ventilação através do lúmem distal, que possui fundo cego. Neste caso, o dispositivo precisaria ser retirado e reinserido.

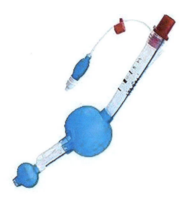

Figura 13.5 – Tubo laríngeo.
Fonte: Acervo dos autores.

Apresenta dois balonetes: um que se situa na base da língua e outro distal que bloqueia o esôfago e veda a saída de ar. O lúmen principal é utilizado para ventilação e os dispositivos de segunda geração possuem uma canaleta adicional que se conecta com a extremidade distal do dispositivo, permitindo a inserção de uma sonda de aspiração para drenar o esôfago.

O tubo laríngeo pode ser descartável ou reutilizável e a escolha do tamanho se baseia na altura do paciente. A técnica de inserção é realizada após a lubrificação com gel à base de água, pode-se tracionar o queixo e a língua, com a cabeça do paciente na posição olfativa ou neutra e, então, deve-se introduzir o dispositivo até a marcação dentária. Deve-se insuflar os balonetes com o mínimo recomendado e manter a pressão do mesmo inferior a 60 cmH$_2$O. A causa mais comum de falha é a introdução exagerada do dispositivo com obstrução da abertura traqueal; dessa forma, deve-se recuar o tubo laríngeo como tentativa de resgate.

Dispositivos artificiais de vias aéreas

As cânulas orofaríngeas (cânulas de Guedel) e nasofaríngeas são dispositivos que podem ser utilizados para manter a patência das vias aéreas e facilitar a ventilação sob máscara facial com pressão positiva. Esses dispositivos deslocam estruturas moles, permitindo ventilações com pressões menores e menor distensão gástrica. Podem ser usados simultaneamente.

Cânula orofaríngea

São rígidas, deslocam a língua da parede posterior da faringe e apresentam orifício interno que pode ser usado também para aspiração de secreções. Seu tamanho deve ser adequado e pode ser medido por meio da distância entre a rima labial e o ângulo da mandíbula. Se a cânula for menor que o adequado, pode obstruir a via aérea como um corpo estranho; se grande demais, pode obstruir a ventilação por se apoiar na valécula.

Para a inserção da cânula, os reflexos faríngeos e laríngeos devem estar abolidos para não desencadearem laringoespasmo, tosse, vômitos e broncoaspiração.

A técnica de inserção mais utilizada é com a convexidade virada para a língua, até que sua extremidade esteja próxima da parede posterior, quando se faz um giro de 180º.

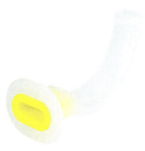

■ Figura 13.6 – Cânula de Guedel.
Fonte: Acervo dos autores.

Cânula nasofaríngea

É um dispositivo mais maleável, utilizado para deslocar língua e o palato mole, mais bem tolerado que as cânulas orofaríngeas, logo pode ser utilizado em pacientes sedados, em ventilação espontânea. As contraindicações ao seu uso são: fratura de base de crânio; epistaxe; coagulopatia; e trauma nasal. Seu tamanho pode ser medido por meio da distância do orifício nasal ao ramo da mandíbula.

Para sua inserção, deve-se inspecionar digitalmente as narinas e selecionar a mais permeável. Deve-se lubrificar a cânula e inseri-la posteriormente, na nasofaringe posterior, evitando que a extremidade mais pontiaguda entre em contato com o septo durante a inserção. Em caso de dificuldade, deve-se recuar, girar e tentar avançar novamente, sem resistência.

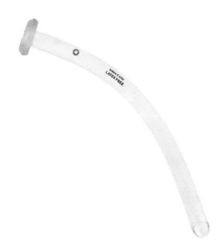

■ Figura 13.7 – Cânula nasofaríngea.
Fonte: Acervo dos autores.

BIBLIOGRAFIA

1. Cook TM, Woodall N, Harper J, Benger J; Fourth National Audit Project. Major complications of airway management in the UK: results of the Fourth National Audit Project of the Royal College of Anaesthetists and the Difficult Airway Society. Part 2: intensive care and emergency departments. Br J Anaesth. 2011 May;106(5):632-42. doi: 10.1093/bja/aer059. Epub 2011 Mar 29. PMID: 21447489.

2. King MR, Jagannathan N. Airway management with a supraglottic airway for laparoscopic surgery: Does device selection matter? J Clin Anesth. 2019 Sep;56:134-135. doi: 10.1016/j.jclinane.2019.02.006. Epub 2019 Feb 16. PMID: 30780082.

3. Koo BW, Oh AY, Hwang JW, Na HS, Min SW. Comparison of standard versus 90° rotation technique for LMA Flexible™ insertion: a randomized controlled trial. BMC Anesthesiol. 2019 Jun 7;19(1):95. doi: 10.1186/s12871-019-0773-z. PMID: 31170926; PMCID: PMC6555754.

4. Eckardt F, Engel J, Mann ST, Müller M, Zajonz T, Koerner CM, Sander M, Mann V. LMA Protector™ Airway: first experience with a new second generation laryngeal mask. Minerva Anestesiol. 2019 Jan;85(1):45-52. doi: 10.23736/S0375-9393.18.12421-7. Epub 2018 Sep 10. PMID: 30207132.

5. Braude D, Steuerwald M, Wray T, Galgon R. Managing the Out-of-Hospital Extraglottic Airway Device. Ann Emerg Med. 2019 Sep;74(3):416-422. doi: 10.1016/j.annemergmed.2019.03.002. Epub 2019 May 3. PMID: 31060744.

6. Gordon J, Cooper RM, Parotto M. Supraglottic airway devices: indications, contraindications and management. Minerva Anestesiol. 2018 Mar;84(3):389-397. doi: 10.23736/S0375-9393.17.12112-7. Epub 2017 Oct 12. PMID: 29027772.

7. Park HP. Supraglottic airway devices: more good than bad. Korean J Anesthesiol. 2019 Dec;72(6):525-526. doi: 10.4097/kja.19417. Epub 2019 Nov 29. PMID: 31813205; PMCID: PMC6900417.

8. Sakles JC, Pacheco GS, Kovacs G, Mosier JM. The difficult airway refocused. Br J Anaesth. 2020 Jul;125(1):e18-e21. doi: 10.1016/j.bja.2020.04.008. Epub 2020 May 8. PMID: 32402374.

9. Lockey DJ, Crewdson K. Pre-hospital anaesthesia: no longer the "poor relative" of high quality in-hospital emergency airway management. Br J Anaesth. 2018 May;120(5):898-901. doi: 10.1016/j.bja.2018.01.021. Epub 2018 Feb 24. PMID: 29661406.

10. Norii T, Makino Y, Unuma K, Adolphi NL, Albright D, Sklar DP, Crandall C, Braude D. CT imaging of extraglottic airway device-pictorial review. Emerg Radiol. 2021 Jun;28(3):665-673. doi: 10.1007/s10140-021-01909-2. Epub 2021 Feb 2. PMID: 33532932.

14

INTUBAÇÃO COM PACIENTE ACORDADO

Maurício Luiz Malito ▪ Paulo Rogério Scordamaglio

→ Introdução

A intubação endotraqueal é uma das primeiras habilidades técnicas que os profissionais médicos aprendem durante seu período de formação e praticam e desenvolvem esse procedimento tanto em situações eletivas como também nos cenários de urgência/emergência. Historicamente, a primeira intubação para fins de anestesia foi relatada pelo Dr. William Macewan em 1878. Desde então, a intubação endotraqueal tem sido um dos pilares da gestão das vias aéreas, não só para a anestesia, mas também para atendimento médico de emergência e durante a reanimação cardiopulmonar.[1,12,13]

A intubação acordada (IA) é uma técnica de intubação traqueal que utiliza agentes anestésicos locais para bloquear os reflexos das vias aéreas, juntamente com pequenas doses de hipnóticos e/ou analgésicos intravenosos para sedação. Os pacientes submetidos a uma intubação acordada não estão totalmente acordados ou despertos; a técnica refere-se ao uso limitado de sedação ou de agentes hipnóticos para alcançar condições ideais de intubação com ansiólise, diminuição ou abolição dos reflexos e colaboração do paciente. A maior vantagem dessa técnica é a diminuição importante do risco de instalação de hipóxia durante as manobras, uma vez que o paciente ainda tem o controle da respiração e não existe apneia induzida pela técnica. Sem dúvida, a IA pode ser considerada uma das estratégias mais seguras e versáteis, pois pode ser aplicada mesmo nos cenários mais complexos e permite a utilização de vários dispositivos desde a laringoscopia direta até mesmo a broncofibroscopia para intubação.

→ Agentes Anestésicos

Lidocaína é o agente mais utilizado para anestesia tópica das vias aéreas, apresenta um perfil mais seguro que os demais anestésicos locais em virtude das características físico-químicas como menor cardiotoxicidade e tempo de meia-vida de eliminação mais curto. Está disponível na forma líquida em várias concentrações e em combinação com vasoconstritores como epinefrina e fenilefrina. Na forma de geleia ou gelatina, está disponível em concentração de 2%. **A dose máxima descrita para administração tópica é de 9 mg/kg de peso,**[3] mas geralmente ótimas condições de anestesia são obtidas com quantidades menores. Altas doses de anestésicos locais devem ser usadas com cautela, particularmente em pacientes com doença hepática. Os anestésicos locais podem ser aplicados de várias maneiras: nebulizados em sistemas de inalação com solução fisiológica; topicalizados em pontos específicos da via aérea utilizando cotonoides ou gazes embebidas em solução anestésica; pulverizados com cateteres que contam com sistemas de atomização de partículas e administrados por técnicas de *spray-as-you-go*, ou seja, o anestésico é borrifado, a área é anestesiada e o dispositivo é introduzido progressivamente respeitando-se o tempo de início de ação do anestésico local a cada progressão. Essa técnica é utilizada principalmente durante a intubação guiada por broncoscopia. Os dispositivos para abordagem vão desde um laringoscópio convencional com visão direta até dispositivos com visualização indireta da via aérea como os videolaringoscópios e os broncoscópios flexíveis.

Outra maneira de anestesia são os bloqueios percutâneos de nervos sensitivos cervicais e faciais relacionados às vias aéreas[4]. Essa técnica é descrita na literatura, mas tem sido cada vez menos empregada, pois pode estar relacionada a altas taxas plasmáticas de anestésico local, punção vascular inadvertida, e os resultados são variáveis, dependendo da experiência do profissional e das características anatômicas do paciente (circunferência cervical, massas ou retrações locais).[5,14]

Muitas vezes, a presença de secreções e de saliva excessiva dificulta a absorção do anestésico local pelas mucosas. Agentes antissialagogos como atropina, escopolamina ou glicopirrolato podem ser empregados previamente buscando-se "secar" as mucosas e otimizar a ação do anestésico tópico, além de facilitar de alguma forma a visualização das estruturas.

Geralmente, é difícil aplicar anestésico local abaixo das cordas vocais pela via de acesso oral. A punção da membrana cricotireóidea e posterior injeção de anestésico local transtraqueal fornecem excelente anestesia das vias aéreas na região infraglótica e bloqueiam reflexos vagais desencadeados pela manipulação ou introdução do tubo traqueal. Além disso, pode ser considerado um ótimo treinamento para um eventual caso de emergência em que se faz necessário o acesso pela frente do pescoço para instalação de uma cânula de oxigenação de um paciente que apresenta dificuldade de intubação e ventilação.

Os agentes sedativos podem ser escolhidos pelas características clínicas do paciente e/ou pelo conhecimento e *expertise* do profissional, mas bem mais importante do que a droga em si é o objetivo de manter o paciente calmo, tranquilo e colaborativo com as manobras, participando do procedimento e sendo informado de cada passo a ser tomado. A Tabela 14.1 mostra sugestões de medicações comumente utilizadas e suas respectivas doses.

Tabela 14.1 – Drogas usadas para sedação e adjuvantes em intubação acordada.

Medicação	Dose/Via	Ação	Agente reversor
Atropina	0,1 a 0,2 mg/kg EV ou IM	Antissialogogo	Não há
Midazolan	0,5 a 4 mg EV (titular doses fracionadas)	Sedação	Flumazenil
Fentanil	25 a 100 mcg Ititular doses fracionadas)	Sedação	Naloxona
Remifetanil	Dose inicial: 0,75 mcg/kg/min Infusão cont.: 0,075 mcg/kg/min	Sedação	Naloxona
Dexmedetomina	Dose inicial: 1 mcg/kg/h por 10 min. Infusão: 0,7 mcg/kg/h		

EV: endovenosa; IM: intramuscular.
Fonte: Desenvolvida pelos autores.

→ Indicações

Considerar o uso da intubação acordada como uma técnica primária de escolha quando existe dúvida quanto à capacidade de intubar com sucesso um paciente, protegendo a unidade respiratória intrínseca e a fisiologia da troca de gasosa; esses cenários podem ser divididos em duas grandes categorias:

1. Pacientes com alterações anatômicas nas vias aéreas que sugerem ou predizem alguma dificuldade. Esses sinais são variações da normalidade ou de mudanças patológicas nas estruturas das vias aéreas.

2. Pacientes que apresentam um estado fisiológico instável. A instabilidade hemodinâmica (ou a incapacidade de obter estabilidade hemodinâmica) pode não permitir o uso de agentes de indução anestésica ou sedativos em dose plena. Os pacientes também podem ter uma necessidade fisiológica de ventilação com alta oferta de oxigênio e podem podem não tolerar interrupções na sua atividade respiratória, mesmo que por pouco tempo.

Rosenblat et al.[6] propõem a escolha de intubação acordada quando:

→ o paciente apresenta risco de falha de intubação e de oxigenação alveolar (seja por máscara facial, seja por dispositivo supraglótico);

→ o paciente apresenta risco de falha de intubação e aspiração de conteúdo gástrico;

→ o paciente apresenta risco de falha de intubação e não tolerará apneia.

→ Contraindicações

a. A intubação acordada é relativamente contraindicada em pacientes que necessitam de gerenciamento de vias aéreas na emergência, pois é uma técnica que demanda tempo.

b. Pacientes que não cooperam ativa ou passivamente não podem se beneficiar de uma abordagem acordada e, sempre que possível, devem ser gerenciados utilizando-se outras técnicas.

→ Procedimento

A IA é um procedimento com vários detalhes e particularidades. Existem muitas maneiras diferentes de aplicar o anestésico local, tranquilizar os pacientes e, assim, obter um ótimo resultado. As recomendações a seguir resumem as sugestões do Centro de Treinamento em Vias Aéreas (CTVA) para as etapas necessárias para a IA:

a. Fornecer oxigênio suplementar adequado durante todo o tempo das manobras. Um cateter nasal com fluxo de oxigênio 100% com apenas 2 L/min já consegue um acréscimo de 6% a 8% da fração inspirada de oxigênio (FiO$_2$) do ar ambiente[7]. Certificar-se de que o monitoramento adequado esteja conectado ao paciente e que todos os dispositivos de acesso vascular estejam fluindo corretamente.

b. Explicar a lógica do procedimento ao paciente. Tranquilizá-lo e fornecer-lhe informações sobre o que pode ser esperado durante cada etapa (p. ex., tosse e dificuldade em deglutir). A cooperação do paciente é fundamental.

c. Solicitar que o paciente coloque a língua para fora e começar a aplicar anestesia tópica nas estruturas das vias aéreas: língua palato mole, faringe posterior e os pilares amigdalianos. Doses repetidas de 1 a 2 mL de lidocaína 2% líquida, sem vasoconstritor, podem ser aplicadas em cada região com auxílio de um cateter de acesso venoso tradicional, do qual foi removida a agulha interna, ou utilizando-se cateteres específicos com atomizadores (Figura 14.1). Outras soluções como a *Pacey's paste* também podem ser utilizadas.[8]

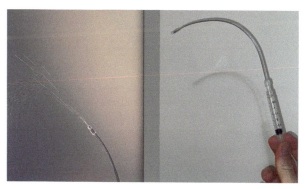

■ Figura 14.1 Cateter atomizador flexível, moldável e tem comprimento suficiente para ser introduzido e alcançar as áreas mais distais da laringe. No detalhe, a dispersão do anestésico local em pequenas gotículas pulverizadas que atingem uma grande aérea com um pequeno volume de anestésico utilizado.
Fonte: Acervo dos autores.

Partes iguais de lidocaína geleia e lidocaína líquida são aspiradas em duas seringas e, através de uma torneirinha, são misturadas várias vezes, o resultado é uma emulsão que, quando aplicada às mucosas, têm alta adesão, maior capacidade de dispersão e cobertura de áreas de difícil acesso (Figura 14.2). Essa solução não é passível de aplicação através dos cateteres com dispositivo de atomização. O efetivo bloqueio do nervo glossofaríngeo (localizado posteriormente aos pilares amigdalianos bilateralmente) inibe o reflexo de náusea e/ou vômito quando se estimula a base da língua e permite a introdução de dispositivos como cânulas orofaríngeas, lâminas de laringoscopia e até broncoscópios, sem desconforto para o paciente.

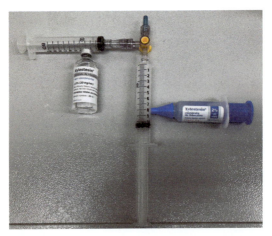

■ Figura 14.2 *Pacey's paste*. Dr. John Pacey descreveu que uma mistura de partes iguais de lidocaína geleia e lidocaína líquida formam uma pasta viscosa facilmente aplicada com cateteres e tem uma boa aderência às mucosas, progredindo rapidamente para recessos e porções de difícil acesso.
Fonte: Acervo dos autores.

d. Para a anestesia da região infraglótica, realizar a identificação e a punção da membrana cricotireóidea. Um cateter endovenoso 20G acoplado a uma seringa de 5 mL contendo solução salina é introduzido pela frente do pescoço. Mantendo-se pressão negativa constante no embolo da seringa, o acesso à traqueia é identificado quando há perda de resistência do êmbolo e presença de bolhas na solução salina. A seguir, a agulha é removida e apenas o cateter plástico persiste no local da punção. Outra seringa, contendo 3 a 5 mL de lidocaína 2%, é acoplada e o posicionamento do cateter é checado com aspiração e confirmação de bolhas novamente. O último passo compreende avisar o paciente que ele tossirá, injetar toda solução e remover o cateter rapidamente. A tosse ajuda a dispersar o anestésico tanto na direção cefálica como no sentido caudal, banhando toda a traqueia, finalizando a manobra. Considerar o uso criterioso da sedação durante todo o processo, respeitando-se limitações fisiológicas (Figura 14.3).

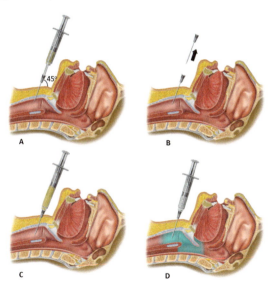

■ Figura 14.3 Anestesia infraglótica. (A) O cateter venoso é inserido na membrana cricotireóidea em direção caudal e o teste de aspiração confirma que a ponta está dentro da traqueia. (B) A agulha é removida do cateter. (C) Outra seringa contendo anestésico é conectada e o teste de aspiração é repetido. (D) O anestésico é injetado produzindo tosse e espalhando a área de atuação-região em destaque.

Fonte: Extraída do livro *The Retrograde Cookbook*. Irvine, University of California, Department of Anesthesia.

e. Introduzir o dispositivo de escolha até a identificação das estruturas da laringe e/ou traqueia encontrando o posicionamento adequado para a intubação.

f. Progredir o tubo para a traqueia.

g. Confirmar o posicionamento correto do tubo usando-se técnicas tradicionais e comprovadas (visualização da entrada ou progressão do tubo na traqueia pela laringoscopia direta, pelo videolaringoscópio ou pelo broncoscópio, ausculta pulmonar presente e capnografia).

h. Administrar sedação adicional conforme necessário para o conforto do paciente com base na sia condição clínica, no seu estado hemodinâmico e no planejamento de manejo do paciente.

Complicações

A taxa de complicações globais relatada em pacientes submetidos à IA por laringoscopia direta, broncoscopia flexível ou videolaringoscopia é de até 18%.[9,10,11] As complicações durante a IA decorrem principalmente de técnica inadequada e múltiplas tentativas. Em caso de complicação, sua etiologia deve ser determinada e rapidamente corrigida. A Difficult Airway Society (DAS) elaborou um *checklist* (OTSE) que auxilia na tomada de decisão[12]:

O **(falha na oxigenação)**

→ Identificar e liberar a obstrução da via aérea

→ Reduzir/reverter sedação

→ Aumentar FiO_2

→ Mudar o dispositivo de oferta de O_2

T **(falha na topicalização)**

→ Complementar anestesia tópica, mas respeitando-SE dose máxima de 9 mg/kg

→ Identificar sinais e tratar intoxicação por anestésico local

S **(falha na sedação)**

→ Rever modo de sedação

→ Considerar reverter medicações

E (falha na Execução)

→ Limitar a três o número máximo de tentativas. *Uma tentativa extra é considerada se realizada por um* expert *em manejo de via aérea.*

→ Cancelar o procedimento se for possível (cirurgia eletiva)

→ Aspiração de secreções ou sangue

→ Tentar uma via alternativa (nasal) ou trocar o dispositivo

→ Trocar o tipo do tubo traqueal (tubos com a ponta mais flexível ou maleável)

→ Buscar por ajuda especializada

→ Conclusão

Embora a IA ainda não seja largamente empregada, ela é, sem dúvida, considerada o padrão-ouro no manejo de via aérea para vias aéreas difíceis previstas não emergenciais. O fator crucial que pende na sua escolha é sempre a maior segurança do paciente. Provavelmente, o ponto-chave para sua popularização serão a educação médica continuada e o treinamento com modelos de desenvolvimento de habilidades com simulações de cenários clínicos.

BIBLIOGRAFIA

1. Ramkumar V. Preparation of the patient and the airway for awake intubation. Indian J Anaesth. 2011;55(5):442-447. doi:10.4103/0019-5049.89863

2. Morris IR, Law JA. How to do awake tracheal intubations-- oral and nasal. In: Kovacs G, Law JA, editors. *Airway management in emergencies*. 2nd ed. Shelton: People's Medical Publishing House USA; c2011. p. 181-208.

3. Williams K, Barker G, Harwood R, Woodall N. Plasma lidocaine levels during local anaesthesia of the airway. Anaesthesia 2003; 58: 508-9.

4. Sudheer P, Stacey MR. Anaesthesia for awake intubation. BJA CEPD Rev 2003; 3: 120-3.

5. Sitzman BT, Rich GF, Rockwell JJ, Leisure GS, Durieux ME, DiFazio CA. Local anesthetic administration for awake direct laryngoscopy. Are glossopharyngeal nerve blocks superior? Anesthesiology 1997; 86: 34-40.

6. Rosenblatt WH. The Airway Approach Algorithm: a decision treefor organizing preoperative airway information.J Clin Anesth.2004;16(4):312-316.

7. Guimarães HP, et al. Recomendações sobre Oxigenoterapia no Departamento de Emergência para pacientes suspeitos ou confirmados de Covid-19 Versão2; atualizada em 06/03/2021.ABRAMED. Disponível em: www.abramed.com.br. Acesso em: 7 de jun. 2022.

8. Sanchez A, Iyer RR, Morrison DE. Preparation of the patient for awake intubation. In: Hagberg CA, editor. Benumof's airway management: principles and practice. Philadelphia: Mosby-Elsevier; 2007. p. 255-80.

9. El-Boghdadly K, Onwochei DN, Cuddihy J, etal. A prospective cohort study of awake fibreoptic intubation practice at a tertiary centre. Anaesthesia 2017; 72: 694-703.

10. Law JA, Morris IR, Brousseau PA, de la Ronde S, Milne AD. The incidence, success rate, and complications of awake tracheal intubation in 1,554 patients over 12 years: an historical cohort study. Canadian Journal of Anesthesia 2015; 62: 736-44.

11. Joseph TT, Gal JS, DeMaria SJ, Lin H-M, Levine AI, Hyman JB. A retrospective study of success, failure, and time needed to perform awake intubation. Anesthesiology 2016; 125: 105-14.

12. Ahmad I, El-Boghdadly K, Bhagrath R, Hodzovic I, McNarry AF, Mir F, O'Sullivan EP, Patel A, Stacey M, Vaughan D. Difficult Airway Society guidelines for awake tracheal intubation (ATI) in adults. Anaesthesia. 2020 Apr;75(4):509-528. doi: 10.1111/anae.14904. Epub 2019 Nov 14.

13. Jeffrey L. Apfelbaum, Carin A. Hagberg, Richard T. Connis, Basem B. Abdelmalak, Madhulika Agarkar, Richard P. Dutton, John E. Fiadjoe, Robert Greif, P. Allan Klock, David Mercier, Sheila N. Myatra, Ellen P. O'Sullivan, William H. Rosenblatt, Massimiliano Sorbello, Avery Tung; 2022 American Society of Anesthesiologists Practice Guidelines for Management of the Difficult Airway. *Anesthesiology* 2022; 136:31-81.

14. David Leslie, BSc (Hons) MBBCh (Hons) FRCA, Mark Stacey, MB MChir FRCA ILTHE MSc (Med Ed), Awake intubation, *Continuing Education in Anaesthesia Critical Care & Pain,* Volume 15, Issue 2, April 2015, p. 64-67.

CRICOTIREOIDOSTOMIA

Felipe Robalinho

→ Introdução

A cricotireoidostomia representa o passo final dos algoritmos de não intubo-não oxigeno (NINO). No cenário em que a oxigenação alveolar não pode ser restabelecida por meios menos invasivos, representa um procedimento salvador capaz de evitar a lesão neurológica, parada cardiorrespiratória e morte secundária à hipóxia.

→ Conceito e taxonomia

A cricotireoidostomia consiste na abertura cirúrgica ou percutânea da membrana cricotireóidea, comunicando a laringe com o meio externo. Difere da traqueostomia na qual a incisão é realizada entre anéis traqueais.

Diferentes técnicas são descritas: a técnica cirúrgica tradicional; a técnica cirúrgica modificada em quatro passos; a técnica cirúrgica assistida por bougie. Técnicas percutâneas incluem as técnicas por agulhas de grosso calibre e as técnicas de Seldinger (Figura 15.1).

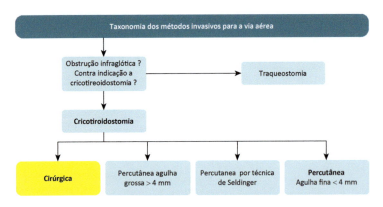

Figura 15.1 Taxonomia dos métodos invasivos para a via aérea.
Fonte: Desenvolvido pelos autores.

Indicações

A indicação mais comum é o restabelecimento da oxigenação alveolar após falha de tentativas otimizadas de intubação traqueal, ventilação sob máscara facial e dispositivo extraglótico.

A tentativa só é considerada otimizada quando realizada sob bloqueio neuromuscular. O estabelecimento do bloqueio neuromuscular profundo garante condições ótimas de ventilação sob máscara facial, inserção de extraglóticos, intubação traqueal e via aérea cirúrgica

Ademais, há a *via aérea inevitavelmente cirúrgica,* em que técnicas convencionais de intubação ou ventilação têm alta probabilidade de falha e a intubação traqueal acordada pode não ser factível. Destacam-se aqui traumas maxilofaciais extensos, edema de via aérea secundário a queimaduras ou à anafilaxia e obstrução de via aérea por tumores de cabeça e pescoço.

Nessas situações, a obtenção de uma via aérea cirúrgica (cricotireoidostomia ou traqueostomia) sob anestesia local pode ser a estratégia primária para obtenção do controle de via aérea.

Contraindicações

A cricotireoidostomia é um procedimento modificador de desfecho e apresenta poucas contraindicações. Entre elas, destacam-se o trauma laríngeos com fratura de cartilagem cricoide ou disjunção laringotraqueal completa. Nesse caso, uma traqueostomia é mais bem indicada. Da mesma forma, pacientes com obstruções infraglóticas como tumores, infecções e corpos estranhos não se beneficiam da cricotireoidostomia. Em pacientes pediátricos (< 10 anos), as técnicas cirúrgicas são contraindicadas. As técnicas percutâneas com equipamento de calibre apropriado são factíveis.

→ Anatomia

A cricotireoidostomia é a primeira escolha para via aérea cirúrgica na emergência. Essa escolha deriva de marcos anatômicos superficiais mais proeminentes, posição mais superficial, menor presença de estruturas vasculares próximas, maior distância dos ápices pulmonares, formato em anel de sinete da cartilagem cricoide com a parede posterior mais espessa, conferindo-lhe o aspecto de "jaula cartilaginosa".

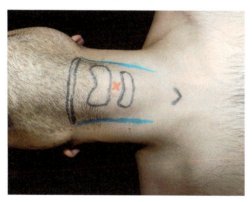

▣ Figura 15.2 – Principais marcos anatômicos da via aérea cirúrgica em modelo vivo emergencial. 1) manúrbio esternal; 2) cartilagem cricoide; 3 membrana cricotiróidea; 4) catilagem tiróidea; 5) Osso hioide.
Fonte: Acervo dos autores.

A membrana cricotireóidea (MCT) é a estrutura de interesse. Trata-se de uma membrana fibrocartilaginosa de localização subcutânea com cerca de 9 mm no eixo longitudinal e 30 mm no eixo transversal, delimitada superiormente pela cartilagem tireóidea e inferiormente pela cartilagem cricoide. Lateralmente, é delimitada pelos músculos cricoaritenóideos.

Superiormente a ela, duas lâminas cartilaginosas se juntam num ângulo agudo formando a cartilagem tireóidea. Superficialmente, essa formação corresponde ao pomo-de-adão ou proeminência laríngea. O aspecto interno do corpo anterior da cartilagem tireóidea provê a inserção das pregas vocais. Deve-se evitar utilizar instrumentos de retração superiores à incisão da membrana cricotireóidea de forma a minorar o trauma nas pregas vocais

Ligando o osso hioide à cartilagem tireóidea há a membrana tiro-hióidea que dá passagem aos vasos laríngeos superiores e aos ramos internos do nervo laríngeo superior. A cartilagem cricoide forma o limite inferior da membrana cricotireóidea e é a única estrutura cartilaginosa completamente circunferencial na laringe, conferindo-lhe um aspecto de anel de sinete. É composta de um segmento posterior mais espesso que afila na região mais ventral.

Estruturas vasculares de interesse incluem as artérias tireóideas superiores e seus ramos, as artérias cricotireóideas. As primeiras percorrem a borda lateral da MCT. Já as últimas cursam medialmente sobre a margem superior da MCT em 54% dos pacientes. Assim, deve-se tentar realizar a incisão em sua margem inferior. Em crianças a laringe é posicionada mais cranialmente que em adultos. Há maior sobreposição entre a cartilagem tireoide e cricoide e a membrana cricotireóidea é proporcionalmente menor

→ Técnica de palpação e implicações práticas

A despeito de descrições anatômicas, a capacidade de perceber a anatomia de superfície com acurácia é limitada. Esse insucesso de localizar adequadamente a membrana cricotireóidea é amplamente documentada e perpassa diferentes especialidades e nível de treinamento. Anestesiologistas, emergencistas, intensivistas e cirurgiões de trauma não localizam adequadamente a membrana cricotireóidea em até 50% a 75% dos casos. Nota-se ainda que essa taxa ocorre em cenários controlados de um estudo clínico em sua maioria com pacientes não obesos e sem alterações patológicas cervicais. Estima-se que em situações com estressores a performance seja ainda pior. Ademais, a técnica empregada na localização de marcos anatômicos influi diretamente no sucesso. A técnica com maior acurácia na localização da membrana cricotireóidea é uma versão modificada do *laryngeal handshake* com palpação de estruturas no sentido cranial. Nessa técnica, o manúbrio esternal é localizado mediante palpação. Em seguida, a traqueia, a cartilagem cricoide e a articulação cricotireóidea são palpadas laterolateralmente com o polegar e o 3º dedo.

CRICOTIREOIDOSTOMIA 185

A cartilagem cricoide é identificada como a estrutura mais rígida, ampla e proeminente que os anéis traqueais. Em seguida, estabiliza-se a cartilagem cricoide com o polegar e o dedo médio e a membrana cricotireóidea é localizada com a polpa do dedo indicador (Figuras 15.3 a 15.6).

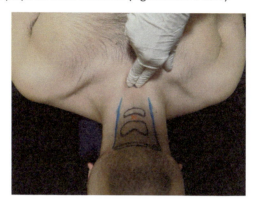

◼ Figura 15.3 – Primeiro passo da técnica de palpação para localização dos marcos anatômicos. Localização do manúrbio esternal.
Fonte: Acervo dos autores.

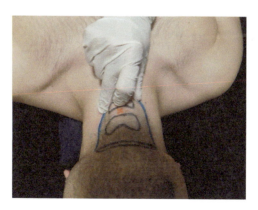

◼ Figura 15.4 – Estabilização da laringe com o 1º e 3º dedos e localização da membrana cricotiróidea com o indicador da mão hábil.
Fonte: Acervo dos autores.

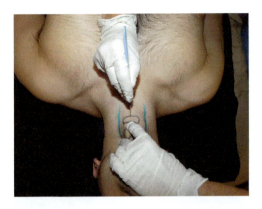

◼ Figura 15.5 – Após identificar marcos anatômicos com a mão hábil, utilizar o indicador da mão inábil para marcar a membrana cricotiróidea. Apoiar a face medial da mão hábil no esterno para realizar a incisão.
Fonte: Acervo dos autores.

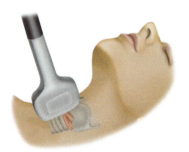 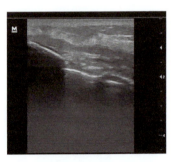

◼ Figura 15.6 – Ultrassonografia de via aérea eixo longitudinal evidenciando padrão colar de pérolas.
Fonte: Adaptada de Robert e Hedges- Clinical Procedures in Emergency Medicine e Acute Care.

Esse fenômeno ainda tem implicações práticas importantes na padronização da técnica da cricotireoidostomia cirúrgica. Uma incisão vertical na linha mediana possibilita a palpação e a exposição adequada das estruturas cartilaginosas da laringe, aumentando a acurácia da incisão ou a canulação da membrana cricotireóidea. Dessa forma, uma incisão inicial vertical é favorecida pelas diretrizes mais recentes.

→ Ultrassonografia e cricotireoidostomia

Conforme já mencionado, as técnicas com base na palpação de marcos anatômicos apresentam limitações mesmo em indivíduos não obesos e sem alterações anatômicas cervicais.

O uso da ultrassonografia à beira-leito é uma ferramenta fácil e de rápido aprendizado e pronta disponibilidade. Por meio da insonação da via aérea em seus eixos curtos e longos, permite a localização precisa das estruturas laríngeas e traqueais por meio do reconhecimento de padrão colar de pérolas e da interface de ar sólida (Figura15.7).

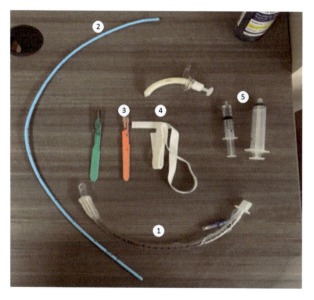

■ Figura 15.7 – Material básico necessário para cricotiroidostomia assistida por bougie. 1) tubo 6; 2) bougie; 3) lâmina de bisturi; 4) fixador de tubo; 5) seringas.
Fonte: Acervo dos autores.

Nessas populações, o uso da ultrassonografia à beira-leito para identificação de marcos anatômicos adiciona um elemento de seguraça ao identificar a linha mediana da via aérea e localizar estruturas vasculares cervicais.

Em pacientes com patologias cervicais (tumores, infecções, radioterapia cervical prévia), a linha média da via aérea pode estar desviada lateralmente.

Uma incisão vertical em um local inadequado é incapaz de fornecer a exposição cirúrgica das estruturas cartilaginosas necessárias para executar o procedimento. Ademais, incorre-se no risco de lesão de vasos cervicais.

Todavia, a decisão de empregar a ultrassonografia à beira-leito para a via aérea cirúrgica **não** deve desviar recursos e a atenção das tentativas de oxigenação, **nem deve retardar** a obtenção de uma via aérea cirúrgica caso indicada.

Dessa forma, conclui-se que a ultrassonografia cumpre importante papel nas vias aéreas difíceis previstas de forma a demarcar os marcos anatômicos para um acesso seguro à via aérea e para se reduzir o risco de lesão iatrogênicas de estruturas vasculares cervicais.

⮕ Equipamento

O equipamento necessário para cada técnica está descrito nas Figuras 15.8 a 15.10. A padronização do equipamento e a familiarização da equipe com ele reduzem a carga cognitiva durante o procedimento, tornando sua execução mais célere e proficiente. O equipamento para realizar uma via aérea cirúrgica de resgate deve estar disponível em quaisquer locais que vias aéreas são manejadas.

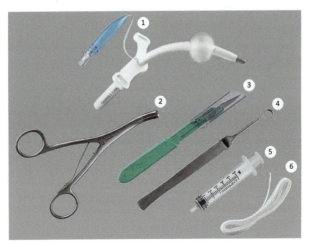

Figura 15.8 – Material Necessário para realização de cricotireoidostomia por técnica tradicional. 1) cânula de cricotiroidostomia com balão; 2) dilatador de Trousseau; 3) lâmina de bisturi #11; 4) gancho traqueal; 5) seringa de 5 mL para inflar balão; 6) fixador de tubo.
Fonte: Adaptada de https://www.cookmedical.com/products/65189b88-14bd-4c40-84bf-dbf7cc174141/.

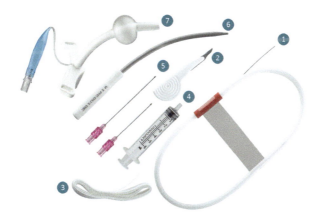

■ Figura 15.9 – Materiais necessários para a realização de cricotiroidostomia percutânea pela técnica de Seldinger. 1) Fio guia; 2) lâmina de bisturi 11; 3) fixação da cânula; 4) seringa de 5 mL; 5) agulha introdutora; 6) dilatador; 7) Cânula de cricotireoidostomia.
Fonte: Acervo dos autores.

Técnicas

Cricotireoidostomia cirúrgica

A cricotireoidostomia por via cirúrgica é a técnica de resgate para a situação de Nino. Em consonância, com diretrizes internacionais de manejo de via aérea, **recomenda-se uma técnica cirúrgica mesmo para operadores não cirurgiões.** A maior taxa de sucesso e o menor tempo para resgatar a oxigenação por técnicas cirúrgicas quando comparadas às das técnicas percutâneas justificam essa recomendação.

A **cricotireoidostomia cirúrgica assistida por bougie** é recomendada pelas mesmas diretrizes como a técnica de escolha. Apresenta como vantagens a necessidade de equipamento mínimo e o baixo custo, disponível na maioria nos cenários de manejo de via aérea e ventilação com baixas pressões permite. Permite confirmação de posição intratraqueal por capnografia, proteção contra aspiração.

Cricotireoidostomia percutânea com agulha fina e ventilação transtraqueal

Essa técnica consiste na punção da membrana cricotireóidea com uma agulha ou cateter de fino calibre (< 4 mm). A despeito da maior familiaridade dos operadores com a técnica de Seldinger modificada, essa técnica se associa com as seguintes desvantagens: menor taxa de sucesso que técnicas cirúrgicas; maior tempo de execução; incapacidade de proteger via aérea; incapacidade de confirmar posicionamento intratraqueal com capnografia; necessidade de equipamento especial para ventilação com altas pressões.

Cricotireoidostomia percutânea com cateter de grosso calibre

Essa técnica envolve a inserção de uma cânula de calibre > 4 mm na traqueia usando a técnica de Seldinger ou uma técnica de cânula sobre agulha. As cânulas utilizadas nessas técnicas têm conectores universais 15 mm que possibilita conexão a circuitos de ventilação convencionais, possibilitando o uso de capnografia e de ventilação com baixas pressões.

Algumas cânulas têm balonetes que possibilitam proteção contra a aspiração. Deve-se observar, entretanto, que, em cenários clínicos, essas técnicas têm uma taxa de falha elevada, similar à cricotireoidostomia por agulha fina.

Traqueostomia cirúrgica

A traqueostomia cirúrgica tradicionalmente envolve uma incisão entre os 2º e 3º anéis traqueais.

Sua indicação em cenários de emergência consiste em patologias nas quais a realização de cricotireoidostomia esteja contraindicada (traumas, tumores, infecções) e que necessitem de manejo de via aérea definitiva

Ademais, dada a familiaridade maior de cirurgiões com essa técnica, ela pode ser apropriada para um operador adequadamente treinado e com acesso imediato ao instrumental necessário para sua confecção.

→ Descrição técnica

Cricotireoidostomia cirúrgica assistida por bougie

A descrição da técnica toma por base um operador destro realizando uma cricotireoidostomia assistida por bougie. Quando pertinente, as alterações referentes a outras técnicas serão assinaladas. Diferentes padronizações desse procedimento foram descritos. A seguir, são descritos os passos derivados pelo método Delphi (Quadro 15.1) proposto por Dharamsi et al. com a técncia de palpação modificada descrita por Chang et. al.

A cricotireoidostomia é um procedimento *tátil*, não visual. A incisão pequena, o sangramento cirúrgico e a necessidade de rápida execução limitam o uso da visão para orientação anatômica.

→ **Proteção:** precauções-padrão se aplicam – luvas, capote, gorro, máscara e proteção ocular. No momento da incisão da laringe, pode haver uma aerolização de sangue, atingindo os olhos do operador.

→ **Assepsia, antissepsia, infiltração com anestésico local:** essas medidas devem ser utilizadas apenas em cenários em que o tempo e as fisiologia do paciente permitir. Eles não devem retardar a obtenção da via aérea.

→ **Posicionamento do paciente:** se possível, o paciente deve ser posicionado com o tronco elevado e o pescoço hiperestendido, utilizando-se coxins no dorso. É importante observar que, em pacientes com imobilização cervical, a extensão cervical será limitada. Ademais, pacientes com patologias da via aérea (traumas, tumores, infecções) podem não tolerar o posicionamento adequado, sendo necessária a realização da via aérea com o paciente sentado.

■ Quadro 15.1 – Cricotireoidostomia cirúrgica assistida por bougie, passo a passo

1. Identificar materiais necessários para o procedimento: bougie, bisturi, tubo traqueal 6, seringa 10 mL

2. Manter oxigenação supraglótica

3. O médico deve se posicionar ao lado do paciente correspondente à mão dominante (p. ex., operadores destros se posicionam à direita do paciente)

4. Palpar cranialmente a partir do manúbrio esternal para encontrar a cartilagem cricoide e palpar a mandíbula para baixo para identificar a margem superior da cartilagem tireoide. Palpar a membrana cricotireóidea (MTC).

5. Se possível, realizar assepsia.

6. Com a mão dominante, estabilizar a laringe utilizando o polegar e o dedo médio e palpar a membrana cricotiróidea com o dedo indicador da mão não dominante.

7. Pegar o bisturi com a mão dominante. Apoiar a face medial da mão no esterno do paciente. Fazer uma incisão vertical no sentido caudal, da cartilagem tireoide até a cartilagem cricoide. Caso a anatomia não seja palpável, estender a incisão até o manúbrio esternal.

(Continua)

■ **Quadro 15.1 – Cricotireoidostomia cirúrgica assistida por bougie, passo a passo** (*Continuação*)

8. Palpar, através da incisão, para confirmar a localização da MCT
9. Incisar a porção inferior da MCT lateralmente nas duas direções sem retirar a lâmina
10. Remover a lâmina do bisturi e inserir o dedo indicador da mão não dominante na incisão transversa confirmando com a palpação de anéis traqueais
11. Com a mão dominante, inserir o bougie na incisão
12. Deslizar o tubo traqueal sobre o bougie até o balão não ser mais visível acima da CTM (aprox 5 cm)
13. Remover o bougie
14. Estabilizado o tubo no pescoço do paciente, insuflar o balão
15. Iniciar ventilação com ressuscitador manual ou ventilador confirme a posição intratraqueal com capnografia
16. Avaliar a profundidade de inserção adequada. Auscultar dois hemitórax. Radiografia de tórax
17. Fixar o tubo

Fonte: Adaptado de Dharamsi A, Gray S, Hicks C, Sherbino J, McGowan M, Petrosoniak A. Bougie-assisted cricothyroidotomy: Delphi-derived essential steps for the novice learner. CJEM. 2019 Mar;21(2):283-290. doi: 10.1017/cem.2018.386.

→ **Posicionamento do operador:** no cenário ideal, o operador deve se posicionar na altura dos ombros do paciente, de frente para ele, no mesmo lado que sua mão dominante (operador destro à direita do paciente).

→ **Identificação e imobilização da laringe:** conforme supramencionado, recomenda-se o *laryngeal handshake* modificado para localizar e executar a cricotireoidostomia. A mesma manobra deve ser mantida para estabilizar e mobilizar a laringe durante sua manipulação.

→ Em caso de uma anatomia cervical impalpável, a posição da cartilagem cricoide pode ser estimada por meio da distância de 4 polpas digitais do manúbrio esternal.

→ **Incisão vertical:** realizar uma incisão vertical de 4 cm sobre a localização estimada da membrana cricotireóidea na linha mediana. A mão hábil com o bisturi pode ser apoiada no esterno do paciente para estabilização adicional. A incisão na linha mediana evita planos mais vascularizados. A orientação vertical da incisão permite extensão superoanterior caso seja necessária para um melhor acesso à MCT (Figura 15.10).

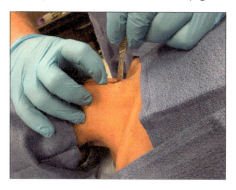

Figura 15.10 – Cricotireoidostomia – Incisão vertical.
Fonte: Adaptada de Johnston et al., 2020.

→ **Dissecção romba:** inserir o indicador da mão não hábil na incisão dissecando pele e tecido subcutâneo. Manter a laringe imobilizada com a mão inábil. Palpar a MCT, confirmando sua localização (Figura 15.11).

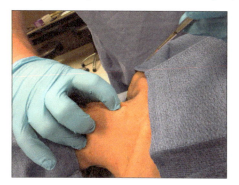

Figura 15.11 – Cricotireoidostomia – dissecção romba.
Fonte: Adaptada de Johnston et al., 2020.

→ **Incisão horizontal:** confirmada a posição da MCT, deve-se incisá-la em sua porção inferior e estendê-la lateralmente (Figura 15.12).

194   MANEJO DE VIAS AÉREAS

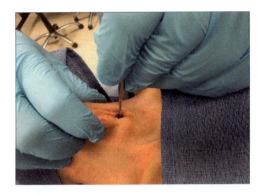

◼ Figura 15.12 – Cricotireoidostomia - incisão horizontal.
Fonte: Adaptada de Johnston et al., 2020.

→ Inserir o dedo indicador da mão inábil na incisão, dilatando o trajeto. Confirmar o posicionamento intratraqueal através da palpação dos anéis traqueais.

→ **Inserção do bougie:** soltar o bisturi. Com a mão dominante, inserir o bougie na incisão avançando em direção a traqueia. O posicionamento intratraqueal do bougie pode ser confirmado pela palpação do bougie e dos anéis traqueais no mesmo espaço. Adicionalmente, é possível sentir os cliques traqueais ou a resistência até a carina ou o brônquio (Figura 15.13).

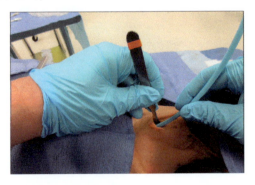

◼ Figura 15.13 – Cricotireoidostomia: inserção do Bougie.
Fonte: Adaptada de Johnston et al., 2020.

→ **Deslizar o tubo sobre o bougie na traqueia:** manter o controle distal do bougie com a mão não dominante. Deslizar um tubo 6 sobre o bougie em direção à traqueia. Movimentos rotatórios podem ser necessários para vencer a resistência do tecido subcutâneo. Avançar o tubo 6 cm. Avanços maiores podem resultar em intubação endobrônquica.

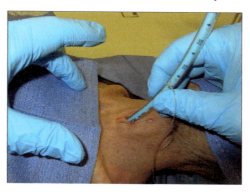

Figura 15.14 – Cricotireoidostomia – deslizamento do tubo.
Fonte: Adaptada de Johnston et al., 2020.

Técnica cirúrgica simplificada em quatro passos

→ **Posicionamento:** o mesmo que a técnica modificada por bougie.

Passo 1: identificação da membrana e estabilização da membrana por palpação.

Passo 2: incisão única horizontal da pele, tecido subcutâneo e MTC com bisturi. Incisão de aproximadamente 3 cm.

Passo 3: inserir o gancho traqueal. Antes do dedo ser retirado, o gancho é inserido e direcionado inferiormente de forma a tracionar a cartilagem cricoide. A laringe é estabilizada por meio de tração caudal.

Passo 4: inserir o tubo na traqueia.

Cricotireoidostomia percutânea com agulha de grosso calibre (> 4 mm)

→ **Posicionamento:** o mesmo que a técnica modificada por bougie.

Passo 1: identificar a membrana e estabilizá-la por palpação.

Passo 2: acoplar a seringa na cânula. Inserir a cânula com angulação de 90° com a pele. Após perfurar a membrana cricotireóidea, redirecionar o conjunto 45 caudalmente até o anteparo.

Passo 3: aspirar a seringa. A aspiração de ar sem dificuldades confirma o posicionamento intratraqueal.

Passo 4: remover o anteparo plástico. Deslizar a cânula até as aletas de fixação encostarem na pele. Aspirar o ar para reconfirmar posição intratraqueal. Fixar a cricotiroidostomia

Técnica de Seldinger modificada

→ **Posicionamento do operador:** o operador deve ficar no ombro do paciente *oposto* ao de sua mão dominante (um operador destro à esquerda do paciente) ou imediatamente acima de sua cabeça.

→ **Imobilização e estabilização da laringe:** conforme supradescrito, porém sobre a cartilagem cricoide.

→ **Inserção da agulha:** aspirar 3 mL de soro fisiológico. Conectar a agulha na seringa. Com o bisel para voltado superiormente, puncione a MCT num ângulo de 45° no sentido caudal. O aparecimento de bolhas de ar indica a penetração da parede da laringe. Há o risco de lesão da parede posterior da traqueia de avanço inadvertido.

→ **Inserção do fio-guia:** deslizar o cateter sobre a agulha e remover a agulha e a seringa. Inserir o fio-guia no sentido caudal. Retirar o cateter.

→ Realizar uma incisão de 2 cm na pele, subcutâneo e membrana cricotireóidea.

→ Avançar a unidade dilatador cateter sobre o fio-guia até o final

→ Remover o ditador e o fio-guia

→ Fixar a cricotireoidostomia

Manejo Pós-Procedimento

Após a realização do procedimento, o posicionamento intratraqueal do tubo deve ser monitorizado de forma contínua com capnografia quantitativa de forma a detectar extubação ou obstrução do tubo.

A sedação e ou bloqueio neuromuscular deve ser instaurada conforme curso clínico predito. O tubo ou cânula de traqueostomia deve ser adequadamente fixado para evitar o deslocamento. Uma radiografia de tórax deve ser realizada de forma a documentar o posicionamento da extremidade distal do tubo e excluir intubação endobrônquica e pneumotórax.

Deve-se planejar a conversão para via aérea definitiva (conversão para traqueostomia ou intubação traqueal auxiliada por fibroscopia) quando clinicamente apropriado.

Fatores Humanos e Gerenciamento de crises

Fatores Humanos e gestão de crise desempenham um papel importante em desfechos desfavoráveis de via aérea. Especialmente relevantes para a realização da cricotireoidostomia são a fixação de tarefas, a comunicação da equipe e a sobrecarga cognitiva.

O risco em se adiar o acesso cirúrgico às vias aéreas é maior que o risco do próprio procedimento. Algoritmos atualizados de manejo de via aérea objetivam garantir a celeridade na decisão e na execução da via aérea cirúrgica por meio de um plano e modelo mental compartilhado entre todos os integrantes da equipe que está manejando a via aérea.

A quebra da comunicação é destacada como fator contribuinte para eventos adversos em via aérea. A linguagem utilizada deve ser clara, concisa e direcionada e em alça fechada. Declarações de falha devem ser claras em cada etapa do procedimento e a indicação da via aérea cirúrgica deve ser explicitada para toda a equipe. A adoção de terminologia padrão como "via aérea inevitavelmente cirúrgica", "não ventilo e não oxigeno" e "acesso emergencial à via aérea via anterior" por todos os membros da equipe multidisciplinar facilita a comunicação interdisciplinar.

A sobrecarga cognitiva pode resultar em falhas na tomada de decisão e em erros no gerenciamento de via aérea, o que pode causar atrasos na execução da via aérea cirúrgica. *Checklists* e adjuntos para a tomada de decisão como a abordagem Vortex podem facilitar isso.

Considerações pediátricas

As técnicas cirúrgicas de cricotireoidostomia são contraindicadas em pacientes menores de 12 anos.

Em crianças, os marcos anatômicos superficiais são menos proeminentes tornando a identificação mais difícil. Ademais, a dimensão vertical da membrana cricotireóidea é menor, possibilitando que tubos inseridos possam danificar permanentemente as estruturas cartilaginosas. As estruturas laríngeas são mais maleáveis aumentando o risco de perfuração da parede posterior e de lesão de mucosa, contribuindo para uma incidência maior de estenose subglótica.

Dessa forma, em cenários de não intubo-não oxigênio em crianças menores de 12 anos, a cricotireoidostomia percutânea ou a traqueostomia são as técnicas de resgate de escolha.

Conversão para via aérea definitiva

A conversão para a via aérea definitiva, intubação traqueal ou traqueostomia devem ser realizadas assim que clinicamente apropriado.

Complicações

A cricotireoidostomia é frequentemente uma técnica de resgate, utilizada em pacientes, em geral, hipoxêmicos por operadores não cirúrgicos.

Complicações menores ocorrem em até 40% dos casos (ver Quadro 15.2).

Quadro 15.2 – Complicações de cricotireoidostomia.

Imediatas	Precoces	Tardias
Falha do procedimento	Estenose subglótica	Granulomas traqueais
Pneumotórax	Decanulação acidental	
Enfisema subcutâneo	Fístula traqueoesofágica	
Sangramento	Disfunção de cordas vocais	
Sangramentos (principalmente venosos)		

Fonte: Desenvolvido pelos autores.

Entre as complicações imediatas, destaca-se a falha da cricotireoidostomia e o sangramento. A falha da cricotireoidostomia consiste na inserção do tubo ou cânula nos espaços pretraqueais e subsequente pneumomediastino. Esse fenômeno deriva da tendência das estruturas laríngeas a se deslocaram posteriormente criando uma lacuna entre a incisão cutânea e a incisão na membrana cricotireóidea. Essa complicação parece ser minorada pela técnica adequada com o uso de uma incisão cutânea vertical, exposição cirúrgica adequada, uso do bougie, confirmação da posição intratraqueal e confirmação de posicionamento do tubo com capnografia.

O sangramento derivado do procedimento advém de pequenos vasos superficiais que podem ser controlados com medidas conservadoras (pressão local). Todavia, o ramo cricoide das artérias tireóideas superiores percorre o aspecto superior anterior da membrana cricotireóidea. O risco de lesão pode ser reduzido ao se utilizar uma incisão inicial vertical em pele e subcutâneo e uma incisão horizontal no aspecto inferior da membrana cricotireóidea.

Outras complicações imediatas dignas de nota incluem lesão da parede traqueal posterior, lesão esofágica, fratura de cartilagens laríngeas, inserção do tubo pela membrana cricotireóidea e tempo de execução maior que 3 minutos.

Entre as complicações crônicas, destaca-se a estenose subglótica. Sua incidência é menor em séries contemporâneas quando comparada a séries históricas, não diferindo daquela encontrada em pacientes submetidos à intubação orotraqueal. Contribuem para isso a técnicas cirúrgicas menos invasivas, patologias não inflamatórias e antibioticoterapia. Outras complicações tardias incluem aspiração pulmonar, lesão de nervo laríngeo recorrente, fratura de cartilagens e disfonia.

→ Treinamento

O cenário de não ventilo-não oxigeno que necessite de uma via aérea cirúrgica é raro e de alto risco. Dessa forma, prática deliberada e regular em promover o desenvolvimento e retenção de habilidades técnicas e não técnicas. Diretrizes internacionais sugerem pelo menos uma simulação a cada 6 meses para os envolvidos no manejo de via aérea. Sugere-se, ainda, a padronização de equipamentos e treinamento em qualquer ambiente onde ocorra ato anestésico ou manejo da via aérea.

Sugere-se treinamento inicial em simuladores de baixa fidelidade de forma a adquirir as habilidades psicomotoras relacionadas à técnica e ao equipamento escolhido. Em seguida, o uso de simulações de alta fidelidade como modelos animais, modelos 3D ou cadáveres permite o treinamento de habilidades técnicas e não técnicas.

BIBLIOGRAFIA

1. Duggan LV, Lockhart SL, Romano KR, Weingart SD, Levitan RM, Brindley PG. Front-of-neck airway meets front-of-neck simulation: improving cricothyroidotomy skills using a novel open-access three-dimensional model and the Airway App. Can J Anaesth. 2017 Oct;64(10):1079-1081. doi: 10.1007/s12630-017-0926-9. Epub 2017 Jul 11. PMID: 28699074.

2. Law JA, Duggan LV, Asselin M, Baker P, Crosby E, Downey A, Hung OR, Jones PM, Lemay F, Noppens R, Parotto M, Preston R, Sowers N, Sparrow K, Turkstra TP, Wong DT, Kovacs G; Canadian Airway Focus Group. Canadian Airway Focus Group updated consensus-based recommendations for management of the difficult airway: part 1. Difficult airway management encountered in an unconscious patient. Can J Anaesth. 2021 Sep;68(9):1373-1404. doi: 10.1007/s12630-021-02007-0. Epub 2021 Jun 18. PMID: 34143394; PMCID: PMC8212585.

3. Jeffrey L. Apfelbaum, Carin A. Hagberg, Richard T. Connis, Basem B. Abdelmalak, Madhulika Agarkar, Richard P. Dutton, John E. Fiadjoe, Robert Greif, P. Allan Klock, David Mercier, Sheila N. Myatra, Ellen P. O'Sullivan, William H. Rosenblatt, Massimiliano Sorbello, Avery Tung; 2022 American Society of Anesthesiologists Practice Guidelines for Management of the Difficult Airway. Anesthesiology 2022; 136:31-81 doi: https://doi.org/10.1097/ALN.0000000000004002.

4. Chang JE, Kim H, Won D, Lee JM, Kim TK, Min SW, Hwang JY. Comparison of the conventional downward and modified upward laryngeal handshake techniques to identify the cricothyroid membrane: a randomized, comparative study. Anesth Analg. 2021 Nov 1;133(5):1288-1295. doi: 10.1213/ANE.0000000000005744. PMID: 34517392.

5. Dharamsi A, Gray S, Hicks C, Sherbino J, McGowan M, Petrosoniak A. Bougie-assisted cricothyroidotomy: delphi-derived essential steps for the novice learner. CJEM. 2019 Mar;21(2):283-290. doi: 10.1017/cem.2018.386. Epub 2018 Jun 28. PMID: 29952276.

6. François B, Clavel M, Desachy A, Puyraud S, Roustan J, Vignon P. Complications of tracheostomy performed in the ICU: subthyroid tracheostomy vs surgical cricothyroidotomy. Chest. 2003 Jan;123(1):151-8. doi: 10.1378/chest.123.1.151. PMID: 12527616.

7. Johnston TM, Davis PJ. The occasional bougie-assisted cricothyroidotomy. Can J Rural Med 2020;25:41-8

8. Higgs A, McGrath BA, Goddard C, Rangasami J, Suntharalingam G, Gale R, Cook TM; Difficult Airway Society; Intensive Care Society; Faculty of Intensive Care Medicine; Royal College of Anaesthetists. Guidelines for the management of tracheal intubation in critically ill adults. Br J Anaesth. 2018 Feb;120(2):323-352. doi: 10.1016/j.bja.2017.10.021. Epub 2017 Nov 26. PMID: 29406182.

9. Kristensen MS, Teoh WH. Ultrasound identification of the cricothyroid membrane: the new standard in preparing for front-of-neck airway access. Br J Anaesth. 2021;126:22-27.

10. Hicks C, Petrosoniak A. The human factor: optimizing trauma team performance in dynamic clinical environments. Emerg Med Clin North Am. 2018 Feb;36(1):1-17. doi: 10.1016/j.emc.2017.08.003. PMID: 29132571.

11. Price TM, McCoy EP. Emergency front of neck access in airway management. BJA Educ. 2019;19(8):246-253. doi:10.1016/j.bjae.2019.04.002

12. Zasso FB, You-Ten KE, Ryu M, Losyeva K, Tanwani J, Siddiqui N. Complications of cricothyroidotomy versus tracheostomy in emergency surgical airway management: a systematic review. BMC Anesthesiol. 2020 Aug 27;20(1):216. doi: 10.1186/s12871-020-01135-2. PMID: 32854626; PMCID: PMC7450579.

TRAQUEOSTOMIA

Carlos Eduardo Saldanha de Almeida

Traqueostomia é o procedimento cirúrgico que estabelece controle da via aérea por meio da inserção de uma cânula na traqueia através de acesso cervical mediano.

É procedimento comum no manejo de pacientes críticos que apresentam desmame ventilatório difícil ou prolongado ou naqueles que apresentam condições que impactam na capacidade de proteção da via aérea (sua patência ou risco de broncoaspiração). Essas condições são encontradas em pacientes com insuficiência respiratória, naqueles com graves doenças neurológicas, nos que apresentam tumores que obstruem a via aérea superior ou nos submetidos a algumas cirurgias de cabeça e pescoço, como parte do manejo pós-operatório.

Em casos de emergência, ou seja, nas situações em que não se consegue intubar nem ventilar o paciente com dispositivo bolsa-válvula-máscara ou com dispositivos supraglóticos, o procedimento indicado é a cricotireoidostomia, assunto abordado em outro capítulo deste livro. Considerando-se que a abordagem da via aérea, nesse cenário, é feita às pressas, contra o tempo, a traqueostomia não está indicada por ter dissecção mais trabalhosa e mais lenta e por questões de segurança, visto que o diâmetro anteroposterior da traqueia é menor que o da laringe e apelo fato de a parede posterior da traqueia ser membranácea, com risco de perfuração, em comparação à laringe cuja parede posterior é porção da cartilagem cricoide ao nível da membrana cricotireóidea, em que a cricotireoidostomia é realizada.

Em comparação à intubação orotraqueal, a traqueostomia gera menor necessidade de sedação, menor dano à região glótica e diminuição do trabalho respiratório por ter menor espaço morto, logo, menor desconforto para o paciente.[1]

Revisão sistemática publicada em 2015[2] sugere menor mortalidade em pacientes cuja necessidade de ventilação mecânica por tempo prolongado era esperada e que foram submetidos à traqueostomia precoce, em comparação aos que foram traqueostomizados com mais de 10 dias de intubação orotraqueal. Notaram-se também mais dias livres de ventilação mecânica nos que receberam mais precocemente o procedimento.[2]

Em pacientes com traumatismo cranioencefálico (TCE), a traqueostomia realizada nos primeiros 7 dias após o trauma diminui o tempo de internação em UTI e no hospital.[3] Além disso, pacientes com TCE traqueostomizados tardiamente tendem a ter desfechos neurológicos piores.[3]

Na população geral de pacientes intubados em unidades de terapia intensiva (UTI), apesar de não haver definição clara de qual o melhor momento para submetê-los à traqueostomia, habitualmente se planeja o procedimento para pacientes que não são extubados em 2 semanas.[4,5] Por vezes, a indicação de traqueostomia é postergada enquanto o paciente não reúne condições clínicas para a execução segura do procedimento.

A traqueostomia é procedimento hospitalar que pode ser realizado em centro cirúrgico ou em UTI.[6] O centro cirúrgico é o ambiente mais preparado para receber o procedimento, dispondo de espaço amplo, equipe multidisciplinar habituada a procedimentos cirúrgicos, acesso facilitado a diversos materiais necessários para o procedimento e iluminação adequada. Caso o paciente esteja internado em UTI, há vantagens em se realizar o procedimento nesse local que podem ser consideradas: evita-se o transporte ao centro cirúrgico que pode ser arriscado em determinados casos; há menor custo; diminui a demanda por salas cirúrgicas; otimiza o tempo da equipe cirúrgica. Contudo, se a escolha for realizar o procedimento no leito de UTI, deve-se preparar muito bem o ambiente para um procedimento seguro, de forma a respeitar a técnica asséptica e haver equipamentos adequados como fotóforos (para uma boa iluminação), aspirador cirúrgico, bisturi elétrico e instrumental cirúrgico adequado.

Técnica operatória

Traqueostomia cirúrgica convencional

Para a realização da cirurgia, o paciente deve ser posicionado em decúbito dorsal horizontal, com os braços estendidos ao longo do corpo e um coxim posicionado no dorso, ao nível das escápulas, de forma a manter o pescoço e a cabeça em extensão.

O procedimento é realizado sob sedação ou anestesia geral, exceto em casos de obstrução da via aérea superior com impossibilidade de intubação oro ou nasotraqueal. Nessa situação, há risco de colapso da via respiratória pelo relaxamento da musculatura faríngea decorrente da ação dos fármacos anestésicos. Sendo assim, nesses casos, a traqueostomia deve ser realizada apenas sob anestesia local.

Após a antissepsia ampla da pele e a colocação de campos estéreis, anestésico local é aplicado na área onde será realizada a incisão cirúrgica. A incisão cutânea pode ser vertical, na linha média do pescoço, entre a cartilagem cricoide e a fúrcula esternal, gerando menos sangramento e mais exposição cirúrgica da traqueia; contudo, é menos estética. Mais comumente, a incisão escolhida é transversa, realizada 2 cm acima da fúrcula esternal, seguindo as linhas de tensão da pele num comprimento de 3 a 4 cm. Os planos cervicais são, então, dissecados, podendo ser necessárias ligaduras de vasos. Hemostasia rigorosa é necessária; assim, a dissecção dos planos cervicais na linha média é preferida visto que traz menor risco de sangramento. Quando necessário, a glândula tireoide pode ser rebatida de forma cranial ou caudal. Por vezes, a incisão e a sutura de seu istmo se fazem necessárias. Identifica-se, então, a fáscia pré-traqueal que é incisada, dando acesso a melhor visualização dos anéis traqueais.

Na traqueia, diversas incisões podem ser realizadas para a inserção de cânulas de traqueostomia.

Após a incisão da traqueia, fios de reparo podem ser colocados nas abas confeccionadas e, então, a cânula é inserida na traqueia com movimento de rotação no sentido anti-horário. Esses fios de reparo são úteis para abertura da traqueia no pós-operatório recente em casos que necessitam de trocas precoces da cânula ou em casos de decanulação acidental.

A hemostasia é revista, o paciente é ventilado pela traqueostomia, opcionalmente suturas que fixam as abas da cânula à pele são colocadas e fixa-se o dispositivo com cadarço que laça o pescoço. Gazes fazem o curativo entre a pele e a cânula.

Traqueostomia Percutânea

Em 1985, Ciaglia P et al.[7](7) descreveram a técnica de traqueostomia percutânea que, após modificações, se tornou a mais comumente utilizada nos dias atuais. Consiste na adaptação da técnica de Seldinger para esse procedimento, ou seja, após uma pequena incisão na pele, sucinta divulsão dos planos superficiais do pescoço e palpação da traqueia, esta é puncionada entre o 1º e 2º ou entre o 2º e 3º anéis traqueais e desloca-se, por sobre a agulha, um cateter por dentro do qual coloca-se um fio-guia com ponta em "J" na traqueia, em direção à carina principal. Dilatadores de calibres sucessivamente maiores (técnica original) ou um único dilatador cônico (Figura 16.1) são usados por sobre o fio-guia até que um introdutor ajustado à cânula de traqueostomia é colocado também por sobre o guia. Introdutor e fio-guia são, então, retirados, permanecendo a cânula na traqueia, estando, assim, confeccionada a traqueostomia. O procedimento pode ser vigiado por broncoscopia que confirma, passo a passo, o posicionamento adequado dos dispositivos descritos.

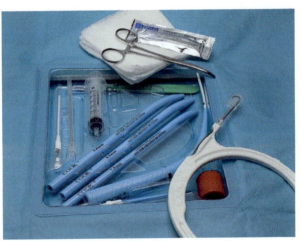

Figura 16.1 – *Kit* Blue Rhino G2, COOK Medical. Introdutor para traqueostomia percutânea.
Fonte: Adaptada de www.cookmedical.com.

Alternativamente, pode-se combinar as técnicas convencional e percutânea ao se dissecarem os planos cervicais até a identificação da traqueia que, então, é puncionada sob visão direta, seguindo-se a partir daí a técnica descrita no parágrafo anterior.

O posicionamento e o preparo do paciente, assim como os cuidados e curativos ao término desse procedimento, são idênticos aos praticados para a traqueostomia convencional.

Existem outras técnicas percutâneas[8] como a descrita por Griggs et al.[9] e a de Ciaglia modificada para uso com balão de dilatação (Figura 16.2).

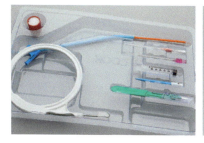
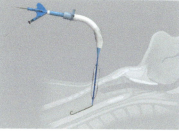

Figura 16.2 – Introdutor Dolphin para traqueostomia percutânea assistida por balão, COOK Medical.
Fonte: Adaptada de www.cookmedical.com.

Complicações

As possíveis complicações da traqueostomia estão divididas em imediatas, precoces e tardias, conforme o Quadro 16.1.[8,10]

Durante o ato operatório, a hemostasia meticulosa é importante para evitar sangramento. Atenção à eventual necessidade de ligadura de vasos em planos superficiais à traqueia, cuidado nas proximidades da fúrcula esternal por haver seguimento da veia braquiocefálica esquerda nessa região e a identificação da glândula tireoide quando esta se apresenta no campo operatório são etapas importantes para se evitarem complicações hemorrágicas.

Quando ocorre sangramento nos primeiros dias após a traqueostomia, deve-se buscar a origem do sangramento para propor-se o tratamento. O mais comum é que haja lento sangramento do traqueostoma, que embebe lentamente as gazes do curativo.

Quadro 16.1 – Complicações relacionadas à traqueostomia.

Imediatas	Precoces	Tardias
- Sangramento - Perda do controle da via aérea - Hipoxia - Pneumotórax - Falso trajeto - Pneumomediastino - Lesão da parede posterior da traqueia - Lesão esofágica - Enfisema de subcutâneo - Aumento da pressão intracraniana	- Fratura de anel traqueal - Obstrução da cânula - Posicionamento paratraqueal da cânula - Lesão da parede posterior da traqueia - Pneumotórax - Pneumomediastino - Enfisema de subcutâneo - Atelectasia	- Estenose subglótica - Traqueomalácia - Decanulação acidental - Sangramento - Fístula entre traquéia e artéria braquiocefálica - Deslocamento da cânula - Fístula traqueo-esofágica - Infecção do traqueostoma - Ulceração peri-traqueostoma - Disfagia - Disfonia permanente - Fístula traqueocutânea

Fonte: Adaptado de Mehta C et al., 2017.

Na maioria das vezes, esse sangramento é autolimitado. Quando não, muitas vezes a simples compressão local da borda do traqueostoma, com ou sem a colocação de curativos hemostáticos, resolve o sangramento. Em raras ocasiões, a revisão cirúrgica e a cauterização se fazem necessárias.

Quando há sangue da via aérea no 1º dia de pós-operatório, exteriorizado pelo orifício principal da cânula de traqueostomia, muitas vezes trata-se de sangue residual do procedimento cirúrgico recente. Se for esse o caso, as aspirações traqueais recuperam sucessivamente secreção com aspecto menos hemático. Sangramentos menores da via aérea podem se resolver com a instilação de soro fisiológico gelado pela cânula seguida de imediata aspiração traqueal. Em casos que não se enquadram no supradescrito, a broncoscopia é útil na identificação da fonte de sangramento. Deve-se sempre corrigir acidose, hipotermia e hipocalcemia em casos de sangramento; e discrasias sanguíneas que podem estar associadas à situação devem ser investigadas, especialmente hipofibrinogenemia, disfunções plaquetárias e plaquetopenia.[11] A tromboelastometria pode auxiliar a guiar o tratamento.[12]

Em paciente entubados, há momento de apneia durante procedimento quando o tubo orotraqueal é tracionado para a incisão da traqueia e colocação de cânula de traqueostomia na técnica aberta ou durante as etapas da técnica de Seldinger usada na técnica percutânea. Pacientes com doença pulmonar reúnem condições para desenvolvimento mais rápido de hipoxemia durante a apneia. Para evitar ou minimizar esse problema, deve-se ventilar o paciente com fração inspirada de oxigênio (FiO_2) de 100% desde o início do procedimento anestésico. Pacientes cuja indicação da traqueostomia é a obstrução da via aérea superior como em casos de tumores avançados de laringe, a traqueostomia deve ser realizada sob anestesia local, com o paciente acordado.[13] Dessa forma, a ventilação espontânea do paciente é preservada e os riscos de obstrução total da via aérea e de hipóxia severa diminuem.

É muito útil o uso da broncoscopia durante a execução da traqueostomia percutânea, pois confirma em tempo real a punção adequada da traqueia e a correta passagem do fio-guia, bem como as etapas seguintes do procedimento, evitando falsos trajetos da inserção da cânula e outras complicações correlatas.

Enfisema pode ocorrer por vazamento de ar pela incisão da traqueia que se distribui nos planos pré-traqueais, podendo se estender para regiões laterais do pescoço, mediastino e região torácica anterior, geralmente nas proximidades do manúbrio esternal. Geralmente, é autolimitado e tem resolução espontânea. Apresenta evolução benigna na ampla maioria dos casos e o desmame de ventilação mecânica facilita a resolução dessa situação, visto que a via aérea não mais recebe ventilação com pressão positiva.

Outra complicação que muito preocupa a equipe assistencial na 1ª semana após o procedimento é o deslocamento da cânula. Nesse período, o trajeto do traqueostoma ainda não está bem definido e a retirada da cânula produz colapso dos tecidos superficiais à traqueia de forma a dificultar a recolocação de nova cânula pelo pertuito. Nessa situação, o resgate da via aérea pode ser realizado com a oclusão do traqueostoma com gaze, sempre com a leve compressão da mão de um profissional de Saúde e o manejo com bolsa-valva-máscara na face do paciente e subsequente intubação orotraqueal. Casos que incorrem na situação "não entubo-não ventilo" são absoluta emergência e uma solução sugerida ao problema começa com a inspeção digital do traqueostoma pela qual se palpam anéis traqueais numa estrutura tubular, confirmando que a ponta do dedo está dentro da traqueia. A seguir, por sobre o dedo, é introduzido, na via aérea, um bougie, uma frova ou uma sonda trocadora que, então, é usada como guia para a colocação uma nova cânula de traqueostomia ou um tubo orotraqueal, o que estiver disponível de imediato.

Quando ocorre a decanulação acidental de paciente cuja traqueostomia é mais antiga que 1 semana e que mantém respiração espontânea, o que ocorre é que o paciente ventila pelo ostoma e pela via aérea superior, sendo assim, uma nova cânula pode ser colocada sem caráter de emergência. A recolocação da cânula tem caráter de urgência e deve ser feita de imediato. Não é possível permitir que o paciente fique horas sem nenhuum dispositivo, visto que o traqueostoma diminui rapidamente de calibre dificultando ou inviabilizando a recolocação de cânula. Caso isso ocorra, pode ser necessária dilatação ou reconfecção da traqueostomia.

Obstrução da cânula de traqueostomia é outra complicação que pode ocasionar insuficiência respiratória. A causa mais comum é a oclusão parcial por secreção traqueal espessa dentro da cânula. A mesma secreção, mas localizada na traqueia, pode produzir o mesmo efeito. A aspiração traqueal com sonda apropriada costuma resolver esse problema. Prover nebulização a pacientes secretivos pode reduzir a ocorrência desses eventos. Algumas cânulas de traqueostomia apresentam tubo intermediário que pode ser colocado dentro da cânula e que pode ser removido para higienização e desobstrução sempre que necessário. Caso uma cânula sem tubo intermediário esteja obstruída por secreção firmemente aderida à sua parede interna e a aspiração seja incapaz de removê-la, a troca da cânula de traqueostomia está indicada em caráter de urgência.

A estenose subglótica ou da traqueia[14] é preocupação em pacientes que estão traqueostomizados por longos períodos, especialmente se há intenção de decanulá-los.

Traqueomalácia é outra possível complicação do uso crônico de traqueostomia. Trata-se de um enfraquecimento da parede traqueal associado ou não a aumento de diâmetro da traqueia. Quando relacionada à traqueostomia, costuma acometer segmento da traqueia que está em contato com o balonete da cânula e decorre do uso de pressões altas neste. A necessidade de pressões altas no *cuff* para vedar adequadamente a via aérea em cânula bem ajustada ao pescoço do paciente gera a suspeita diagnóstica. Broncoscopia é necessária para a confirmação do problema e a solução imediata é usar cânula mais longa, fazendo o cuff ficar em segmento sadio da traqueia.

Cuidados com a traqueostomia

Os principais cuidados com traqueostomias referem-se à adequada posição e à fixação da cânula, à manutenção de pressão de *cuff* sempre adequada, à umidificação/nebulização da via aérea e à aspiração de secreção traqueal quando necessárias.

Nos primeiros 7 a 10 dias de traqueostomia, a atenção deve ser redobrada quanto à fixação da cânula, visto que o deslocamento da prótese pode gerar perda do acesso à via aérea e consequente insuficiência respiratória aguda hipoxêmica, uma vez que, nos primeiros dias de pós-operatório, o trajeto do traqueostoma não está definido e planos superficiais à traqueia podem se sobrepor obstruindo o acesso cervical à via aérea. Para minimizar o risco dessa grave e por vezes fatal complicação, sugere-se a fixação da cânula com sutura cirúrgica na pele associada à fixação com cadarço ao redor do pescoço.[15] Após esse tempo, a fixação apenas com cadarço ou similar é suficiente.

Quando fixada apenas com cadarço, se essa fixação estiver frouxa, a cânula pode exteriorizar-se parcialmente, o que gera modificação da posição do balonete em relação à traqueia, que pode acarretar escape de ar pela via aérea superior associada à diminuição de pressão do *cuff*, simulando perdas de ar deste e induzindo trocas desnecessárias de cânulas.

Posicionamentos inadequados da cânula, rotações ou inclinações, por vezes induzidos por tração ou peso do circuito da ventilação mecânica podem geram problemas como vazamento de ar ao redor do *cuff*, lesão da mucosa traqueal pelo contato com partes impróprias da cânula, obstrução da ventilação por ficar a extremidade distal da cânula parcialmente obstruída pela parede traqueal; ou, ainda, ulceração do traqueostoma, uma lesão da pele por pressão da cânula.

Deve-se sempre vigiar a pressão de *cuff* da cânula de traqueostomia, buscando-se mantê-la entre 20 e 30 cmH_2O. Pressões baixas, geralmente abaixo de 20 cmH_2O, possibilitam escape de ar para a laringe, o que dificulta ventilação com pressão positiva, além de permitirem aspiração do conteúdo supraglótico (broncoaspiração). Pressões maiores que 33 cmH_2O estão associadas a risco de isquemia de mucosa traqueal e consequente traqueomalácia ou estenose.[8]

Aspiração traqueal pode ser necessária com frequência variável. Esse procedimento, que consiste na introdução de sonda de aspiração na traqueia pela cânula de traqueostomia, pode gerar trauma da via aérea inferior e consequente sangramento, portanto, deve ser realizada com gentileza. Por outro lado, aspirar com frequência menor que a necessária e não umidificar o ar inalado pode acarretar a formação de rolhas de secreção traqueal espessa gerando obstrução da via aérea e insuficiência respiratória.[16]

Tipos de Cânulas de Traqueostomia

As cânulas de traqueostomia têm diversas características. As principais que influenciam a decisão médica para sua escolha em pacientes hospitalizados, em cuidados intensivos ou semi-intensivos, são:

- **calibre:** expresso pelo diâmetro interno em milímetros. Quanto maior o calibre da cânula, maior o fluxo de ar por dentro dela e menor o fluxo de ar por entre ela e a traqueia quando o balonete estiver desinsuflado (ou quando não houver balonete);

- **flange ajustável:** possibilita que a cânula seja mais ou menos introduzida em relação ao seu componente que a fixa com o cadarço ao pescoço;

- **com ou sem reforço em espiral:** conhecidas no cotidiano como "cânulas aramadas" ou "cânulas não aramadas". As aramadas têm um fio metálico espiralado ao longo do corpo da cânula, o que confere maior flexibilidade a esse componente da cânula sem que ele dobre e acotovele-se. Cânulas não aramadas são mais rígidas para evitar esse problema, contudo essa rigidez, em alguns casos, pode comprometer o adequado funcionamento do dispositivo;

- **com ou sem via de aspiração subglótica:** trata-se de uma via, paralela à principal do dispositivo, que se exterioriza num orifício proximal ao balonete (*cuff*) da cânula. Tem a função de aspirar secreção, geralmente saliva, que se acumula acima do balonete. Indicada em pacientes com sialorreia e disfagia.

Outras características que podem ser encontradas em cânulas são:

- _ fenestradas ou não;
- _ presença ou não de balonete.

Os seus diversos modelos podem ser consultados em catálogos de empresas que as comercializam e alguns exemplos são mostrados na Figura 16.3.

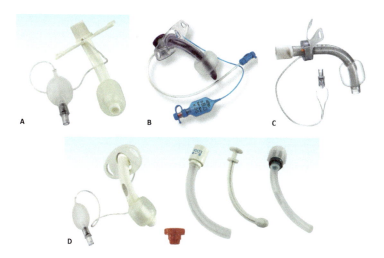

◼ Figura 16.3 – Exemplos de cânulas de traqueostomia. (a) Covidien, Shiley™ modelo SCT; (b) Smiths Medical, Portex® Blue Line Ultra® Suctionaid®: via de aspiração subglótica; (c) Tracoe® vario: aramada e com flange ajustável; (d) Covidien, Shiley™ modelo FEN: fenestrada, com opções de cânulas internas e plugue de oclusão.
Fonte: Adaptada de Catálogos dos produtos dos fabricantes.

→ Trocas de cânula

Como já dito, nos primeiros dias após a cirurgia, o trajeto do traqueostoma não está definido e a retirada da cânula pode gerar colapso dos tecidos pré-traqueais, acarretando obstrução do trajeto à passagem de ar. Dessa forma, deve-se evitar a troca de cânula de traqueostomia nos primeiros 7 dias de pós-operatório. Quando necessária nesse período, sugere-se o uso de sonda trocadora para esse procedimento, caso a traqueostomia não apresente fio de reparo, conforme discutido na sessão "Técnica operatória > Traqueostomia cirúrgica convencional".

Cânulas plásticas devem ser trocadas regularmente antes de 3 meses de uso.[17] Há enrijecimento componentes da cânula[18] com risco de fraturas e consequente mau funcionamento do dispositivo, especialmente quanto à manutenção da pressão de *cuff*. Há a formação de biofilme[18] na superfície da cânula, que pode aumentar o risco de infecções do trato respiratório.

Além da troca regular por tempo de uso, são também motivos para troca de cânulas, a indicação de redução do calibre do dispositivo, o mau posicionamento consequente a comprimentos incorretos de cânula, assincronia na ventilação mecânica ou disfunção respiratória com suspeita de problemas relacionados ao tubo traqueal, danos na sua estrutura e trocas de tipo de dispositivo.

A troca de cânula de traqueostomia deve ser realizada preferencialmente em ambiente hospitalar ou ambulatorial onde há disponível monitorização de oximetria de pulso e cardioscopia, bem como fonte de oxigênio e material para intubação orotraqueal. Não necessita de sedação. Idealmente, deve ser realizada por duas pessoas, sendo uma delas um médico.[18]

O procedimento de troca da cânula consiste em posicionar o paciente em decúbito dorsal ou em posição semissentada no leito, com o pescoço em extensão às custas de coxim em dorso ao nível das escápulas. Deve-se prover oxigênio suplementar por minutos antes da troca, afim de garantir mais tempo livre de hipóxia em caso de intercorrência. Todo o material deve, então, ser preparado para uso: xilocaína gel; luva estéril; seringa para insuflar *cuff*; a cânula pronta para uso já com seu balonete testado; ao menos uma cânula reserva de menor calibre por perto; gaze e novo cadarço ou fixador. A secreções traqueal e de orofaringe devem ser aspiradas. Então, o *cuff* da cânula a ser trocada é desinsuflado e o dispositivo é retirado. Inspeciona-se o traqueostoma, eventual secreção é limpa com gaze e a nova cânula, com seu obturador e devidamente lubrificada com xilocaína gel, é locada, seguindo-se a curvatura da cânula durante sua introdução, com movimento de rotação de 90º até seu posicionamento final. O obturador é retirado, o *cuff* é insuflado, observa-se a adequada ventilação do paciente, aspira-se a via aérea novamente com sonda de aspiração nova. A cânula é fixada ao pescoço com cadarço ou dispositivo similar de forma que este não fique frouxo, mantendo a folga de um dedo.[18] Um passo adicional, opcional, é a oclusão digital do traqueostoma antes da colocação da nova cânula, para avaliar a fala e a ventilação do paciente. Alterações nessa avaliação podem sugerir problemas anatômicos ou funcionais da laringe ou traqueia a serem estudados com broncoscopia num segundo momento.

Para averiguar o adequado posicionamento e funcionamento da cânula, checa-se a propedêutica pulmonar, bem como a oximetria e uma radiografia de tórax pode ser solicitada.

Traqueostomas de poucos meses são mais propensos a apresentar algum sangramento nas trocas de cânulas, mas este é geralmente pequeno e autolimitado.

Traqueostomias antigas são mais propensas a apresentar granulomas, estenoses traqueais ou traqueomalácia.

➔ Trocas para cânulas de menor calibre e decanulação

A traqueostomia interfere na fonação, na deglutição e na tosse. Gera grande barreira de comunicação e ansiedade nos pacientes, acarretando desde frustação a transtorno depressivo.[19] Nesse contexto, deve-se sempre buscar a decanulação, a retirada da cânula de traqueostomia, quando o problema que a motivou estiver resolvido. Para isso, devem ser cumpridos alguns outros pré-requisitos.[19]

O paciente candidato à decanulação deve apresentar adequado nível de consciência e não depender de ventilação mecânica com pressão positiva. Deve apresentar tosse eficaz e quantidade de secreção traqueal e de salivação controladas. Deve ter capacidade de deglutição, avaliada por fonoaudiólogo. Não deve apresentar obstrução da via aérea superior e, na suspeita dessa condição, a via aérea deve ser avaliada com broncoscopia. Paralisia de cordas vocais, massas em cabeça e pescoço, edema da glote, granulomas ou estenoses na laringe ou traqueia são causas de obstrução.

Satisfeitas essas condições, o paciente deve ainda ser capaz de respirar espontaneamente com a cânula ocluída e com seu balonete desinsuflado. Esse quesito pode ser atrapalhado por uma cânula muito calibrosa, que outrora foi útil para diminuir a resistência à passagem de ar e minimizar obstruções em sua luz. Sendo assim, a troca da cânula de traqueostomia por uma de menor calibre é útil no processo de reabilitação do paciente, visando a decanulação. Além disso, pode ajudar a guiar a cicatrização do ostoma, que ocorre por segunda intenção, diminuindo a chance de ocorrer fístula traqueocutânea,[21] cujo tratamento é cirúrgico. Diversos protocolos de decanulação são descritos na literatura e não há evidência se há um melhor do que os outros, devendo essa escolha ser individualizada caso a caso.[21]

Desde a decanulação até a cicatrização da pele, o tempo médio para a oclusão do traqueostomia é de 6 dias.[20] Enquanto, se o orifício estiver pérvio, o paciente terá dificuldade para falar a menos que o oclua com o dedo por sobre o curativo. Traqueostomas antigos tendem a demorar mais para fechar. A presença de secreção levanta a suspeita de infecção, que retarda o processo de cicatrização. Cefalosporinas de 2ª geração são opções para o tratamento.

→ Considerações finais

Fatores psicológicos, anatômicos, prognósticos influenciam diversas decisões no cuidado de pacientes com traqueostomia. Há detalhes, especialmente os relacionados à reabilitação da fala e da deglutição, não aqui contemplados. O adequado seguimento de pacientes traqueostomizados é multiprofissional, envolvendo médicos, fisioterapeutas, fonoaudiólogos e enfermeiros.

BIBLIOGRAFIA

1. Diehl JL, El Atrous S, Touchard D, Lemaire F, Brochard L. Changes in the work of breathing induced by tracheotomy in ventilator-dependent patients. Am J Respir Crit Care Med [Internet]. 1999 Feb;159(2):383-8. Disponível em: http://www.ncbi.nlm.nih.gov/pubmed/9927347.

2. Andriolo BN, Andriolo RB, Saconato H, Atallah ÁN, Valente O. Early versus late tracheostomy for critically ill patients. Vol. 2017, Cochrane Database of Systematic Reviews. John Wiley and Sons Ltd; 2015.

3. Robba C, Galimberti S, Graziano F, Wiegers EJA, Lingsma HF, Iaquaniello C, et al. Tracheostomy practice and timing in traumatic brain-injured patients: a CENTER-TBI study. Intensive Care Med. 2020;46(5):983-94.

4. Esteban A, Anzueto A, Alía I, Gordo F, Apezteguía C, Pálizas F, et al. How is mechanical ventilation employed in the intensive care unit? An international utilization review. Am J Respir Crit Care Med [Internet]. 2000 May;161(5):1450-8. Disponível em: http://www.ncbi.nlm.nih.gov/pubmed/10806138.

5. Hong S-B, Oh BJ, Kim YS, Kang EH, Kim CH, Park YB, et al. Characteristics of mechanical ventilation employed in intensive care units: a multicenter survey of hospitals. J Korean Med Sci [Internet]. 2008 Dec;23(6):948-53. Disponível em: http://www.ncbi.nlm.nih.gov/pubmed/19119434.

6. Futran ND, Dutcher PO, Roberts JK. The safety and efficacy of bedside tracheotomy. Otolaryngol Head Neck Surg [Internet]. 1993 Oct;109(4):707-11. Disponível em: http://www.ncbi.nlm.nih.gov/pubmed/8233508.

7. Ciaglia P, Firsching R, Syniec C. Elective percutaneous dilatational tracheostomy. A new simple bedside procedure; preliminary report. Chest [Internet]. 1985 Jun;87(6):715-9. Disponível em: http://www.ncbi.nlm.nih.gov/pubmed/3996056.

8. Mehta C, Mehta Y. Percutaneous tracheostomy. Vol. 20, Annals of cardiac anaesthesia. 2017. p. S19-25.

9. Griggs WM, Worthley LI, Gilligan JE, Thomas PD, Myburg JA. A simple percutaneous tracheostomy technique. Surg Gynecol Obstet [Internet]. 1990 Jun;170(6):543-5. Disponível em: http://www.ncbi.nlm.nih.gov/pubmed/2343371.

10. Durbin CG. Early complications of tracheostomy. Respir Care. 2005;50(4):511-.

11. Gonzalez E, Moore EE, Moore HB. Management of trauma-induced coagulopathy with thrombelastography. Crit Care Clin [Internet]. 2017 Jan;33(1):119-34. Disponível em: http://www.ncbi.nlm.nih.gov/pubmed/27894492.

12. Wikkelsø A, Wetterslev J, Møller AM, Afshari A. Thromboelastography (TEG) or thromboelastometry (ROTEM) to monitor haemostatic treatment versus usual care in adults or children with bleeding. Cochrane database Syst Rev [Internet]. 2016 Aug 22;(8):CD007871. Disponível em: http://www.ncbi.nlm.nih.gov/pubmed/27552162.

13. Lasala J, Guerra-Londono CE, Truong D-T, Truong AT. Airway obstruction attributable to head and neck cancers: awake fiberoptic intubation versus awake tracheostomy. Anesthesiology [Internet]. 2021;134(6):937. Disponível em: http://www.ncbi.nlm.nih.gov/pubmed/33684214.

14. Engels PT, Bagshaw SM, Meier M, Brindley PG. Tracheostomy: from insertion to decannulation. Can J Surg. 2009;52(5):427-33.

15. Fine KE, Wi MS, Kovalev V, Dong F, Wong DT. Comparing the tracheostomy dislodgement and complication rate of non-sutured neck tie to skin sutured neck tie fixation. Am J Otolaryngol [Internet]. 42(1):102791. Disponível em: http://www.ncbi.nlm.nih.gov/pubmed/33130531

16. McGrath BA, Thomas AN. Patient safety incidents associated with tracheostomies occurring in hospital wards: a review of reports to the UK National Patient Safety Agency. Postgrad Med J [Internet]. 2010 Sep;86(1019):522-5. Disponível em: http://www.ncbi.nlm.nih.gov/pubmed/20709764

17. Backman S, Björling G, Johansson U-B, Lysdahl M, Markström A, Schedin U, et al. Material wear of polymeric tracheostomy tubes: a six-month study. Laryngoscope [Internet]. 2009 Apr;119(4):657-64. Disponível em: https://onlinelibrary.wiley.com/doi/10.1002/lary.20048.

18. White AC, Kher S, O'Connor HH. When to change a tracheostomy tube. Respir Care [Internet]. 2010 Aug;55(8):1069-75. Disponível em: http://www.ncbi.nlm.nih.gov/pubmed/20667154.

19. Christopher KL. Tracheostomy decannulation. Respir Care [Internet]. 2005 Apr;50(4):538-41. Disponível em: http://www.ncbi.nlm.nih.gov/pubmed/15807918.

20. Christiansen KJ, Devantier L, Pasgaard T, Benson TE, Petersen JJ, Kjærgaard T, et al. Tracheostomy healing time after decannulation. Multidiscip Respir Med. 2022 Jan 12;16(1):822.

21. Morris L, Afifi S. Tracheostomies: the complete guide. Springer Publishing Company, 2010.

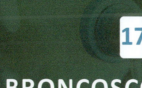

BRONCOSCOPIA PARA INTUBAÇÃO EM UTI

Marcia Jacomelli ■ Sergio Eduardo Demarzo

Introdução

A intubação por broncoscopia flexível (do inglês *fiberoptic intubation*) é um método seguro e eficaz de acesso às vias aéreas, sendo os primeiros relatos de casos descritos no fim da década de 1960. Pode ser indicada para casos de via aérea difícil (VAD) prevista ou não prevista, em adultos ou crianças, em situações eletivas ou de urgência.

Para a segurança e eficácia do procedimento, é fundamental que o médico tenha treinamento nas funcionalidades do broncoscópio, no seu manuseio adequado dentro da via aérea e nas diferentes técnicas de intubação aplicadas às condições clínicas dos pacientes.

Nas intubações de pacientes críticos em ambiente de terapia intensiva, existem algumas peculiaridades que serão abordadas neste capítulo, especialmente no que se refere às técnicas de preparo para a realização do procedimento.

Indicações e contraindicações para intubação traqueal por broncoscopia

A broncoscopia pode ser utilizada para auxiliar intubação por via oral ou nasal, para posicionar sondas de duplo lúmen, auxiliar na troca de diferentes tipos de cânulas, para avaliação da anatomia da via aérea pré-procedimento de intubação ou de extubação. Pode ser realizada de forma eletiva, quando a dificuldade para realizar o acesso à via aérea é previsto por meio de avaliação clínica do paciente, porém pode ser realizada como medida de resgate de via aérea em situações de urgência. O Quadro 17.1 resume as principais indicações e contraindicações da broncoscopia nas diferentes situações.

Quadro 17.1 – Indicações e contraindicações da intubação por broncoscopia.

Indicações	- Auxílio intubação orotraqueal em VAD prevista - Auxílio intubação orotraqueal em VAD não prevista: resgate da via aérea se: "não intubo, mas ventilo" - Diagnóstico para manejo subsequente na VAD (pré-intubação ou pré-extubação) - Risco de lesão dentária ou cervical durante a manipulação para intubação - Posicionamento de sondas de duplo lúmen - Reposicionamento/troca de cânulas de traqueostomias - Intubação em paciente acordado/risco de aspiração - Auxílio à intubação nasotraqueal: pacientes com patologias orofaríngeas e limitação à intubação oral
Contraindicações ou limitações do método	- Situação emergencial VAD: "não intubo-não ventilo" - Obstrução significativa da faringe/laringe por diferentes causas (via aérea cirúrgica oferece maior segurança) - Elevação da pressão intracraniana: pode piorar com a tosse durante o procedimento - Trauma de base do crânio e fístula liquórica (contraindicação para intubação nasal) - Risco elevado de sangramento na manipulação da via aérea (coagulopatia ou plaquetopenia) - Profissional não habilitado - Equipamentos ou acessórios inadequados - Não concordância do paciente/família

VAD: via aérea difícil.

Fonte: Desenvolvido pelos autores.

Tipos de equipamentos, broncoscópios e materiais

A escolha do broncoscópio dependerá do tipo de intubação e da disponibilidade para uso. Para o processo de intubação, será necessário broncoscópio compatível com a cânula e com o tamanho do paciente (adulto ou infantil). O broncoscópio deverá deslizar facilmente pela cânula, não ficando "nem tão solto, nem tão justo" e a cânula deverá descer facilmente, utilizando o broncoscópio como guia. Broncoscópios inadequados dificultam ou impossibilitam a intubação. Seu calibre varia entre 2,8 mm e 6,8 mm, aproximadamente, de acordo com a marca e modelo, devendo ser escolhido previamente à intubação (Tabela 17.1). São necessários ajustes para variações de calibre de acordo com os novos modelos e marcas de broncoscópios. Existem broncoscópios, de algumas marcas, que são dedicados a procedimentos de intubação e devem ser preferidos para esses casos, sempre que possível. A válvula de aspiração do broncoscópio deve acompanhar o equipamento, sem a qual não será possível aspirar secreção ou sangue das vias aéreas.

■ Tabela 17.1 – Compatibilidade dos broncoscópios e cânulas de intubação

Calibre do broncoscópio	Diâmetro da sonda de intubação
2,8 a 3,1 mm	nº 4
3,5 a 3,8 mm	nº 4,5 a 6
4 a 5 mm	nº 6,5 a 8
> 6 mm	Acima de 8

Fonte: Desenvolvido pelos autores.

Atualmente, os broncoscópios disponíveis podem ser reutilizáveis ou descartáveis. Os reutilizáveis são submetidos à desinfecção de alto nível e armazenamento adequado após cada uso. As regras são estabelecidas pela Agência Nacional de Vigilância Sanitária (Anvisa), pela Resolução de Diretoria Colegiada (RDC) n. 6/2013 e devem constar no plano operacional padrão para limpeza e desinfecção de endoscópios, de cada instituição, que inclui as etapas de limpeza mecânica para remoção de sujidade, enxágue, secagem, desinfecção de alto nível com saneantes específicos, seguidas de novo processo de enxágue e secagem antes do armazenamento em armários específicos. Esse processo deve ser feito após cada uso, sendo fundamental para evitar transmissão de infecção entre os pacientes. Broncoscópios descartáveis, disponíveis mais recentemente, não podem ser reprocessados, conforme orientação do fabricante.

Os sistemas de iluminação para os broncoscópios podem ser fontes de luz simples e portáteis ou sistemas de iluminação integrados à aquisição de imagens, simples ou sofisticados (Quadro 17.2). Esses sistemas têm diferentes modelos e marcas, devem ser compatíveis com os broncoscópios e devem ser checados antes do uso a fim de se garantirem adequadas iluminação e geração de imagem. Sistemas inadequados e incompatíveis não permitem a realização do exame.

■ Quadro 17.2 – Características dos broncoscópios utilizados em intubação.

Tipos equipamentos	Características	Fonte de luz
Broncofibroscópio	- Calibres variados - Versátil para transporte - Portátil - Custo elevado	- Fonte externa - Halógena, LED - Portátil ou *trolley*
Videobroncoscópio descartável	- Uso único - Calibres variáveis - Versátil para transporte - Portáteis	- Integrado ao monitor - LED
Videobroncoscópio	- Reutilizável - Calibres variáveis - Pouco versáteis para transporte - Custo muito elevado	- *Trolley* - Xenônio

Fonte: Desenvolvido pelos autores.

Além do broncoscópio e da fonte de iluminação, uma mesa auxiliar é necessária para acomodar os materiais usados no procedimento descritos a seguir:

→ Cânula de intubação com calibre adequado;

→ Cateter oxigênio nasal, tamanho 8 ou 10;

→ Lidocaína 2% gel, lidocaína líquida 2% sem vasoconstritor, lidocaína *spray*. Vasoconstritor nasal, para intubação nasal, pode ser indicado em pacientes com risco de sangramento, como aqueles com edema/inflamação da mucosa nasal, hipertrofia de tonsila faríngea;

→ Seringa (com bico) para adaptação ao canal do broncoscópio, agulha para aspiração e soro fisiológico para diluição do anestésico tópico;

→ Aspirador com conexão para adaptação ao broncoscópio;

→ Bloqueador de mordida (bocal);

→ Cotovelo giratório (conhecido também como *swivel* ou cateter Mount): muito útil após a intubação para adaptar o sistema de ventilação e permitir a finalização da broncoscopia com higiene brônquica ou outros procedimentos diagnósticos ou terapêuticos na sequência da intubação;

→ Fixador do tubo.

As Figuras 17.1 e 17.2 ilustram o processo de intubação orotraqueal com broncoscópio descartável e videobroncoscópio, respectivamente.

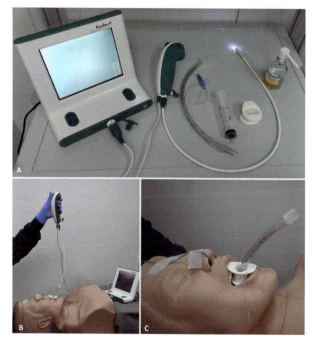

■ Figura 17.1 – Intubação com broncoscópio descartável: a) sistema de aquisição de imagem e iluminação para broncoscópio descartável, cânula, bocal, cateter de oxigênio nasal, seringa para insuflar o balonete da cânula, *spray* anestésico para a via aérea e para lubrificar o broncoscópio/cânula; b) intubação orotraqueal (paciente está recebendo oxigênio por via nasal); c) pós intubação.
Fonte: Acervo dos autores.

MANEJO DE VIAS AÉREAS

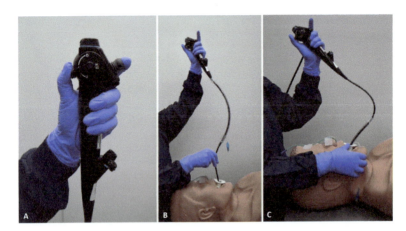

■ Figura 17.2 – Intubação com videobroncoscópio: a) forma correta de segurar o broncoscópio, a alavanca de *up and down* e válvula de aspiração; b) introdução do broncoscópio pela boca (sempre usa protetor de mordida); c) introdução e progressão da cânula orotraqueal.
Fonte: Acervo dos autores.

→ Preparo do paciente para intubação traqueal em unidade de tratamento intensiva

Todos os pacientes devem ser monitorados, geralmente com monitor multiparamétrico com medição da frequência cardíaca, pressão arterial não invasiva e oximetria de pulso contínua. O passo a passo da intubação dependerá da situação do paciente no momento do procedimento e são descritas no Quadro 17.3. Pacientes críticos de unidades de terapia intensiva (UTI) apresentam frequentemente quedas acentuadas na saturação de oxigênio durante a manipulação da via aérea. A pré-oxigenação do paciente é importante, podendo ser feita com colocação de cateter nasal posicionado na orofaringe próximo à laringe (para paciente não intubados) ou com o aumento na fração inspirada de oxigênio (FiO_2), se o paciente estiver em ventilação mecânica (para casos de troca de cânula). Também será importante manter um sistema de ventilação com ambu e máscara para eventuais dificuldades em efetivar a intubação.

O procedimento deve ser explicado para a família e o paciente, sempre que possível.

■ Quadro 17.3 – Passo a passo da intubação em diferentes condições na UTI.

Condição Paciente	Preparo para Intubação
1. Paciente em respiração espontânea, com cateter nasal ou máscara de oxigênio	▪ Cateter nasofaríngeo e ajuste de oxigênio ▪ Sedação/analgesia/respiração espontânea ▪ Colocação de bocal (bloqueador de mordida) ▪ Lubrificação da cânula e broncoscópio ▪ Vestir o broncoscópio com a cânula ▪ Introduzir o conjunto por via oral (pelo bocal) ▪ Lidocaína 1% – *spray as you go* laringotraqueal ▪ Posicionar o broncoscópio no brônquio lobar inferior ▪ Introduzir a cânula até a traqueia ▪ Posicionar a cânula 3 cm acima da carina principal
2. Paciente em VNI	▪ A VNI deve ser retirada no momento da intubação ▪ Sequência descrita na situação 1
3. Paciente intubado por via oral, para troca de cânula	▪ Ajuste da sedação/analgesia ▪ Anestesia tópica (lidocaína 1% *spray as you go*) ▪ Usar sonda trocadora com calibre compatível ▪ Broncoscopia: para avaliação anatômica da via aérea, como método de resgate em falha de troca ou para posicionar a cânula
4. Paciente traqueostomizado para troca de cânula*	▪ Ajuste da sedação/analgesia ▪ Introduzir o broncoscópio por via nasal ▪ Anestesia tópica (lidocaína 1% *spray as you go*) ▪ Posicionar o broncoscópio na subglote ▪ Retirar e trocar a cânula sob visão direta ▪ Checar posição
5. Insucesso de IOT em paciente sob bloqueio neuromuscular ("não intubo, mas ventilo") Broncoscopia de "resgate"	▪ Pré-oxigenar, colocar bocal e vestir o broncoscópio com a sonda de intubação, lubrificados ▪ Adaptar fluxo de oxigênio ou de ar comprimido (1 ou 2 L/min) à válvula de aspiração do broncoscópio e acioná-la suavemente, liberando o fluxo e facilitando a visualização da faringe e laringe ▪ Posicionar o broncoscópio no brônquio lobar inferior ▪ Introduzir a cânula até a traqueia ▪ Posicionar a cânula 3 cm acima da carina principal

(Continua)

Quadro 17.3 – Passo a passo da intubação em diferentes condições na UTI. (*Continuação*)

Condição Paciente	Preparo para Intubação
6. Extubação em paciente com dificuldade de intubação prévia	<ul><li>Checar condição clínica para extubação</li><li>Não realizar sedação</li><li>Anestesia tópica nasal: lidocaína gel</li><li>Avaliação da permeabilidade da faringe e laringe</li><li>Retirar sonda de intubação sob visão direta</li><li>Avaliar permeabilidade/mobilidade da laringe após retirada da cânula de intubação</li></ul>
7. Paciente com VAD e elevado risco para falha de extubação (quadro inflamatório/obstrutivo)	<ul><li>Orientar medidas de controle da inflamação (corticosteroide, elevação de decúbito)</li><li>Postergar a extubação (reavaliar em 48 h) <u>ou</u></li><li>*Kit* de auxílio extubação: um fio-guia será introduzido pelo canal do broncoscópio (por via oral) e mantido na via aérea inferior após a extubação até a garantia de segurança da via aérea; caso necessário, o fio-guia servirá de base para nova intubação</li></ul>

VNI: ventilação não invasiva; IOT: intubação orotraqueal; VAD: via aérea difícil

*OBS: Se a nova cânula for de calibre maior, pode ser necessária a dilatação do traqueostoma; se houver falha na introdução da nova cânula pelo traqueostoma, pode-se realizar intubação orotraqueal ou colocação de máscara laríngea como medida de resgate da via aérea.

Fonte: Desenvolvido pelos autores.

→ Técnicas de intubação por broncoscopia – passo a passo

Realizar anestesia de vias aéreas, com escolha da sedação, preparo e posicionamento do paciente; o preparo do material e a avaliação de compatibilidade entre o broncoscópio, cânula de intubação e sistema de iluminação são passos fundamentais em todos os tipos de intubação abaixo descritos na Quadro 17.4.

Alguns detalhes importantes devem ser considerados nos diferentes tipos de intubação:

→ Intubação por via oral: o broncoscópio deve ser "vestido" pela cânula durante todo o procedimento desde a passagem pela boca até a via aérea inferior;

→ Intubação por via nasal: a cânula deve ser introduzida primeiro até vencer a passagem da cóana e, somente depois, o broncoscópio será introduzido por ela até a via aérea inferior para seguir com a intubação propriamente dita (Figura 17.3);

■ Quadro 17.4 – Técnicas de acesso às vias aéreas com broncoscopia.

Técnica intubação	Passo a passo
Intubação nasotraqueal (Figura 17.3)	▪ Escolher a cavidade nasal mais pérvia ▪ Escolher sonda compatível ▪ Anestesia tópica nasal: lidocaína líquida, gel e vasoconstritor nasal (passo fundamental) ▪ Anestesia tópica (*spray as you go*) em vias aéreas ▪ Introduzir a cânula por via nasal (o olho de Murphy voltado para o septo), sem o broncoscópio, até vencer a resistência da coana ▪ Introduzir o broncoscópio pela cânula e posicionar em brônquio lobar inferior ▪ Deslizar a cânula até a traqueia distal e posicioná-la a 3 cm acima da carina principal
Intubação orotraqueal (Figuras 17.1 e 17.2)	▪ Colocação de bocal ▪ Broncoscópio vestido com a cânula ▪ Anestesia tópica (*spray as you go*) em vias aéreas ▪ Posicionar o broncoscópio em um brônquio lobar inferior ▪ Deslizar a cânula até a traqueia distal e posicioná-la a 3 cm acima da carina principal
Intubação com cânula de duplo lúmen	▪ Introduzir a cânula com o laringoscópio convencional ▪ Colocação de bocal ▪ Introduzir o broncoscópio pela via traqueal e checar o posicionamento em traqueia distal, visualizar carina principal e a via brônquica no respectivo brônquio ▪ Introduzir o broncoscópio pela via brônquica e checar o posicionamento ▪ Checar posição adequada de ventilação da saída brônquica nos brônquios lobares ▪ Se houver mudança de decúbito pode ser necessário revisão da posição da cânula
Intubação com auxílio de fio-guia (técnica difícil, lenta, utilizada quando não houver broncoscópio compatível com o calibre de uma cânula muito fina)	▪ Introduzir o fio-guia pelo canal do broncoscópio ▪ Posicionar o fio-guia distalmente na árvore brônquica ▪ Retirar o broncoscópio e introduzir a cânula (se a cânula ficar muito "solta" no fio-guia, deve-se introduzir uma sonda trocadora primeiro e, depois, a cânula traqueal)

(*Continua*)

■ Quadro 17.4 – Técnicas de acesso às vias aéreas com broncoscopia. (*Continuação*)

Técnica intubação	Passo a passo
Troca de cânula de traqueostomia	- Anestesia tópica fundamental: controle da tosse - Broncoscópio posicionado acima da cânula - Efetuar a troca sob visão direta (ver **Quadro 17.3**)
Uso de Sonda trocadora (ver situação 3, Quadro 17.3)	- Escolher a sonda trocadora com calibre adequado - Introduzir a mesma pelo tubo orotraqueal - Realizar a troca da cânula - Checar posição (convencional ou por broncoscopia)

Fonte: Desenvolvido pelos autores.

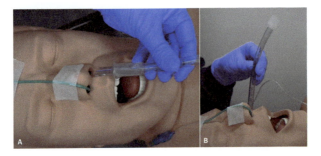

■ Figura 17.3 – Intubação nasal: a) posição do orifício lateral (olho de Murphy) da cânula voltada para o septo; b) introdução da cânula por via nasal.
Fonte: Acervo dos autores.

→ Intubação com cânula de duplo lúmen: a cânula deve ser introduzida com um laringoscópio convencional até a traqueia e, somente depois, o broncoscópio será introduzido pela porção brônquica para finalizar a intubação;

→ Na passagem da cânula de traqueostomia, o broncoscópio deve ficar na subglote permitindo, a visualização da entrada da cânula.

O posicionamento do broncoscópio em um brônquio lobar inferior é importante durante a descida da cânula, especialmente na intubação oral para evitar o deslocamento inadvertido do conjunto broncoscópio-cânula e falha de intubação.

Ao fim da introdução da cânula, deve-se checar seu posicionamento e proceder à sua fixação. A cânula orotraqueal, nasotraqueal ou de traqueostomia deve ficar a uma distância segura da carina principal, aproximadamente 3 cm, para evitar intubação seletiva.

Para cânulas de duplo lúmen, a checagem inclui a parte brônquica (permitindo boa ventilação dos brônquios lobares) e a parte traqueal (visualizando o balonete da parte brônquica um pouco abaixo da carina principal), como se observa na Figura 17.4.

Somente após a fixação da cânula e a checagem da adequação da ventilação, é que se consideras finalizado o processo de intubação.

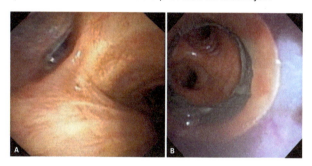

◼ Figura 17.4 – Intubação com cânula de duplo lúmen: a) visão endoscópica pelo lúmen traqueal com visualização da carina principal (intubação esquerda); b) visão endoscópica pelo lúmen brônquico (intubação esquerda), com visualização da carina interlobar esquerda e divisões segmentares.
Fonte: Acervo dos autores.

➔ Anestesia tópica e sedação para intubação por broncoscopia

Anestesia tópica da via aérea promove conforto (reduz a tosse e dor) e deve ser feita em todos os casos com lidocaína gel nasal, lidocaína *spray* na faringe e lidocaína na forma de *spray as you go* na mucosa da laringe, traqueia e brônquios (Quadro 17.3). A anestesia na forma de *spray as you go* refere-se à instilação de lidocaína diluída, numa seringa de 20 mL adaptada ao canal de trabalho do broncoscópio, que será instilada em pequenas alíquotas na via aérea à medida que o broncoscópio avança na árvore traqueobrônquica.

A analgesia nasal é fundamental principalmente durante a intubação nasal e o complemento com vasoconstritor local reduz o risco de sangramento e facilita a passagem da cânula.

A dose total da lidocaína não deve ultrapassar 7 mg/kg (somando todas as doses e formas). Atenção deve ser dada a crianças, idosos, pacientes com baixo peso, bem como para complementos de doses em procedimentos subsequentes para evitar intoxicação pelo medicamento.

A sedação com respiração espontânea é o método preferencial para a maioria dos casos de intubação. Para adultos, a associação de doses baixas de benzodiazepínicos e opioides é adequada, reduz a ansiedade e promove conforto e segurança ao procedimento. No entanto, outras medicações podem ser utilizadas, como etomidato, ketamina e propofol, de acordo com a avaliação clínica do paciente.

A intubação pode ser realizada com o paciente acordado somente com anestesia tópica da via aérea. Também poderá ser realizada em pacientes sob sedação profunda com ou sem bloqueador neuromuscular. No entanto, estes devem ser evitados porque induzem o colabamento da faringe, dificultam a visualização da laringe, podendo comprometer a segurança da intubação ou até a impossibilitar. Do mesmo modo, pacientes com quadros inflamatórios exuberantes, hematoma ou queimaduras de vias aéreas cursando com edema de faringe podem apresentar colabamento excessivo das paredes faríngeas, acentuado com doses mínimas de sedação. A técnica de insuflação de baixo fluxo de ar comprimido ou oxigênio (1 L/min), conectados à válvula do broncoscópio, pode facilitar a intubação nesses casos (situação 5, Quadro 17.3).

A anestesia inalatória com ventilação espontânea e cateter nasal pode ser um método utilizado em crianças. Porém, outros sedativos podem ser usados em conjunto de acordo com a avaliação clínica.

→ Complicações da intubação por broncoscopia

A intubação por broncoscopia, apesar de considerado um método seguro, não tem 100% de sucesso. Dificuldades para realizar a intubação e eventos adversos clínicos secundários à intubação podem ocorrer e estão descritas abaixo:

- → **Visualização inadequada:** em razão do excesso de saliva, da presença de secreção, colabamento de paredes da faringe ou posicionamento inadequado do paciente. Nesses casos, verificar o funcionamento do sistema de aspiração, insuflar pequeno fluxo de ar comprimido acionando-se a válvula do broncoscópio com o mesmo posicionado na faringe, bem como posicionar adequadamente a cabeça e o pescoço do paciente ajudam na visualização adequada;

→ Dificuldade para progressão da sonda pela laringe/traqueia. Isso pode ocorrer em pacientes com alterações anatômicas, inflamatórias agudas ou crônicas, presença de tumores obstrutivos na faringe, laringe ou traqueia. Dessa forma, a avaliação inicial da laringe, imediatamente antes da intubação, com o próprio broncoscópio, é fundamental para antever algum fator local que possa dificultar a passagem da cânula. Mesmo não havendo um fator anatômico evidente, caso a cânula não deslize facilmente para a via aérea inferior, alguns passos podem ajudar: lubrificar externamente a cânula, tracioná-la superiormente e girar 90º antes de reintroduzir, trocar a cânula por outra de menor calibre ou por outra mais flexível, como cânulas com reforço aramado. Não se deve forçar a descida da cânula para evitar trauma local ou sangramento;

→ **Impossibilidade de intubação:** para pacientes com quadros obstrutivos exuberantes, especialmente de laringe, já antecipados por avaliação prévia (p. ex., por laringoscopia), não se deve realizar anestesia tópica nem tampouco tentar dar prosseguimento à a intubação por via laríngea (mesmo usando o fibroscópio) pelo elevado risco de insucesso para intubação;

→ Sangramento por trauma de mucosa com dificuldade para visualização das estruturas. Na maioria das intubações orotraqueais ou trocas de cânulas, não haverá sangramento. Porém, nas intubações nasais, isso pode ocorrer consequentemente à passagem da cânula pela cavidade nasal ou pela faringe (sobretudo se houver hipertrofia de tonsila faríngea ou se houver algum tipo de distúrbio de coagulação). Nesses casos, a escolha de cânula de calibre menor e mais flexível e o uso de vasoconstritor tópico podem minimizar o risco de sangramento. Dessa forma, deve-se dar atenção especial aos pacientes que estão em uso de anticoagulantes, antiplaquetários e naqueles com distúrbios de coagulação. Outro fator importante a se considerar é a extubação em pacientes intubados por via nasal porque, durante a retirada da cânula, sangramento volumoso pode ocorrer. Assim, uma adequada analgesia, anestesia tópica e a lubrificação da mucosa em contato com a cânula podem ajudar nestes casos;

→ **Extubação inadvertida pós-intubação:** evitada pelo posicionamento adequado do broncoscópio no brônquio para o lobo inferior durante a descida da cânula e também pela fixação adequada da cânula logo após seu posicionamento na via aérea;

→ **Dor:** ocorre principalmente na intubação nasal. Nesse caso, conforme mostra o Quadro 17.4, a lidocaína gel associada à lidocaína líquida e *spray* podem ajudar muito. Ou seja, o preparo adequado da cavidade nasal é fundamental para prevenir dor. Além disso, a analgesia venosa adequada e a escolha da cânula mais flexível também serão fundamentais;

→ **Laringoespasmo e tosse:** o preparo adequado da laringe com anestesia tópica e uma sedação adequada reduzirão o risco de laringoespasmo e tosse de difícil controle durante a intubação;

→ **Mordedura com dano ao broncoscópio:** evitado com o uso de bocal, no caso de intubação por via oral. A mordedura não somente danifica o broncoscópio, mas também impede a passagem da cânula de intubação. Sedação adequada também ajuda neste processo;

→ **Impossibilidade de intubação:** pode ser decorrente de um ou mais fatores supradescrito e pode ser prevenido com avaliação adequada do paciente, preparo dos materiais e equipamentos, além dos passos de preparo em cada tipo de intubação (Quadro 17.3);

→ Complicações clínicas durante o processo de intubação descritas na literatura e que ocorrem especialmente em pacientes críticos são, principalmente, hipoxemia e eventos cardiovasculares. Manejo clínico individualizado associado à habilidade em realizar o processo de intubação por broncoscopia tendem a reduzir essas complicações.

→ Considerações Finais

A intubação por broncoscopia é um método seguro e eficaz em pacientes críticos no ambiente da terapia intensiva;

Preparo e escolha dos materiais, preparo adequado do paciente, a habilidade no manejo do broncoscópio e o conhecimento da técnica de intubação são fundamentais para a segurança do procedimento;

As técnicas de intubação em pacientes críticos variam de acordo com a necessidade de cada paciente e devem ser ajustadas a essas situações.

BIBLIOGRAFIA

1. Apfelbaum JL, Hagberg CA, Connis RT, Abdelmalak BB, Agarkar M, Dutton RP, et al. 2022 American Society of Anesthesiologists Practice Guidelines for Management of the Difficult Airway. Anesthesiology. 2022;136(1):31-81.

2. Wong J, Lee JSE, Wong TGL, Iqbal R, Wong P. Fibreoptic intubation in airway management: a review article. Singapore medical journal. 2019;60(3):110-8.

3. Mechlin MW, Hurford WE. Emergency tracheal intubation: techniques and outcomes. Respiratory care. 2014;59(6):881-92; discussion 92-4.

4. Collins SR, Blank RS. Fiberoptic intubation: an overview and update. Respiratory care. 2014;59(6):865-78; discussion 78-80.

5. Collins SR. Direct and indirect laryngoscopy: equipment and techniques. Respiratory care. 2014;59(6):850-62; discussion 62-4.

6. Cheung NH, Napolitano LM. Tracheostomy: epidemiology, indications, timing, technique, and outcomes. Respiratory care. 2014;59(6):895-915; discussion 6-9.

7. Branson RD, Gomaa D, Rodriquez D, Jr. Management of the artificial airway. Respiratory care. 2014;59(6):974-89; discussion 89-90.

8. Artime CA, Hagberg CA. Tracheal extubation. Respiratory care. 2014;59(6):991-1002; discussion-5.

9. Du Rand IA, Blaikley J, Booton R, Chaudhuri N, Gupta V, Khalid S, et al. British Thoracic Society guideline for diagnostic flexible bronchoscopy in adults: accredited by NICE. Thorax. 2013;68 Suppl 1:i1-i44.

10. Cavallone LF, Vannucci A. Review article: Extubation of the difficult airway and extubation failure. Anesth Analg. 2013;116(2):368-83.

11. Wahidi MM, Jain P, Jantz M, Lee P, Mackensen GB, Barbour SY, et al. American College of Chest Physicians consensus statement on the use of topical anesthesia, analgesia, and sedation during flexible bronchoscopy in adult patients. Chest. 2011;140(5):1342-50.

12. Tadie JM, Behm E, Lecuyer L, Benhmamed R, Hans S, Brasnu D, et al. Post-intubation laryngeal injuries and extubation failure: a fiberoptic endoscopic study. Intensive Care Med. 2010;36(6):991-8.

13. Wittekamp BH, van Mook WN, Tjan DH, Zwaveling JH, Bergmans DC. Clinical review: post-extubation laryngeal edema and extubation failure in critically ill adult patients. Crit Care. 2009;13(6):233.

14. Pedreira Jr WL, Jacomelli M. Broncoscopia Diagnóstica e Terapêutica: Ed. Atheneu; 2005.

15. Murphy P. A fibre-optic endoscope used for nasal intubation. Anaesthesia. 1967;22(3):489-91.

18
EXTUBAÇÃO SEGURA E TROCA DE CÂNULA OROTRAQUEAL

Eduardo Paolinelli ■ Fábio Tanzillo Moreira

→ Introdução

Neste capítulo abordaremos dois aspectos em relação ao manejo da via aérea (VA) que se dão após a intubação orotraqueal (IOT) e que são de igual importância e requerem cuidados específicos e atenção semelhante àquela prestada à IOT – a extubação (EOT) e troca de cânula orotraqueal.

Para uma extubação segura e, consequentemente, evitar-se uma reintubação às pressas que certamente causaria danos ao paciente, serão discutidos aspectos clínicos e ventilatórios que predizem e/ou devem ser manejados para o sucesso do procedimento.

A troca da cânula orotraqueal (TCOT) não é uma situação incomum nas unidades de terapia intensiva (UTI), entretanto é uma situação poucas vezes discutida nos livros-texto sobre o assunto. Não é incomum os pacientes intercorrem nesse momento crítico do manejo da ventilação mecânica, em decorrência do próprio procedimento ou das situações clínicas e ventilatórias que resultaram na indicação da troca da cânula.

→ Extubação Segura

Desmame da VM

Os objetivos finais e mais desejados de uma IOT são justamente o desmame e a retirada do suporte ventilatório. Ao se planejar a extubação de um paciente, deve-se ter em mente os fatores presentes durante a intubação que antecederam o atual momento: a anatomia da via aérea e a presença ou não de elementos que contribuem ou definem uma via aérea difícil (VAD), bem como se houve cura ou melhora significativa da condição que levou à necessidade da intubação. Outros importantes fatores a serem observados são a capacidade de iniciar uma respiração espontaneamente – *drive* ventilatório – e a condição hemodinâmica do paciente naquele momento.

A redução gradativa do suporte da ventilação mecânica (VM) e a extubação são processos sujeitos a falhas, intercorrências ou mesmo a insucessos, como em casos de doenças crônicas que resultam na dependência prolongada de VM (p. ex., doenças neuromusculares). O desmame de VM e a consequente extubação podem ser categorizados de acordo com sua performance em relação ao teste de respiração espontânea (TRE), como **simples** (pacientes extubados com sucesso após ao primeiro TRE – cerca de 70% dos pacientes em VM), **difícil** (pacientes que falham no TRE inicial e requerem até três TRE ou até 7 dias do primeiro TRE para obter extubação bem-sucedida – cerca de 15% dos pacientes) e **prolongado** (pacientes que falham em pelo menos três TRE ou requerem mais de 7 dias do primeiro TRE para obterem sucesso na descontinuação da VM – cerca de 15% dos pacientes). Essa classificação tem relação direta com a mortalidade – baixa no primeiro grupo (~5%) e significativamente maior (~25%) nos outros dois grupos com pacientes de extubação mais complicada.

O desmame ventilatório consiste na transição gradual do suporte de VM, de "completo", isto é, modos assistocontrolados para ventilação espontânea em todos os ciclos respiratórios, com o suporte do ventilador reduzido gradativamente até o mínimo necessário para vencer a resistência do circuito externo à VA do paciente. O termo "desmame", apesar de denotar um processo gradual e, por vezes, mais demorado, pode se dar em períodos de minutos ou horas, como em pacientes cirúrgicos que passam de um suporte ventilatório completo para a extubação sem necessariamente passarem por todas as etapas do desmame.

Alguns estudos observacionais já demonstraram que os médicos em geral tendem a subestimar a capacidade dos pacientes de respirar espontaneamente com sucesso quando desconectados do ventilador. Por isso, a aptidão do paciente a ser submetido no início do desmame da VM deve ser avaliada pelo menos diariamente, uma vez que vários estudos demonstraram sucesso na maioria dos desmames após a primeira avaliação formal de aptidão ao procedimento e a revelação de que quase 50% das autoextubações durante o processo de desmame não necessitam de reintubação. Entretanto, o benefício do desmame precoce deve ser ponderado com a morbidade e a mortalidade significativas associadas a uma extubação malsucedida: estudos prospectivos encontraram um aumento de cinco a dez vezes na mortalidade em pacientes que necessitaram de reintubação.

Algumas variáveis são usadas para predizer essa aptidão ao desmame ventilatório e ao subsequente TRE. Quando analisados separadamente, esses preditores apresentam baixas sensibilidade e especificidade, mas, aliados ao exame e julgamento clínico, dão uma direção de quais pacientes têm maior chance de falha e que claramente não serão aptos para ao desmame (**Quadro 18.1**). Nessa extensa lista de variáveis utilizadas para avaliar o sucesso do desmame, constam medidas complexas e os ensaios clínicos que buscaram a validade destas são de limitado poder estatístico e com resultados conflitantes entre si, sendo esses valores muito mais reservados para o uso em estudos do que usados na prática clínica.

Como a ventilação mecânica apresenta inúmeros riscos, incluindo infecção e barotrauma, é apropriado trabalhar agressivamente para a recuperação do paciente intubado, prevenir o surgimento de novos problemas e determinar a cada dia se o paciente ainda precisa de VM. Muitas UTI empregam pacotes de medidas gerais para paciente intubados, incluindo elevação da cabeceira do leito, ventilação mecânica em parâmetros protetores que reduzam a chance de lesão associada à VM (VILI, do inglês *ventilator-induced lung injury*), minimização do tempo de sedação e profilaxias contra tromboembolismo e hemorragia gastrointestinal. Esses cuidados, alguns não relacionados à VM em si, buscam reduzir o número de complicações que possam, além de delongar o tempo de intubação, acrescentar morbidade e mortalidade ao paciente.

A minimização do tempo de sedação, além de permitir a avaliação do *status* neurológico e a presença de *delirium*, possibilita a mobilização e a prevenção de fraqueza/atrofia muscular que prolonguem o período de VM. Outra medida clínica que se mostrou eficaz em reduzir a mortalidade e aumentar o sucesso de uma extubação é a eliminação de excesso de fluidos (balanço hídrico negativo), que podem impactar diretamente na congestão pulmonar e, consequentemente, na mecânica respiratória, sobretudo durante a retirada da pressão positivas nas vias aéreas.

■ Quadro 18.1– Medidas clínicas e objetivas avaliação para o desmame.

Avaliação clínica	Resolução/melhora do quadro que levou à IOT/VM
	Paciente acordado e cooperativo
	Ausência de dor torácica
	Tosse adequada
	Ausência/pouca quantidade de secreção traqueobrônquica
	Ausência de sinais de esforço muscular respiratório (batimento de aletas nasais, tiragem intercostal ou de fúrcula etc.)
Medidas objetivas	$SatO_2$ > 90% com FiO_2 ≤ 40%
	PaO_2 ≥ 50-60 mmHg com FiO_2 ≤ 50%
	Gradiente de PO_2 alveoloarterial < 350 mmHg (FiO_2 100%)
	Relação PaO_2/FiO_2 ≥ 150
	Frequência respiratória ≤ 35 irpm
	Volume-corrente > 5 mL/Kg peso predito
	Volume minuto <10 L/min
	Ausência de acidose respiratória clinicamente significativa
	Relação frequência respiratória/volume corrente < 105 irpm/min/L
	Estabilidade hemodinâmica: FC <140 bpm; PAS 90-160 mmHg, sem ou com mínimo suporte de vasopressor.

IOT: intubação orotraqueal; VM: ventilação mecânica; $SatO_2$: saturação periférica de oxigênio; FiO_2: fração inspirada de oxigênio; PaO_2: pressão parcial arterial de oxigênio; Irpm: incursões respiratórias por minuto; FC: frequência cardíaca; PAS pressão arterial sistólica.

Fonte: Adaptado de: Deutschman, Neligan, 2019.

Em quadros como choque séptico, nos quais o paciente recebe grande quantidade de fluidos na fase de ressuscitação inicial, a meta de balanço hídrico negativo, quando se planeja o desmame e a extubação, é de suma importância, principalmente em pacientes com função cardíaca basal já comprometida.

Teste de respiração espontânea

Procedidas as etapas do desmame ventilatório, se indicado e bem-sucedido, o paciente é, então, submetido a um teste de respiração espontânea. Em protocolos de extubação em que o desmame ventilatório gradual não é preconizado, desde que os parâmetros na VM não sejam elevados, o paciente é posto em TRE tão logo apresente nível de consciência após redução ou suspensão de medicações sedativas e haja condições clínicas para fazê-lo. O TRE pode ser feito a partir do acoplamento do chamado "tubo T" à extremidade da cânula orotraqueal do paciente com desconexão do circuito do ventilador mecânico, ou a partir de modo ventilatório em que seja feita a respiração espontânea (PSV, do inglês *pressure support ventilation*).

O TRE com tubo T, apesar de consagrado e de impor ao paciente uma carga de trabalho respiratório muito similar ao trabalho respiratório em ventilação espontânea, é, hoje em dia, menos utilizado que um TRE a partir da ventilação em PSV, como recomenda as diretrizes de desmame e liberação da ventilação mecânica publicadas pela American College of Chest Physicians/American Thoracic Society. Ao contrário do tubo T, que requer supervisão mais rigorosa durante o TRE, na ventilação em PSV, o paciente não é desconectado da VM, sendo mais bem monitorizado por parâmetros e alarmes do ventilador mecânico. A despeito de preocupações teóricas de que o uso de PSV não consiga mimetizar a "verdadeira" carga de trabalho pós-extubação e de que há dificuldade em prever o nível de PSV necessário para compensar completamente a carga resistiva imposta pelo circuito e cânula orotraqueal, essas questões não parecem ser problemáticas na prática. Uma metanálise recente apontou superioridade da estratégia envolvendo PSV, com maior chance de TRE bem-sucedido, maior taxa de sucesso de extubação e associação a uma tendência de menor mortalidade na UTI.

Habitualmente, o TRE se estende por cerca de 30 a 120 minutos e deve ser interrompido, indicando falha, caso o paciente apresente sinais de esforço respiratório, fadiga muscular, dessaturação ou cianose, alteração do estado mental (agitação, confusão mental ou rebaixamento do sensório) ou arritmias/instabilidade hemodinâmica que possam ser atribuídas ao estado de desconforto respiratório apresentado pelo paciente. Em caso de falha, o paciente deve retornar à VM nos parâmetros ventilatórios anteriores ao TRE, e a equipe multidisciplinar da UTI deve agir prontamente para a identificação e a correção de fatores que resultaram no insucesso do paciente ao TRE e, se possível, realizar um novo teste após 24 horas. O **Quadro 18.2** reúne fatores que contribuem para a hipoxemia ou hipercapnia com a retirada da ventilação mecânica. O paciente submetido ao TRE sem intercorrências pode ser, então, extubado com maior segurança.

Quadro 18.2 – Patogênese da insuficiência respiratória (hipoxêmica e/ou hipercápnica) com a interrupção da VM.

Fatores que contribuem para a hipoxemia	Edema pulmonar consequente à mobilização de edema periférico
	Atelectasia por decúbito, idade avançada, obesidade, sedação residual, depleção de surfactante (em pacientes com dano alveolar difuso)
	Hipoventilação
	Retirada da PEEP
	Aumento do VO_2 consequente ao trabalho respiratório
	Insuficiência cardíaca congestiva precipitada pelo aumento do trabalho respiratório
Fatores que contribuem para a hipercapnia	Hipoventilação
	Força muscular respiratória reduzida por: sepse, desnutrição, distúrbios eletrolíticos, ventilação mecânica prolongada, assincronias na VM, uso prolongado de corticosteroides, uso de BNM, tetraparesia do doente crítico
	Hipercapnia hiperóxica (em pacientes com retentores de CO_2 crônicos)
	Sedativos/narcóticos residuais
	Compensação de alcalose metabólica
	Broncoespasmo
	Secreção excessiva
	Aumento de espaço morto ventilatório

VM: ventilação mecânica; PEEP: *positive end-expiratory pressure* (pressão positiva ao final da expiração); VO_2: demanda de oxigênio; BNM: bloqueador neuromuscular; CO_2: gás carbônico.

Fonte: Adaptado de Hall JB. Principles of critical care. New York: Mcgraw-Hill Education; 2015.

Extubação

Após o sucesso no TRE, que avalia a capacidade do paciente a respirar espontaneamente, ainda antes da extubação devem ser avaliados fatores que possibilitem ao paciente a proteção e manutenção da perviedade da via aérea após a retirada do tubo, como nível de consciência, força para tossir e a quantidade de secreção na VA.

O *status* neurológico do paciente é comumente avaliado pela escala de coma de Glasgow, e a chance de sucesso de extubação é significativamente maior em um paciente com pontuação > 8 nessa escala.

Embora existam várias medidas objetivas da força da tosse (p. ex., pela espirometria), a maioria dos serviços de UTI determina subjetivamente a presença de tosse moderada a forte antes da extubação. Em um parâmetro mais objetivo, a presença de uma tosse fraca, medida como um pico de fluxo na tosse de 60 L/min ou menos, é um forte fator de risco independente para falha de extubação.

A presença de maiores volumes de secreção, principalmente se espessa, contribui para dificuldade na extubação, além de ter efeito sinérgico à tosse ineficaz, uma vez que, se não mobilizada, pode induzir a formação de rolhas que obstruem parcial ou totalmente a VA.

Para avaliação e determinação da perviedade da VA, que pode sofrer com edema e estridor laríngeo provocados pela presença do tubo, o *cuff-leak test* é a medida mais utilizada na prática clínica. Após a desinsuflação do balonete presente na cânula orotraqueal, na ausência de edema laríngeo, é esperado que haja vazamento de ar entre a VA e o tubo, sendo o teste positivo.

Se houver edema, este impedirá a passagem de ar, indicando, portanto, insucesso no *cuff-leak test* e um risco aumentado de estridor respiratório após a retirada do tubo e, consequentemente, maior risco de reintubação. Apesar não muito bem definido na literatura, há recomendação de que volumes de vazamento inferiores a 110 mL ou menores que 12% a 24% do volume-corrente fornecido sejam limiares para determinar perviedade de VA e risco de estridor pós-extubação por edema laríngeo (ou seja, *cuff-leak test* "reduzido" ou "negativo"). Os principais fatores de risco para estridor laríngeo estão descritos no **Quadro 18.3**.

■ Quadro 18.3 – Principais fatores de risco para estridor laríngeo após extubação

Intubação traumática
Intubação por mais de 6 dias
Tubo traqueal grande (> 8 mm em homens, > 7 mm em mulheres)
Sexo feminino
Paciente reintubado após falha de extubação
Escala de Coma de Glasgow < 8
Idade > 80 anos
Histórico de asma
Alta necessidade de aspiração
Mobilidade alta do tubo consequente à fixação ruim
Agitação no momento periextubação

Fonte: Adaptada de Uptodate- Extubation management in the adult intensive care unit.

As diretrizes de desmame e liberação da ventilação mecânica publicadas pela American College of Chest Physicians/American Thoracic Society, em 2017, analisaram o efeito da terapia com corticosteroide sistêmico em pacientes que falharam no *cuff-leak test,* agrupando as estimativas de três estudos randomizados. O uso de corticosteroides reduziu tanto a taxa de reintubação (5,8% vs. 17%; RR 0,32, 95 IC 0,14-0,76) como a taxa de estridor pós-extubação (10,8% vs. 31,9%; RR 0,35, 95% IC 0,20-0,63).

Esses e outros estudos alicerçam a recomendação de consenso de que pacientes com *cuff-leak test* negativo e que estão prontos para a extubação, recebam corticosteroide sistêmico (metilpredinisolona 40 mg em dose única) pelo menos 4 horas antes da extubação.

Para pacientes que sabidamente têm preditores ou constatação de via aérea difícil (VAD), a extubação tem de ser um processo ainda mais cauteloso, uma vez que a necessidade de reintubação de uma VAD pode requerer maior tempo ou mesmo falha no procedimento, resultando em hipoxemia grave ou morte do paciente.

De acordo com as Diretrizes da Difficult Airway Society (DAS), a extubação de pacientes com via aérea difícil deve ser feita com a mesma diligência que a intubação, otimizando-se as chances de sucesso por meio de diversas medidas. Em suma, a pergunta principal que se deve fazer é se a extubação é de baixo ou de alto risco de falha; a resposta para essa pergunta guiará a sequência de medidas, conforme demonstrado nas Figuras 18.1 a 18.3. Embora essas diretrizes tenham sido contempladas para a extubação no centro cirúrgico, seus princípios também se aplicam à UTI.

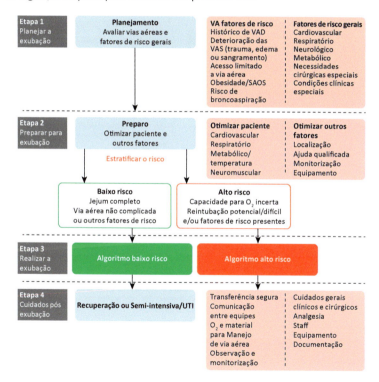

■ Figura 18.1 – Diretrizes de Extubação DAS – algoritmo básico.

Fonte: Adaptado de Difficult Airway Society Extubation Guidelines Group; Popat M, Mitchell V, Dravid R, Patel A, Swampillai C, Higgs A. Difficult Airway Society Guidelines for the management of tracheal extubation. Anaesthesia. 2012 Mar;67(3):318-40.

244 MANEJO DE VIAS AÉREAS

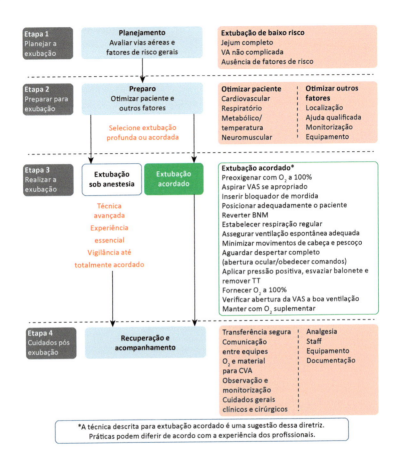

Figura 18.2 – Algoritmo de baixo risco.

Fonte: Adaptada de Difficult Airway Society Extubation Guidelines Group; Popat M, Mitchell V, Dravid R, Patel A, Swampillai C, Higgs A. Difficult Airway Society Guidelines for the management of tracheal extubation. Anaesthesia. 2012 Mar;67(3):318-40.

Entre as técnicas avançadas para extubação de alto risco, a técnica de troca do tubo por máscara laríngea não tem aplicação prática na UTI. No entanto, a técnica de com sonda trocadora tem bastante utilidade na UTI em pacientes que sabidamente apresentem via aérea anatomicamente difícil, visto que, nos pacientes de UTI, além da dificuldade anatômica, a dificuldade fisiológica pode se sobrepor e uma reintubação for necessária.

EXTUBAÇÃO SEGURA E TROCA DE CÂNULA OROTRAQUEAL

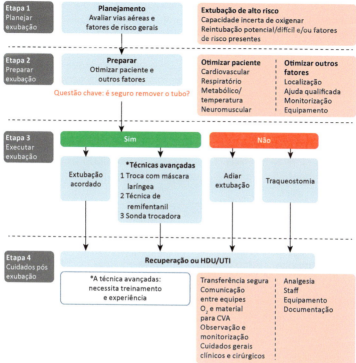

■ Figura 18.3 – Algoritmo de alto risco.

Fonte: Adaptada de Difficult Airway Society Extubation Guidelines Group; Popat M, Mitchell V, Dravid R, Patel A, Swampillai C, Higgs A. Difficult Airway Society Guidelines for the management of tracheal extubation. Anaesthesia. 2012 Mar;67(3):318-40.

Classicamente, essa técnica foi descrita introduzindo-se um cateter semirrígido pelo tubo endotraqueal e deixando o cateter posicionado na traqueia do paciente após a extubação (Figura 18.4). Esse cateter seria utilizado como guia para uma nova intubação, se necessário. Contudo, o grosso calibre desse cateter pode causar desconforto significativo para o paciente consciente.

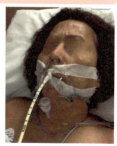

■ Figura 18.4 – Uso da sonda trocadora para extubação de alto risco.

Fonte: Hagberg CA, Artime CA, Aziz MF. Benumof and Hagberg's airway management. Amsterdam: Elsevier; 2017.

Dessa forma, recentemente foi desenvolvido um cateter para extubação "estagiada" – o Cook Staged Extubation® (Figura 18.5). Com a presença de um fio alocado por dentro do tubo antes da extubação, o cateter mantém acesso à VA do paciente e uma reintubação facilitada usando o fio-guia, à semelhança de uma técnica de Seldinger. O fio, em razão de sua fina espessura e de sua textura mais macia, tende a ser tolerável para os pacientes enquanto ainda se encontram sob risco de reintubação.

Caso esta seja necessária, um cateter mais calibroso e de maior rigidez é passado através do guia e, então, o tubo é inserido pelo cateter. Um estudo prospectivo observacional encontrou sucesso em 10 de 15 pacientes que necessitaram de reintubação usando esse cateter; entre os que falharam, o motivo comum da falha foi o deslocamento do fio-guia durante ou após a extubação (Figura 18.6).

O insucesso da extubação é constatado quando o paciente falha em um teste de respiração espontânea (TRE), ou há a necessidade de reintubação/retorno à VM ou a morte sobrevém até 48 horas depois da extubação.

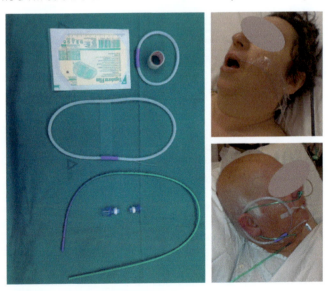

Figura 18.5 – O conjunto de extubação estagiada e seu uso em pacientes. Detalhe na fita adesiva para aumentar a estabilidade.
Fonte: Corso, Sorbello, Mecugni, Seligardi, Piraccini, Agnoletti, et al., 2020.

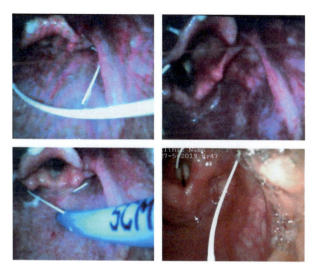

◼ Figura 18.6 – Visão videolaringoscópica de fios-guia deslocados antes de manobra de reintubação em quatro pacientes ou durante.
Fonte: Acervo dos autores.

⇥ Cuidados pós extubação

As primeiras 24 a 48 horas seguintes à extubação são de fundamental importância, uma vez que, como já dito, pacientes que necessitam de nova IOT nesse período tem sua extubação considerada falha e apresentam maior risco independente de mortalidade.

Alguns cuidados após o procedimento podem minimizar os riscos de falha e devem ser antecipados e planejados antes mesmo da própria extubação ocorrer, reduzindo as ocorrências de condutas tomadas em caráter de urgência e, consequentemente, com maior chance de dano ao paciente.

Uma das grandes mudanças, se não a principal, na fisiologia e mecânica respiratória após a extubação é a perda da pressão positiva nas vias aéreas. Essa alteração reduz a pós-carga do ventrículo direito e aumenta a pré-carga do ventrículo esquerdo, o que tende a induzir uma melhora hemodinâmica no paciente. Em alguns subgrupos de pacientes, entretanto, a ausência da pressão positiva nas vias aéreas pode precipitar uma nova insuficiência respiratória.

Pacientes que apresentem atelectasias com quadros de congestão pulmonar ainda não totalmente resolvidos, portadores de doença pulmonar obstrutiva crônica (DPOC), obesos ou com quadros de aumento da pressão intra-abdominal são fenótipos de pacientes que se beneficiam de pressão positiva durante a VM e que podem sentir negativamente a retirada abrupta do suporte ventilatório. Nesses pacientes, a ventilação não invasiva (VNI) após a extubação pode reduzir consideravelmente as chances de falha.

Em um trabalho brasileiro, Barbas et al. compararam as taxas de reintubação e de mortalidade em pacientes sob uso de VNI *versus* aporte de oxigênio suplementar por máscara facial e que tinham sido intubados inicialmente por insuficiência respiratória aguda e ficaram pelo menos 3 dias em VM. O grupo da VNI mostrou expressiva redução em ambos os desfechos – reintubação: 5% no grupo VNI e 39% no grupo máscara facial (P = 0,016; RR para reintubação de 0,13 com IC = 0,017 a 0,946). A mortalidade hospitalar foi de zero no grupo VNI e de 22,2% no grupo que usou apenas máscara facial após extubação. Esse estudo foi realizado com uma interface de máscara nasal, habitualmente mais bem toleradas pelos pacientes que a máscara facial de VNI.

Como alternativa à VNI, muitas vezes pouco tolerada pelos pacientes, principalmente com a interface da máscara facial, o cateter nasal de alto fluxo (CNAF) vem se mostrando uma alternativa segura e eficaz, principalmente em subgrupos de pacientes hipoxêmicos e com alta demanda de fluxo respiratório. O CNAF fornece oxigênio e ar aquecido e umidificado por meio de prongas nasais com fluxo máximo de 60 L/min e em uma concentração de oxigênio inspirada de até 100%.

Uma metanálise recente sugere que, após a extubação em pacientes de UTI, o CNAF é uma alternativa segura, eficaz e com melhor tolerância pelo paciente em relação à VNI. Vale ressaltar que esse dispositivo, apesar do alto fluxo, não entrega a mesma pressão positiva que a VNI consegue aplicar.

→ Troca de cânula orotraqueal

Tal como a extubação, a troca do tubo ou cânula orotraqueal é um procedimento relativamente comum no cotidiano de uma UTI. Negligenciar ou não saber reconhecer os riscos envolvidos nesses procedimentos pode resultar em aumento de mortalidade ou morbidade para os pacientes; por isso, a troca da cânula orotraqueal deve ser planejada e requer atenção especial como qualquer outro procedimento envolvendo a via aérea de um paciente.

Apesar da escassez de dados sobre indicações formais para a troca da cânula de um paciente intubado, no dia a dia de uma UTI algumas situações indicam necessidade de troca imediata, como rotura do balonete do tubo ou obstrução completa por rolha de secreção; outras situações podem indicar a troca de maneira mais eletiva, como a troca por uma cânula de maior lúmen (caso se perceba que a VA do paciente comporta uma cânula maior e que, escolhida inicialmente, esteja oferecendo uma resistência maior que a desejável para aquela situação).

Tão variada como a indicação da troca de cânula é a apresentação clínica do paciente que requer o procedimento, o que demanda ainda maior atenção da equipe que fará o procedimento – instabilidade hemodinâmica e hipoxemia são cenários possíveis e comuns e que podem potencializar os riscos do procedimento.

O procedimento

Para proceder à troca da cânula orotraqueal, é faz necessária a participação de uma equipe multidisciplinar a contar com pelo menos um médico, um fisioterapeuta e um enfermeiro, sendo o procedimento feito a "quatro mãos", isto é, um profissional procederá à troca do tubo em si, enquanto outro mantém fixo o dispositivo de troca por onde o tubo passará.

A troca de um tubo deve ser feita, portanto, e sempre que disponível, por um dispositivo que mantém o pertuito da via aérea pérvio, seja um cateter, seja uma sonda específica para a troca de cânulas. Deve-se evitar a troca por intermédio de extubação e reintubação, o que acarreta riscos de gerar hipoxemia grave em caso de falha, principalmente nos casos de VAD.

A utilização de cateteres próprios para a troca deve ser sempre preferível, uma vez que o *bougie*, apesar de se prestar como conduto até a via aérea do paciente, geralmente é mais curto que os cateteres específicos para essa finalidade, estando mais suscetível a sair da via aérea durante a retirada do tubo "antigo". Além disso, sua ponta angulada pode causar dificuldade técnica na retirada do tubo "antigo" e introdução do tubo "novo". Enquanto o tamanho médio de um bougie é de 60 cm, o dos cateteres específicos para esse fim geralmente é de 80 cm, dando mais margem de segurança para fazer o procedimento sem que ele saia da via aérea.

A preparação para o procedimento deve ser feita tal qual uma intubação, isso inclui o correto posicionamento em *sniffing position* ou posição olfativa, com anteriorização cefálica por meio de um coxim occipital associado à hiperextensão da cabeça para que seja possível o alinhamento dos eixos oral, laríngeo e faríngeo. Em pacientes intubados com nível de sedação leve, muitas vezes é necessário, como numa IOT, a indução de sedação profunda e de bloqueio neuromuscular, facilitando a manipulação da cavidade oral e impedindo ou minimizando reflexo de tosse ou vômito durante o procedimento.

Os dispositivos próprios para troca possibilitam um procedimento "às cegas", mas, apesar disso, idealmente deve-se acompanhar o trajeto do tubo, bem como a confirmação de que a sonda trocadora se manteve no correto posicionamento passando através da abertura entre as cordas vocais, por meio de laringoscopia convencional ou, preferencialmente, de videolaringoscopia quando disponível. Essa técnica permite um resgate de imediato para uma reintubação em caso de deslocamento do dispositivo para fora da via aérea. Um passo a passo do procedimento é ilustrado na Figura 18.7.

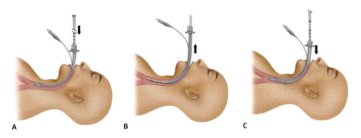

Figura 18.7 (A) O cateter para troca do tubo é inserido através do tubo a ser trocado. (B) O tubo é removido, mantendo-se o cateter locado na mesma altura mensurada anteriormente. (C) O novo tubo é inserido sobre o cateter até estar apropriadamente locado na via aérea do paciente.
Fonte: Adaptada de Manual de uso do fabricante do dispositivo – COOK

A troca do tubo orotraqueal por meio de dispositivo próprio visa um procedimento seguro para o paciente, todavia não isento de falhas e de complicações. Um estudo de centro único analisou 527 casos de troca de tubo por cateter trocador, com falha no procedimento em 73 deles (13,8%); o trauma da via aérea foi a complicação mais comum, em 41 (7,8%), com pneumotórax detectável à radiografia de tórax em 8 (1,5%) desses casos; esses achados corroboram dados de outros estudos quanto à incidência dessas complicações, principalmente na presença de VAD.

A ventilação com fluxo de oxigênio oferecido diretamente pelo cateter, por ser unidirecional – sem válvula expiratória, pode também se relacionar a barotrauma com pneumotórax associado, sendo uma alternativa de resgate que atualmente é desaconselhada. Caso o paciente apresente dessaturação durante o procedimento, deve-se priorizar a inserção do tubo novo em vez de se pausar o procedimento para tentar oxigenar o paciente através do cateter.

Para reduzir o risco de complicações, além de se evitar a ventilação unidirecional, é de extrema importância o cuidado com a profundidade de inserção do cateter, que deve ser sempre < 26 cm, uma vez que, à exceção de pacientes mais longilíneos, a distância média da cavidade oral até a carina da traqueia é de 25 cm.

Introduzir o cateter além dessa distância ou "forçar" a introdução em caso de resistência à sua passagem aumenta consideravelmente as chances de trauma de via aérea. Os cateteres de troca, habitualmente, apresentam marcação centimetrada cujas marcações devem ser alinhadas e correspondentes às marcações dos centímetros presentes na cânula orotraqueal.

Todos os procedimentos envolvendo o paciente crítico, principalmente aqueles relacionados à via aérea, estão sujeitos a falhas e a eventos adversos graves. As taxas de complicações relacionadas à extubação ou à troca de cânula orotraqueal não são menos frequentes que aquelas associadas à intubação, apesar da expressiva maior carga de estudos sobre essa última.

Diferentemente da IOT, os dois procedimentos aqui discutidos quase nunca se dão em caráter de urgência ou de emergência, o que torna ainda menos tolerável a taxa de falhas envolvidas nesses processos. Conhecimento técnico, planejamento de cenários, reconhecimento de possíveis ou iminentes fatores de falha e treinamento de toda a equipe envolvida nesses procedimentos determinarão redução de morbidades, custos e mortalidade.

BIBLIOGRAFIA

1. Hagberg CA, Artime CA, Aziz MF. Benumof and Hagberg's airway management. Amsterdam: Elsevier; 2017.

2. Boles J-M, Bion J, Connors A, Herridge M, Marsh B, Melot C, et al. Weaning from mechanical ventilation. Eur Respir J. 2007;29(5):1033-56.

3. Deutschman CS, Neligan PJ. Evidence-based practice of critical care. Amsterdam: Elsevier; 2019.

4. Blackwood B, Alderdice F, Burns K, Cardwell C, Lavery G, O'Halloran P. Use of weaning protocols for reducing duration of mechanical ventilation in critically ill adult patients: Cochrane systematic review and meta-analysis. Bmj. 2011;342(jan13 2):c7237.

5. Cook T, Woodall N, Frerk C, College R, Difficult Airway Society (Great Britain. Major complications of airway management in the United Kingdom: report and findings: 4th National Audit Project of the Royal College of Anaesthetists and the Difficult Airway Society : NAP4. London: The Royal College of Anaesthetists, March; 2011.

6. Apfelbaum JL, Hagberg CA, Connis RT, Abdelmalak BB, Agarkar M, Dutton RP, et al. 2022 American Society of Anesthesiologists Practice Guidelines for Management of the Difficult Airway*. Anesthesiology. 2022;136(1):31-81.

7. Hall JB. Principles of critical care. New York: Mcgraw-Hill Education; 2015.

8. Girard TD, Alhazzani W, Kress JP, Ouellette DR, Schmidt GA, Truwit JD, et al. An Official American Thoracic Society/American College of Chest Physicians Clinical Practice Guideline: Liberation from Mechanical Ventilation in Critically Ill Adults. Rehabilitation Protocols, Ventilator Liberation Protocols, and Cuff Leak Tests. Am J Resp Crit Care. 2016;195(1):120-33.

9. Vagionas D, Vasileiadis I, Rovina N, Alevrakis E, Koutsoukou A, Koulouris N. Daily sedation interruption and mechanical ventilation weaning: a literature review. Anaesthesiol Intensive Ther. 2019;51(5):380-9.

10. Huang H-W, Sun X-M, Shi Z-H, Chen G-Q, Chen L, Friedrich JO, et al. Effect of high-flow nasal cannula oxygen therapy versus conventional oxygen therapy and noninvasive ventilation on reintubation rate in adult patients after extubation: a systematic review and meta-analysis of randomized controlled trials. J Intensive Care Med. 2017;33(11):609-23.

11. Higgs A, McGrath BA, Goddard C, Rangasami J, Suntharalingam G, Gale R, et al. Guidelines for the management of tracheal intubation in critically ill adults. Brit J Anaesth. 2018;120(2):323-52.

12. Ouellette DR, Patel S, Girard TD, Morris PE, Schmidt GA, Truwit JD, et al. Liberation from mechanical ventilation in critically ill adults: an official American College of Chest Physicians/American Thoracic Society clinical practice guideline inspiratory pressure augmentation during spontaneous breathing trials, protocols minimizing sedation, and noninvasive ventilation immediately after extubation. Chest. 2017;151(1):166–80.

13. Ornico SR, Lobo SM, Sanches HS, Deberaldini M, Tófoli LT, Vidal AM, et al. Noninvasive ventilation immediately after extubation improves weaning outcome after acute respiratory failure: a randomized controlled trial. Crit Care. 2013;17(2):R39-R39.

14. Corso RM, Sorbello M, Mecugni D, Seligardi M, Piraccini E, Agnoletti V, et al. Safety and efficacy of staged extubation set in patients with difficult airway: a prospective multicenter study. Minerva Anestesiol. 2020;86(8):827-34.

15. McLean S, Lanam CR, Benedict W, Kirkpatrick N, Kheterpal S, Ramachandran SK. Airway exchange failure and complications with the use of the Cook Airway Exchange Catheter®. Anesthesia Analgesia. 2013;117(6):1325-7.

16. Popat M, Mitchell V, Dravid R, Patel A, Swampillai C, Higgs A. Difficult Airway Society Guidelines for the management of tracheal extubation. Difficult Airway Society Extubation Guidelines Group Anaesthesia. 2012 Mar;67(3):318-40.

CUIDADOS GERAIS AO PACIENTE INTUBADO

Flávia Sales Leite ■ Mariana Fernandes Cremasco de Souza

Introdução

Uma das terapêuticas mais utilizadas em pacientes críticos é a obtenção de uma via aérea artificial, sendo que em torno de 90% dos casos a via de acesso utilizada é a intubação orotraqueal (IOT).[1] Os motivos de sua instalação estão associados com insuficiência respiratória aguda grave, instabilidade hemodinâmica e disfunções neurológicas graves.[2]

A IOT é uma prática colaborativa, momento que envolve a participação simultânea de vários profissionais; contudo, ressalta-se que o ato da intubação é um procedimento médico e, dependendo da habilidade do profissional e/ou condições relacionadas ao paciente, pode apresentar dificuldades e complicações.

O papel inicial da equipe da Enfermagem é providenciar o material necessário para a obtenção da via aérea artificial que consiste em tubo orotraqueal com *cuff* devidamente testado (numeração escolhida pelo médico que efetuará o procedimento de acordo com as características individuais de cada paciente), fio-guia para intubação, anestésico em gel ou *spray* para lubrificar o tubo, seringa de 20 mL e fixador para o tubo orotraqueal (de acordo com o material disponível no serviço, podendo ser cadarço, fita adesiva ou fixador próprio), laringoscópio e lâmina devidamente testada (o tipo de lâmina deverá ser escolhido pelo médico que realizará o procedimento), luva estéril, máscara e óculos de proteção. Para a realização do procedimento, uma bolsa-válvula-máscara (BVM) deve estar disponível, bem como material para aspiração de vias aéreas do paciente.

Deve-se ressaltar que, para a realização do procedimento, é importante deixar material de atendimento de emergência próximo e de fácil acesso ao local em que está ocorrendo o atendimento, como o carro de emergência, e material de via aérea difícil nos casos em que haja presença de fatores de risco para complicações.

Após a realização da IOT, o fisioterapeuta deve fazer a checagem da correta intubação através da capnografia e por meio da ausculta: região epigástrica: região epigástrica, base pulmonar esquerda (E), base pulmonar direita (D), ápice pulmonar E, e por fim ápice pulmonar D; verificando a simetria durante as ventilações e, na sequência, deve-se realizar a fixação do tubo.[2]

É importante ressaltar que aproximadamente 2% de pacientes que necessitam de IOT e de ventilação invasiva evoluem com desmame ventilatório difícil, necessitando de traqueostomia. Sendo assim, os cuidados com a manutenção e prevenção de problemas durante a utilização da via aérea artificial são fundamentais visando minimizar as complicações e possíveis eventos relacionados.[3,4]

Os pacientes críticos que utilizam dispositivos artificiais para ventilação pulmonar são considerados de alta complexidade e, em sua maioria, necessitam de cuidados da equipe multidisciplinar. Essa assistência requer organização e planejamento; portanto, é fundamental estabelecer uma rotina de cuidados com objetivo de se prevenirem as complicações relacionadas ao uso de tubos e traqueostomias.

A avaliação das condições da via aérea artificial faz parte do exame físico realizado pelo enfermeiro e pelo fisioterapeuta; assim, deve ser realizado de forma rigorosa e com a devida atenção (Quadro 19.1).

Quadro19. 1 – Cuidados com o paciente intubado.

- Manutenção de adequada fixação do tubo orotraqueal;
- Avaliação e prevenção do risco de retirada acidental do dispositivo – extubação não planejada;
- Avaliação da cavidade oral;
- Avaliação e prevenção de complicações relacionados ao balonete (*cuff*);

(Continua)

Quadro 19.1 – Cuidados com o paciente intubado. (Continuação)

- Manutenção da permeabilidade das vias aéreas;
- Prevenção de infecção pulmonar (pneumonia associada à ventilação mecânica);
- Após extubação, observar e controlar sinais de edema laríngeo (rouquidão, dificuldade para falar e deglutir).

Fonte: Desenvolvido pelos autores.

Posicionamento da cânula orotraqueal

A confirmação da correta posição do tubo endotraqueal imediatamente após a intubação é de extrema importância. A ausculta pulmonar e epigástrica já foi mencionada anteriormente, porém existem outras formas não invasivas de checar o posicionamento e garantir a ventilação adequada do paciente.

Capnografia: técnica de monitorização não invasiva que utiliza um sistema de medição da pressão parcial de dióxido de carbono (CO_2) no final da expiração ($ETCO_2$). Essa tecnologia fornece uma exibição gráfica em forma de onda e expressa a pressão de CO_2 ao longo do tempo. A detecção da curva de capnografia depende de fluxo sanguíneo pulmonar adequado e a respiração deve ser mantida por 4 a 6 ciclos para confirmar o posicionamento adequado do tubo.[5]

Ultrassonografia: ferramenta não invasiva que pode ser utilizada à beira-leito, fácil de transportar, segura, reprodutível e pode ser uma boa opção à capnografia, quando esta não estiver disponível. Alguns critérios devem ser levados em consideração ao se utilizar a ultrassonografia com o uso de um transdutor de alta frequência posicionado na região anterior cervical: visibilização do tubo na traqueia de modo estático, com o transdutor na posição vertical (Figura 19.1) e reconhecimento da intubação esofágica pela visibilização do tubo no espaço paratraqueal esquerdo (Figura 19.2).

Outra forma de identificar o posicionamento traqueal da cânula orotraqueal (COT) utilizando a ultrassonografia é por meio do transdutor de baixa frequência posicionado na região do 2º espaço intercostal anterior bilateralmente, em que se avalia se há ventilação pulmonar ao visualizar a presença de deslizamento pleural (*lung slide*). A ultrassonografia parece ser um método rápido e eficiente de determinar a posição da COT. A combinação da ultrassonografia transesofágica com o deslizamento pleural confirma a correta posição em 100% dos casos.[6] A presença de deslizamento pleural no pulmão esquerdo confirma que não há uma intubação seletiva.

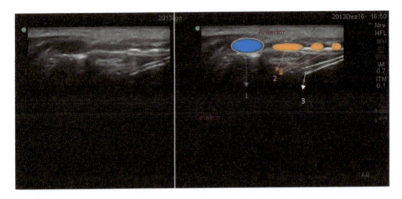

Figura 19.1 – Imagem do tubo na traqueia. (1) Cricoide. (2) Anéis traqueais. (3) Linhas do tubo traqueal.
Fonte: Adaptado de Brazilian Journal of Anesthesiolog. 2018;68(6):624-632.

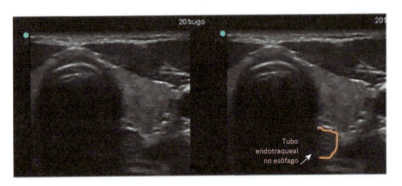

Figura 19.2 – Intubação Esofágica.
Fonte: Adaptado de Brazilian Journal of Anesthesiolog. 2018;68(6):624-632.

Radiografia de tórax: ferramenta essencial para a avaliação de dispositivos médicos imediatamente após sua instalação, especialmente nos pacientes de UTI. Alguns critérios devem ser considerados para a avaliação do posicionamento correto da cânula orotraqueal como visualizar a extremidade do tubo endotraqueal 4 a 5 cm acima da carina (Figura 19.3) ou imediatamente acima do arco aórtico, com a cabeça em posição neutra, se a carina não estiver visível, a extremidade distal do tubo deverá estar no nível das bordas mediais das clavículas.[7]

CUIDADOS GERAIS AO PACIENTE INTUBADO

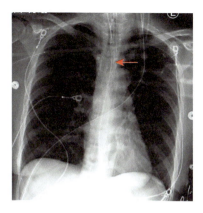

Figura 19.3 – posição da cânula orotraqueal na radiografia de tórax.
Fonte: Adaptada de https://www.msdmanuals.com/professional/multimedia/image/x-ray-of-an-endotracheal-tube.

Fixação do tubo orotraqueal

Existem várias opções de fixadores (Figura 19.4), destacando-se o uso de cadarço, adesivos e fixadores com fita acolchoada com tecido de algodão, podendo ter novas tecnologias associadas como barreiras de hidrocoloide e travas de segurança que permitem o reposicionamento do tubo mantendo a segurança da fixação. Portanto, é importante analisar as fixações disponíveis assim como as características individuais dos pacientes para selecionar (Figura 19.5).

Os fixadores podem ocasionar lesões na pele nos pontos de contato, a quebra de integridade da pele pode estar associada a forças de pressão, de atrito e/ou de cisalhamento, por estarem mais apertados do que o necessário ou por edema local. As principais lesões relacionadas à fixação do tubo orotraqueal são as por fricção, por pressão relacionadas a dispositivo médico e as por pressão em membrana mucosa[9].

Ao contrário, quando frouxos ou no caso de adesivos pouco aderentes, propiciam a movimentação do tubo dentro da traqueia, provocando atrito do tubo com a parede do órgão, provocando irritação e posterior edema de cordas vocais, bem como deslocamento. O deslocamento pode ser no interior da traqueia, tornando a intubação seletiva, ou exteriorização, provocando a extubação acidental ou não planejada.

No Quadro 19.2, estão listadas algumas recomendações relacionadas à escolha e instalação da fixação adequada.[9]

258 MANEJO DE VIAS AÉREAS

◘ Quadro 19.2 – Recomendações para escolha e instalação da fixação adequada.

- Confirmar o posicionamento correto em centímetros no próprio tubo, após confirmação pela radiografia, a marca desejável deve estar na altura dos dentes incisivos na arcada superior.

- Não há consenso na literatura de qual é a melhor fixação. Para minimizar pontos de pressão, utilizar coberturas de poliuretano ou hidrocoloide nos pontos de contato. Na utilização de adesivos, atenção ao preparo da pele e às aplicação e remoção adequadas.

- A troca da fixação deve ser diária, exceto em caso específico de indicação do fabricante, sendo executada por dois profissionais, mantendo-se preferencialmente o posicionamento central do tubo.

- A avaliação do tipo de pele e anatomia facial, incluindo maxilar e arcada dentária pela profissional de odontologia auxilia na tomada de decisão sobre o tipo de fixação adequada

Fonte: Desenvolvido pelos autores.

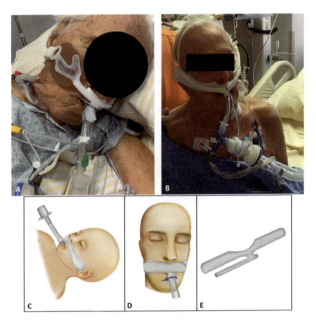

◘ Figura 19.4 – Tipos de fixação. (A) Anchor Fast®. (B) Cadarço comum (envolto com gaze e curativo para a proteção da pele). (C) Modelos de fixações adesivas.
Fonte: Acervo pessoal.

CUIDADOS GERAIS AO PACIENTE INTUBADO

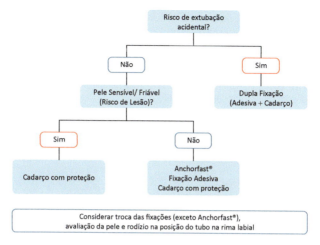

■ Figura 19.5 – Fluxograma decisório para escolha da fixação.
Fonte: Desenvolvida pelos autores.

→ Avaliação da cavidade oral

Algumas lesões presentes na cavidade oral de paciente intubados podem ser consequência de uma intubação difícil, como avulsão dentária, hematomas e lacerações de tecidos moles; assim, a inspeção torna-se imprescindível para detecção dessas condições e iniciar-se tratamento precoce de possíveis danos.

Presença do tubo orotraqueal dificulta a adequada higienização da boca, favorecendo a formação de placas na gengiva, língua e dentes (Quadro 19.3). As placas bacterianas e os micro-organismos presentes na cavidade oral podem se proliferar rapidamente, facilitando a colonização bacteriana.[10]

A xerostomia (redução da saliva) ocasionada pela boca constantemente semiaberta ou aberta, associada à clínica do paciente e ao uso de alguns medicamentos (diuréticos, anti-hipertensivos, anticolinérgicos), provoca alterações no pH da saliva, reduzindo componentes salivares que auxiliam na manutenção da flora microbiana normal e na redução da aderência de micro-organismos na cavidade oral. Sendo assim, má higiene oral associada à xerostomia é fator contribuinte para o desenvolvimento de pneumonia associada às ventilação mecânica.[10]

Quadro 19.3 – Higiene oral no paciente crítico.

Avaliar a cavidade oral antes de se iniciar o procedimento.
Aspirar cavidade oral para retirar secreções acumuladas.
Embeber a escova com sistema de sucção ou escova dental/bastonete (a depender da disponibilidade) em solução de clorexidina a 0,2%.
Realizar a escovação dividindo-se a cavidade oral em quadrantes.
Aspirar a orofaringe durante o procedimento.
Aplicar fina camada de hidratante labial.

Fonte: Desenvolvido pelos autores.

 Pressurização do balonete (*cuff*)

Uma pressão adequada no balonete dos dispositivos de via aérea artificial é necessária para manter uma ventilação adequada com pressão positiva sem escape aéreo. De acordo com a maioria dos estudos, essa pressão ideal é entre 20 e 30 cmH$_2$0 (15 a 22 mmHg). Manter uma pressão maior do que a indicada pode ocasionar complicações resultantes de compressão da mucosa da traqueia. Vários fatores podem interferir na pressão do balonete (anatomia e diâmetro da traqueia, alterações de pressão nas vias aéreas, uso de óxido nítrico) . A pressão do balonete deve ser aferida a cada 4 horas ou ao menos três vezes ao dia.[11]

Há dois tipos de balonete – o de alto volume e baixa pressão, mais antigo. Ao ser insuflado apresenta uma pequena área de contato com a traqueia com grande chance de deformá-la, tem formato circular, seu uso prolongado ocasiona isquemia e, consequentemente, lesão da parede traqueal. Contudo, apresenta menor custo e melhor vedação da traqueia, além de ser mais efetivo contra a broncoaspiração. Ainda, o mais utilizado atualmente é o balonete de baixa pressão e alto volume, que apresenta uma parede fina que, quando insuflada, adapta-se facilmente às bordas irregulares da parede traqueal, evitando lesões. Entretanto, seu formato cilíndrico não protege totalmente as vias aéreas da aspiração de secreções, alimentos e conteúdo gástrico, pois atua como um reservatório de secreções orofaríngeas, uma vez que as estases de secreções altas, saliva e alimentos que ficam supracuff tendem a gotejar pelas laterais da traqueia e por microcanais que se formam em razão da dobradura do material do *cuff* sobre si mesmo, permitindo, assim, a manutenção da broncoaspiração do material retido pericuff, processo este denominado "microaspiração". Esse evento, acompanhado da colonização bacteriana do trato aerodigestivo, é o principal agente etiológico da pneumonia associada à ventilação mecânica (PAV).[11]

→ Aspiração supra-*cuff*

A via aérea artificial interrompe os mecanismos naturais de proteção, como a tosse e o reflexo laríngeo, que impedem a depuração mucociliar eficaz. Além disso, facilita a microaspiração das secreções acumuladas na área subglótica acima do balonete. O controle contínuo e rígido da pressão do balonete contribui para evitar as microaspirações e, consequentemente, a PAV.

Diante da ocorrência de vazamento de secreções pericuff, novos tubos orotraqueais e cânulas de traqueostomias foram desenvolvidos com um lúmen dorsal que permite a aspiração contínua ou intermitente do espaço subglótico.[12]

→ Umidificação de via aérea artificial

O ar inspirado naturalmente é umidificado e aquecido pelas vias aéreas, predominantemente pelo nariz, para atingir as unidades alveolares em condições ideais. O ar circula por meio de um conduto estreito na região nasal, gerando um fluxo turbulento que permite otimizar o aquecimento, a umidificação e a filtragem. Durante a expiração, a umidade do ar é parcialmente preservada pela condensação na mucosa. A temperatura do ar atinge em torno de 37 ºC, com 100% de umidade relativa e 44 mg/L de umidade absoluta.

O uso de uma via aérea artificial impede o contato do ar inspirado com a mucosa nasal, e os gases medicinais também são secos e frios.

Existem dois tipos de dispositivos disponíveis para aquecer e umidificar o ar: os umidificadores passivos; e os umidificadores ativos.

→ **Umidificadores passivos:** o princípio de funcionamento baseia-se na sua capacidade de reter calor e entregar pelo menos 70% dele ao gás inalado na inspiração seguinte, diferentes mecanismos podem efetuar esse processo.

→ HME (*heat and moisture exchanger*): os trocadores de calor e umidade são condensadores simples, constituídos de espuma descartável e fibra sintética ou papel, com uma área de superfície significativa capaz de gerar um gradiente de temperatura efetivo para cada respiração (Figura 19.6). Os HME hidrofóbicos foram feitos para repelir a umidade e reter o calor do gás expirados.

→ HCH (*hygroscopic condenser humidifers*) ou HHME (*hygroscopic heat and moisture exchanger*): os umidificadores condensadores higroscópicos ou os trocadores de calor e umidade higroscópicos são constituídos de fibras sintéticas e revestidos por um produto químico (cloreto de cálcio ou cloreto de lítio) higroscópico, que absorve o calor, otimiza a entrega de umidade e auxilia a reduzir o acúmulo de condensação em posições dependentes.

→ HMEF (*heat and moisture exchanger filters*): os trocadores de calor e de umidade com filtro têm, adicionalmente, filtro eletrostático, composto por camadas planas de fibra (modacrílico ou propileno) que atuam como barreira e, ao mesmo tempo, a filtragem é otimizada pelo material com a carga eletrostática.

→ Existem os HME e HCH, que utilizam os elementos higroscópicos e hidrofóbicos de forma combinada, apresentam desempenho muito semelhantes entre eles.

> **Considerações:** sabemos que, quanto maior a condensação, maior o desempenho do dispositivo, portanto o volume ideal de espaço morto para um umidificador passivo é de 50 mL. Esse espaço morto é compensado por meio de ajustes no ventilador mecânico. Quanto à resistência no dispositivo seco, esta é irrelevante, porém diante de condensações ocasionadas por secreções ou fluidos, tornar-se-á significativa. As trocas dos dispositivos devem ser realizadas diante de condensação excessiva, presença de secreções ou fluidos visíveis, a cada 48 horas em pacientes com doenças pulmonares ou a cada 96 horas nos demais pacientes.[13]

→ **Umidificadores ativos:** dispositivos compostos por um recipiente com aquecedor de base metálica com água estéril armazenada (Figura 19.7). Quando a base está aquecida, a temperatura da água aumenta por convecção. Alguns sistemas também apresentam circuito respiratório com aquecimento, que garante a manutenção da temperatura do gás até o paciente.

→ **Funcionamento:** o fluxo de ar passa sobre a água aquecida, e o gás ganha umidade e calor; os umidificadores são instalados no ramo inspiratório do circuito respiratório (um circuito interliga o respirador e o recipiente, e outro, o recipiente e o paciente).

> **Considerações:** o acúmulo de água no circuito pode gerar alterações na ventilação mecânica e contaminação; devem-se utilizar circuitos com copos coletores para drenagem do excesso de água e posicionar o circuito adequadamente; monitore o dispositivo continuamente (nível da água e temperatura, verificar a presença de condensação); não colocar água acima da quantidade recomendada; não drenar o excesso de água para o recipiente aquecedor; cumprir as especificações do fabricante.[1]

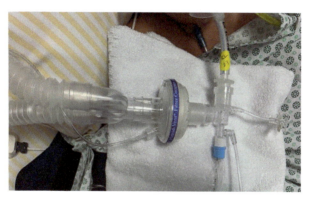

■ Figura 19.6 – Posição de instalação correta do filtro HME (*heat and moisture exchanger*). Sequência: tubo orotraqueal → sistema fechado de aspiração → filtro HME → circuito de ventilação.
Fonte: Acervo pessoal da autoria.

⇥ Aspiração da via aérea artificial

Em pacientes sob uso de via aérea artificial, é comum o acúmulo de secreções traqueobrônquicas, é importante para o profissional da equipe multidisciplinar reconhecer as indicações da aspiração traqueal, a técnica, os riscos e as complicações que podem expor o paciente. Associadas a esses fatores, podemos incluir alterações dos valores na soximetria e capnometria.

Recentemente, a Associação Americana de Cuidados Respiratórios (AARC) publicou importantes recomendações relacionadas ao procedimento[14] (Quadro 19.4).

264 MANEJO DE VIAS AÉREAS

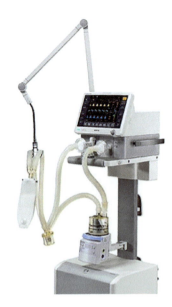

◼ Figura 19.7 – Sistema de umidificação ativa.
Fonte: Adaptada de SynoVent E3 (mindray.com).

◼ Quadro 19.4 – Aspiração traqueal.

Recomendações	Nível de evidência
Ausculta pulmonar e traqueal com ruídos adventícios, presença de secreção visível na cânula orotraqueal ou de traqueostomia e alterações gráficas na curva de fluxo na fase expiratória (padrão serrilhado) nos pacientes em ventilação mecânica como bons indicadores para realizar a aspiração.	B
Alterações agudas na resistência do sistema respiratório podem indicar necessidade de aspiração.	B
Estratégias como sedação adequada, pré-oxigenação pode reduzir a incidência de complicações como aumento da frequência cardíaca, alterações na pressão arterial e pressão cerebral, ocasionada pelo aumento da pressão intratorácica em decorrência da tosse, arritmias cardíacas e dessaturação.	B

(*Continua*)

Quadro 19.4 – Aspiração traqueal. (*Continuação*)

Recomendações	Nível de evidência
Tanto o sistema de aspiração aberto como o fechado podem ser usados com segurança e eficácia para a remoção de secreções do adulto com via aérea artificial.	B
Os pacientes adultos e pediátricos devem ser oxigenados antes do procedimento.	B
O uso rotineiro de solução salina deve ser evitado, seu uso é desnecessário para a aspiração da via aérea artificial.	C
O profissional de saúde deve utilizar técnica de paramentação e aspiração estéril para proteger o paciente de contaminação cruzada.	C
Os cateteres de aspiração devem ocluir < 70% do lúmen da cânula orotraqueal ou traqueostomia.	C
As pressões de sucção devem ser mantidas abaixo de 200 mmHg em adultos.	C
O profissional de saúde deve realizar o procedimento no período mais breve possível e não mais do que 15 segundos.	C
A aspiração mais profunda deve ser considerada quando a técnica de aspiração superficial não for efetiva, considerando-se o potencial para trauma e alterações fisiológicas.	B
O uso rotineiro de broncoscopia para a remoção de secreções não é recomendado.	C
Há evidencias que suportam o uso de dispositivos para limpar as cânulas quando há suspeita de aumento da resistência consequente ao acúmulo de secreção.	B

Fonte: Adaptado de Adaptado de AARC (American Association of Respiratory Care) Diretriz de Práticas Clínicas: Aspiração Traqueal.

Prevenção do risco de extubação não planejada

A extubação não planejada, por ser decorrente da manipulação do paciente, mudança de decúbito, higienização corporal, realização de radiografia no leito, é denominada "extubação acidental"; já quando o próprio paciente a retira, denomina-se "autoextubação". A incidência desse evento é variável, com taxas de 2% a 16%.[15,16]

Os fatores de risco relacionados à retirada acidental são: presença de *delirium*; uso de benzodiazepínicos; fixação inadequada do tubo; dimensionamento não adequado da equipe de Enfermagem e/ou sobrecarga de trabalho.[15,16]

As principais ações recomendadas para evitar a extubação não planejada são:

→ Identificar precocemente os pacientes com risco potencial: presença de agitação, ansiedade, *delirium* (CAM-ICU), desconforto, dor e sedação inapropriada;

→ Notificar e alertar toda a equipe multiprofissional sobre os pacientes com risco de retirada acidental de dispositivos;

→ Avaliar criteriosamente a necessidade de restrição mecânica;

→ Equipe de enfermagem e fisioterapia deve discutir com o médico a necessidade de contenção química ou intervenção farmacológica;

→ Se o paciente for mantido com restrição física, avaliar periodicamente a cada 2 horas, os locais em contato com restrições;

→ Se o paciente for mantido sedado, monitorar o nível de sedação do paciente (escalas, índice bispectral (BIS)).

→ Manutenção do decúbito do paciente entre 30º e 45º

O tubo orotraqueal inibe mecanismos de defesa importantes da via aérea superior, contribuindo para a produção e o acúmulo de secreções da orofaringe e aquelas provenientes do estômago, as secreções acumuladas acima do *cuff* podem estar colonizadas por micro-organismos patogênicos a serem broncoaspirados.[17]

Sendo assim, o decúbito do paciente intubado deve ser mantido entre 30º e 45º, essa angulação diminui o risco de broncoaspiração, principalmente em pacientes recebendo alimentação por sonda enteral, reduzindo a incidência de pneumonia associada à ventilação nessa população.[18]

→ Cuidados com traqueostomia

Uma incidência anual elevada de complicações relacionadas à traqueostomia, incluindo, obstruções e decanulações (com desfechos catastróficos) é registrada. Um serviço multidisciplinar composto por médicos, fisioterapeutas, Enfermagem e fonoaudiólogos pode garantir melhor cuidado centrado no paciente e aumento significativo na segurança, redução de custos, além de outras melhorias como o desmame precoce, redução do tempo para decanulação e de internação hospitalar.

Alguns cuidados específicos para pacientes traqueostomizados:

→ Garantir a limpeza adequada das cânulas metálicas, incluindo retirar a cânula interna para realizar a higiene, retirada de resíduos e definir a frequência de limpeza de acordo com o grau de expectoração do paciente;

→ Umidificação da traqueostomia: uso de filtros com função de umidificação (HME) ou, em pacientes em respiração espontânea, utilizar estratégias de nebulização;

→ Curativo da traqueostomia: limpeza com soro fisiológico; uso de gaze nas laterais da cânula continuamente; uso de espuma e hidrocoloide a ser avaliado pela equipe de enfermagem; adequar a frequência sugerida mínima para curativo ao redor da traqueostomia; avaliar presença de hiperemia na pele ao redor da traqueostomia e se há drenagem de secreções e o aspecto;

→ Diante da possibilidade de fonação do paciente após a traqueostomia: seguir as orientações da Fonoaudiologia, principalmente quanto à instalação da válvula de fala (sempre com o balonete desinsuflado) e insuflação/desinsuflação do balonete de acordo com o plano de tratamento;

→ Processo de decanulação: deve ser individualizado e seguir um plano de tratamento multidisciplinar.

> **Medidas para prevenir a decanulação ou deslocamento acidental**
>
> - Avaliação da traqueostomia pela equipe de Enfermagem e Fisioterapia quanto à presença de lacerações e lesões, malácia, fístulas, estenose, granuloma, entre outros.
> - Seguir orientações de troca da fixação sinalizadas pela equipe cirúrgica, principalmente nos primeiros 7 dias (respeitar a maturação do estoma);
> - Checar a manutenção da pressurização adequada do balonete (se há necessidade de pressões elevadas) e monitorá-la ao menos três vezes ao dia (manhã, tarde e noite).
> - Checar posicionamento da cânula (radiografia ou broncoscopia), recomendado aproximadamente a 3 cm da carina.

Medidas para prevenir a decanulação ou deslocamento acidental

- Checar periodicamente condições da ventilação (presença de dificuldade).
- Realizar troca da fixação e de mobilizações do paciente com dois ou três profissionais.
- Realizar curativos e proteções da pele conforme orientação da equipe cirúrgica e de Enfermagem.
- Manter alinhamento da TQT na posição central do pescoço.
- Utilizar suporte para apoio do circuito de ventilação mecânica.
- Utilizar contensão nos membros superiores nos pacientes com agitação psicomotora.
- Sinalizar para a equipe multidisciplinar os pacientes com risco de deslocamento da TQT.

→ Conclusão

Pacientes com intubação orotraqueal exigem vigilância contínua e cuidados específicos de toda a equipe multiprofissional, cuidados que podem ser compartilhados. A equipe deve estar alerta a possíveis complicações, atuando de forma preventiva, garantindo a segurança do paciente. A atuação conjunta da equipe é fundamental, colocando o paciente no centro das ações, melhorando os desfechos.

BIBLIOGRAFIA

1. Campos CGP, Pacheco A, Gaspar MDR, Arcaro G, Reche PM, Nadal JM, et.al. Análise dos critérios diagnósticos de pneumonia associada à ventilação mecânica: estudo de coorte. Rev. Bras. Enferm. 2021; 74 (6).

2. Viana RAPP, Whitaker IY, Zanei SSV. Enfermagem em terapia intensiva: práticas e evidências. 2 ed. 2020. Porto Alegre: Artmed.

3. Pachecolopez PC, Berkow LC, Hillel AT, Akst LM. Complications of airway management. Resp Care. 2014; 59(6):1006-1021.

4. Freeman BD. Tracheostomy Update – When AND How. Crit Care Clin. 2017; (33): 312-32.

5. Das SK, Choupoo NS, Haldar R, Lahkar A. (2014). Transtracheal ultrasound for verification of endotracheal tube placement: a systematic review and meta-analysis. Canadian Journal of Anesthesia/Journal Canadien d'Anesthésie, 62(4), 413-423.

6. Paul J. Zetlaoui,Ultrasonography for airway management. Anaesthesia Critical Care & Pain Medicine, Volume 40, Issue 2, 2021.

7. Moreira ASL, Afonso MGA, Dinis MRSA, Santos MCGT. Avaliação de dispositivos médicos nas radiografias de tórax em unidades de terapia intensiva – tempo de prestar atenção. Rev Bras Ter Intensiva. 2016;28(3):330-334.

8. Galetto SGS, Nascimento ERP, Hermida PMV, Malfussi LBH. Medical Device-Related Pressure Injuries: an integrative literature review. Rev Bras Enferm. 2019;72(2):505-12.

9. AACN. Pratice Alert: oral care for acutely and critically ill patients. Crit Care Nurse. 2017; 37(3):e19-e21.

10. Deschepper M, Waegeman W, EecklooK, Vogelaers D, Blot S. Effects of chlorhexidine gluconate oral care on hospital mortality: a hospital-wide, observational cohort study. Intensive Care Med. 2018; 44(7):1017-26.

11. Spiegel JE. Endotracheal tube cuffs: design and function. Anesthesiology news: guide to airway management. 2010;51-8.

12. Bouza E, Pérez MJ, Muñoz P, Rincón C, Barrio JM, Hortal J. Continuous aspiration of subglottic secretions in the prevention of ventilatorassociated pneumonia in the postoperative period of major heart surgery. Chest. 2008;134(5):938-46.

13. Plotnikow GA, Accoce M, Navarro E, Tiribelli N. Humidification and heating of inhaled gas in patients with artificial airway. A narrative review. Rev Bras Ter Intensiva. 2018 Mar;30(1):86-97.

14. Blakeman,TC, Scott JB, Yoder MA, Capellari E, Strickland SL. AARC Clinical Practice Guidelines: Artificial Airway Suctioning. Respiratory Care February 2022, 67 (2) 258-271;

15. Cosentino C, Fama M, Foà C, Bromuri G, Giannini S, Saraceno M, et al. Unplanned Extubations in Intensive Care Unit: evidences for risk factors. A literature review. ABM [Internet]. 2017.

16. Fontenot AM, Malizia RA, Chopko MS, et al. Revisiting endotracheal self extubation in the surgical and trauma intensive care unit: are They all fine? J Crt Care. 2015; 30(6):1222-6.

17. Klompas MI, Branson R, Eichenwald EC, Greene LR, Howell MD, Lee G, et al. Strategies to prevent ventilator-associated pneumonia in acute care hospitals: 2014 update. Infect Control Hosp Epidemiol.2014;35(8):915-36.

18. Álvarez-Lerma F, Palomar-Martinéz M, Sanches-Garcia M, Martinez-Alonso M, Alvarez-Rodrigues J, Lorente L, et al. Prevention of ventilator-associated pneumonia: the multimodal approach of the Spanish icu "Pneumonia Zero" program. Crit Care Med. 2018; 46(2):181-8.

ABORDAGEM DA VIA AÉREA NA GESTANTE

Veronica Fialho

Durante a anestesia obstétrica, a abordagem das vias aéreas está relacionada com uma maior morbidade.[1] Um estudo recente que incluiu 14 mil partos cirúrgicos sob anestesia geral reportou um risco de intubação difícil de 1:49 e de intubação falha, de 1:808.[2]

As alterações anatômicas e fisiológicas da gestação resultam em maior probabilidade de via aérea difícil, risco aumentado de aspiração de conteúdo gástrico e maior susceptibilidade à hipoxemia.[3] Durante a intubação orotraqueal e transição para ventilação com pressão positiva, existe um risco maior de colapso cardiovascular e outras complicações e, por isso, diz-se que a gestante apresenta a via aérea fisiologicamente difícil.[3]

Assim, consequentemente à alta morbidade da anestesia geral, a anestesia regional, com seu alto perfil de segurança, é o método mais comum de fornecer anestesia à parturiente. Entretanto, em uma pequena percentagem das gestantes, a anestesia geral e a necessidade de manejo das vias aéreas são as únicas opções, por falha da anestesia regional, cirurgias não obstétricas, cenários clínicos de emergência materna ou fetal além de necessidade de intubação para o tratamento de doenças clínicas em unidades de terapia intensiva (UTI).

Portanto, em todos esses cenários, para prover o melhor desfecho para o binômio materno-fetal, é essencial se levar em consideração as alterações fisiológicas da gravidez e suas implicações no manejo das vias aéreas.

→ Alterações Anatômicas e fisiológicas da gestação relacionadas com risco durante o manejo das vias aéreas

As principais alterações anatômicas e fisiológicas que contribuem para maior morbidade durante a abordagem das vias aéreas incluem o edema das vias aéreas superiores, ganho de peso, aumento das mamas, gastroparesia e alterações pulmonares que reduzem o tempo seguro de apneia.[3,4]

O alto nível da progesterona promove edema e friabilidade da mucosa em todo o trato respiratório, tem início no 1º trimestre e agrava-se ao longo da gravidez.[3] Dessa forma, alguns preditores de via aérea difícil parecem piorar ao longo da gravidez, como é o caso do escore de Mallampati e a circunferência do pescoço.[5,6]

O aumento do tecido mamário pode tornar a laringoscopia difícil, o que é exacerbado na gestante com obesidade. Ainda, o edema da faringe e da laringe tende a se exacerbar durante o trabalho de parto, sobretudo se houver soroterapia excessiva, infusão de ocitocina (efeito antidiurético), pré-eclâmpsia e realização contínua das manobras de Valsalva.[7]

Qualquer mudança na voz deve alertar o médico para a presença de edema das vias aéreas superiores. Um estudo que avaliou o edema das vias aéreas imediatamente antes do parto vaginal e 24 horas após sugere uma redução no escore de Mallampati em 36% das pacientes 24 horas após o parto.[8]

Em relação às alterações pulmonares, uma redução na capacidade residual funcional é esperada em virtude da elevação de 4 cm do diafragma, diminuição da tração para baixo do abdome e mudanças na configuração da parede torácica que diminuem o recuo para fora.[9]

A anemia relacionada à gravidez e o aumento da necessidade de oxigênio contribuem para a diminuição das reservas de oxigênio. Esses fatores reduzem o tempo seguro de apneia e incrementam o risco de hipoxemia durante o manejo das vias aéreas.[7]

O útero gravídico desloca o estômago cranialmente, exercendo pressão sobre este. Além disso, graças aos altos níveis de progesterona, ocorre diminuição do tônus do esfíncter esofágico inferior, e todos esses fatores tornam as gestantes especialmente vulneráveis à aspiração pulmonar.[3]

→ Avaliação da via aérea difícil

A avaliação prévia das vias aéreas, o reconhecimento dos fatores associados ou predisponentes à via aérea difícil e a preparação adequada para lidar com as dificuldades previstas e imprevistas são essenciais para reduzir a morbidade materna e fetal relacionada ao manejo das vias aéreas.

Assim, em um cenário ideal, a gestante deve ser consultada por um anestesiologista no pré-natal, especialmente aquelas com relato de via aérea difícil, cirurgia prévia de cabeça, pescoço e/ou mandíbula, radioterapia prévia na região cervical, obesidade mórbida, artrite reumatoide juvenil, tumores mediastinais, algumas síndromes congénitas entre outros.[10]

Na gestante, a identificação da via aérea difícil é feita como nos demais pacientes, por meio de história clínica e testes simples à beira do leito, como o escore de Mallampati, abertura da boca, subluxação mandibular, movimentos do pescoço, distância tireomentoniana e circunferência cervical.[11] Quando combinados, esses testes à beira do leito têm valores preditivos mais altos em comparação com testes únicos na identificação de uma potencial via aérea difícil.

Além da avaliação para intubação difícil, a paciente deve ser examinada para anestesia neuroaxial difícil, ventilação sob máscara facial difícil e inserção de dispositivo supraglótico difícil (Tabela 20.1). O ultrassom pode ser usado para identificar e marcar a membrana cricotiróidea antes do manejo de uma via aérea reconhecidamente difícil.[12]

Tabela 20.1 – Fatores preditores de problemas para realização da intubação orotraqueal, ventilação com máscara facial, inserção de dispositivo supraglótico e acesso às vias aéreas pela parte frontal do pescoço.

	Intubação traqueal	Ventilação sob máscara	Inserção de DSG	Acesso às vias aéreas pela parte frontal do pescoço
IMC > 35 Kg.m^{-2}	x	x	x	x
Circunferência Cervical > 50 cm	x	x	x	x

(Continua)

◼ Tabela 20.1 – Fatores preditores de problemas para realização da intubação orotraqueal, ventilação com máscara facial, inserção de dispositivo supraglótico e acesso às vias aéreas pela parte frontal do pescoço. (*Continuação*)

	Intubação traqueal	Ventilação sob máscara	Inserção de DSG	Acesso às vias aéreas pela parte frontal do pescoço
Distância tireomental < 6cm	x	x	x	
Escore Mallampati classe 3-4	x	x		
Deformidade fixa da coluna cervical em flexão	x			x
Dentição alterada	x		x	
Miscelânia (SAOS, edema via aérea, protrusão de mandíbula reduzida)	x	x		
Abertura de boca < 4cm	x			

IMC: índice de massa corporal; DSG: dispositivo supraglótico; SAOS: síndrome da apneia obstrutiva do sono.

Fonte: Adaptada de Mushambi MC, Kinsella SM, Popat M, Swales H, Ramaswamy KK, Winton AL, Quinn AC; Obstetric Anaesthetists' Association; Difficult Airway Society. Obstetric Anaesthetists' Association and Difficult Airway Society guidelines for the management of difficult and failed tracheal intubation in obstetrics. Anaesthesia. 2015 Nov;70(11):1286-306.

Como mencionado anteriormente, durante o trabalho de parto, pode haver aumento do edema das vias aéreas e piora de escore de Mallampati, sendo fundamental que a via aérea seja reavaliada quando a paciente chega ao hospital e também durante o trabalho de parto.[5] Para as pacientes com dificuldade prevista no manejo das vias aéreas, a anestesia neuroaxial com passagem de cateter deve ser estabelecida precocemente para evitar a necessidade da anestesia geral em um cenário de urgência.

Manejo da via aérea

Os aspectos técnicos do manejo das vias aéreas na gestante são semelhantes aos demais pacientes e o planejamento e preparo são fundamentais para uma abordagem segura.

Preparo dos equipamentos

Todos equipamentos devem ser checados quanto à sua funcionalidade previamente ao manejo das vias aéreas, incluindo um dispositivo para sucção de secreções das vias aéreas. Por intermédio da monitorização cardíaca contínua, os sinais vitais devem ser avaliados antes da indução anestésica. Os principais materiais que devem estar disponíveis no carrinho de via aérea difícil estão descritos no Quadro 20.1.[7]

Quadro 20.1 – Material necessário para a abordagem da via aérea na gestante.

Material para carro de via aérea difícil para abordagem da via aérea obstétrica
▪ Máscaras faciais e cânulas de Guedel de diversos tamanhos
▪ Laringoscópio de cabo curto
▪ Lâmina de laringoscópio normal e longa Macintosh
▪ Tubos orotraqueais de calibres menores 6-6,5 cm
▪ Fio-guia maleável para modificar a curvatura do tubo; fio-guia longo de borracha, atraumático (Frova®, Eschamann®)
▪ Máscara laríngea números 3, 4 e 5 com canal para aspiração esofágica
▪ Máscara laríngea para intubação (Fastrach®), Combitube®, tubo laríngeo
▪ Videolaringoscópio
▪ Boncoscópio de fibra óptica
▪ Equipamento de cricotireoidostomia
▪ Dispositivo para ventilação a jato transtraqueal

Fonte: Adaptado de Borràs R, Periñan R, Fernández C, Plaza A, Andreu E, Schmucker E, Añez C, Valero R. Algoritmo de manejo de la vía aérea en la paciente obstétrica/Airway management algorithm in the obstetrics patient. Rev. esp. anestesiol. reanim ; 59(8): 436-443, oct. 2012.

Profilaxia contra broncoaspiração

A gestante é considerada de alto risco para broncoaspiração, mesmo quando o jejum está adequado. O uso do ultrassom vem ganhando popularidade para avaliação do conteúdo gástrico, entretanto depende da *expertise* do examinador com a técnica e com as peculiaridades anatómicas da gestante. Antes da indução anestésica, é desejável a administração de medicações que têm o potencial de reduzir o risco e a gravidade da aspiração de conteúdo gástrico, são elas:

a. Citrato sódico: aumenta o PH gástrico, dose de 30 mL via oral (VO), tempo de 15 minutos para efeito. Adequado para situações de urgência.[7]

b. Omeprazol, pantoprazol: eleva o PH gástrico e reduz o volume gástrico, dose de 40 mg endovenoso (EV), tempo de 45 minutos para efeito.[7]

c. Metoclopramida: aumenta o peristaltismo e favorece o esvaziamento gástrico, dose de 10 mg EV, tempo de 5 minutos para efeito. Adequado para situações de urgência.[7]

Manejo das vias aéreas na gestante sem preditores de via aérea difícil

a. Pré-oxigenação: oferta de oxigênio a 100% por 5 minutos ou 8 respirações profundas em 1 minuto. O uso de oxigênio nasal de alto fluxo para pré-oxigenação e oxigenação apneica durante a intubação para anestesia demonstrou prolongar o tempo seguro de apneia.[13] A oferta de oxigênio deve ocorrer a todo momento durante o manejo das vias aéreas.

b. Posicionamento: deve ser otimizado antes da primeira tentativa de laringoscopia. A posição ideal é a olfativa ou do cheirador para a maioria das pacientes, pois alinha os eixos laríngeo e faríngeo. Em pacientes obesas, a posição em rampa parece ser superior. A mesa cirúrgica em cefaloaclive de 20º a 30°, no centro cirúrgico, ou elevação da cabeceira no leito da UTI conferem aumento da capacidade residual funcional, reduzem a dificuldade de inserção do laringoscópio (em virtude do aumento das mamas), melhoram a visualização através do laringoscópio e podem reduzir o refluxo gastroesofágico.

c. Indução em sequência rápida: o uso de altas doses de rocurônio (1,2 mg.kg^{-1}) é uma alternativa ao suxametônio, pois o rocurônio pode ser totalmente revertido por sugammadex (16 mg.kg^{-1}) em 3 minutos, em comparação aos 9 minutos para a compensação espontânea de suxametônio.[15] É aconselhável o deslocamento uterino para esquerda a fim de se mitigar a compressão aorto-cava.

d. Ventilação com máscara facial: tradicionalmente evitada na técnica de intubação em sequência rápida pelo risco de insuflação gástrica e regurgitação. Entretanto, alguns estudos sugerem segurança dessa medida se aplicada uma pressão cricoide adequada e ventilação suave com bolsa/máscara facial e pressão de insuflação máxima < 20 cmH$_2$O, especialmente no cenário de via aérea difícil e dessaturação antes da laringoscopia.[16,17]

e. Pressão cricoide: os dados na literatura são contraditórios acerca do benefício da pressão cricoide para evitar broncoaspiração.[14]

f. Primeira tentativa de intubação: os intensivistas e anestesistas prestando assistência à gestante devem estar familiarizados com os dispositivos disponíveis em seus serviços. O laringoscópio Macintosh de cabo curto é adequado para a maioria das intubações, entretanto um videolaringoscópio deve estar sempre disponível.[14] Após a primeira laringoscopia, se obtida uma visualização pobre da laringe, devem ser tentadas manobras como redução ou remoção da pressão cricoide, manipulação externa da laringe mediante pressão para trás, para cima e para a direita, bem como o reposicionamento da cabeça e pescoço.[18] A inserção do tubo traqueal pode ser facilitada com o uso de um introdutor de tubo traqueal (bougie) ou um estilete.[19] Atenção especial deve ser dada ao risco de trauma nas vias aéreas com o uso desses dispositivos.

g. Segunda tentativa de intubação: deve ser realizada pelo profissional mais experiente com um dispositivo alternativo. A ventilação com máscara facial é recomendada durante o preparo para a segunda tentativa de intubação. Se a classificação for Cormack 3b ou 4, o sucesso da intubação às cegas com o uso do Bougie é baixo e o risco de trauma é alto.[14]

Manejo das vias aéreas após falha de intubação

Após falha na segunda tentativa de intubação, a ajuda de um operador mais experiente deve ser solicitada e declarada a falha de intubação. A prioridade é manter a oxigenação seja por máscara facial, seja através de um dispositivo supraglótico, e evitar aspiração de conteúdo gástrico.

A ventilação com máscara facial deve ser tentada por duas pessoas (técnica a 4 mãos) e, em caso de dificuldade, um dispositivo supraglótico de 2ª geração (com canal de drenagem gástrica) deve ser imediatamente tentado. Se o primeiro dispositivo supraglótico não fornecer uma via aérea eficaz, um tamanho ou dispositivo alternativo deve ser considerado.

À semelhança do que acontece com a intubação traqueal, várias tentativas de colocação aumentam o risco de trauma e, portanto, recomenda-se um máximo de duas tentativas de inserção. Se a oxigenação estiver adequada e a necessidade de abordar a via aérea for mandatória, opta-se por se dar seguimento ao procedimento com dispositivo supraglótico. O estômago deve ser drenado o quanto antes através de um dispositivo supraglótico de 2ª geração.

Em caso de abordagem da via aérea de forma eletiva, se for factível postergar a cirurgia, opta-se por despertar o paciente e realizar um novo planejamento para uma abordagem segura das vias aéreas. Se não for possível ventilar ou entubar, estamos diante de um cenário emergencial e existe um risco iminente de parada cardíaca por hipoxemia.[14,20]

Abordagem das vias aéreas no cenário emergencial

a. Chame por ajuda, preferencialmente capacitada para o manejo invasivo das vias aéreas.

b. Otimize a oxigenação.

c. Devem ser tentados outros dispositivos não invasivos para o manejo das vias aéreas, como a laringoscopia videoassistida, lâminas alternativas de laringoscópio, intubação através de máscara laríngea (com ou sem orientação broncoscópica flexível), broncoscopia flexível, introdutor e estilete iluminados, técnicas combinadas de intubação com adjuvantes. Entende-se por adjuvantes os introdutores de tubos traqueais, estiletes rígidos, estiletes de intubação ou trocadores de tubos e manipulação laríngea externa.[21] Atenção deve ser fornecida ao excesso de tentativas pelo risco de trauma das vias aéreas.[21]

d. Intervenções invasivas: deve ser a técnica mais rápida de acordo com a experiência do médico que a executará. Os procedimentos invasivos abrangem a cricotirotomia cirúrgica, cricotirotomia com agulha através de um dispositivo de pressão regulada, cricotireoidostomia com cânula de grande calibre (> 4 mm) traqueostomia cirúrgica, intubação retrógrada guiada por um fio e traqueostomia percutânea.[21]

e. A terapia de oxigenação por membrana extracorpórea (ECMO) é um recurso possível em caso de falha das manobras anteriores.[21]

A Figura 20.1 resume as condutas que devem ser seguidas durante o manejo das vias aéreas quando o planejamento inicial das vias aéreas torna-se malsucedido.

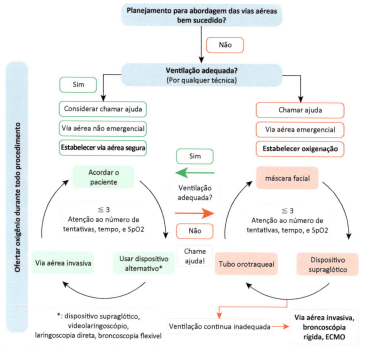

Figura 20.1 – Planejamento das vias aéreas.
Fonte: Adaptada de Apfelbaum JL, Hagberg CA, Connis RT, Abdelmalak BB, Agarkar M, Dutton RP, Fiadjoe JE, Greif R, Klock PA, Mercier D, Myatra SN, O'Sullivan EP, Rosenblatt WH, Sorbello M, Tung A. 2022 American Society of Anesthesiologists Practice Guidelines for Management of the Difficult Airway. Anesthesiology. 2022 Jan 1;136(1):31-81.

Abordagem da gestante com via aérea difícil esperada

Se houver necessidade de intubação e a paciente apresentar critérios para via aérea difícil, a intubação com a paciente sob sedação consciente, anestesia tópica das vias aéreas e manutenção da ventilação espontânea constituem a estratégia mais segura.[7]

A técnica de intubação acordada depende de alguns fatores como a cooperação e o consentimento da paciente, além da *expertise* do médico assistente.[21] Antes de proceder à intubação acordado, é fundamental estabelecer uma boa relação médico-paciente por intermédio de uma explicação empática e tranquilizadora acerca do procedimento.

Devem ser seguidos os mesmos procedimentos de segurança anteriormente explicitados, quanto à checagem de equipamentos, à monitorização adequada, à avaliação de jejum, ao preparo medicamentoso para evitar broncoaspiração e posicionamento.

A sedação consciente pode ser realizada com benzodiazepínicos e remifentanil em baixas doses; além disso, o aporte de oxigênio deve ocorrer durante todo procedimento mediante cânula nasal.[7]

As técnicas não cirúrgicas para intubação em vigília incluem laringoscopia direta, videolaringoscopia, intubação broncoscópica flexível e via dispositivo supraglótico das vias aéreas.[10]

Em um estudo recente sobre a prática não obstétrica, a videolaringoscopia em vigília forneceu igual taxa de sucesso e complicações, mas tempos de intubação mais curtos, quando comparada à broncoscopia flexível.[22]

Caso o profissional opte pela intubação em vigília através da broncofibroscopia flexível, é preferível utilizar a via oral, pois o tubo orotraqueal pode causar sangramento importante quando utilizada a via nasal, em razão da friabilidade da mucosa na gestante.[7]

BIBLIOGRAFIA

1. Morgan M. Anaesthetic contribution to maternal mortality. Br J Anaesth. 1987;59:842.
2. Reale SC, Bauer ME, Klumpner TT, Aziz MF, Fields KG, Hurwitz R, Saad M, Kheterpal S, Bateman BT. Frequency and risk factors for difficult intubation in women undergoing general anesthesia for cesarean delivery: a multicenter retrospective cohort analysis. Anesthesiology. 2022;
3. Myatra SN, Divatia JV, Brewster DJ. The physiologically difficult airway: an emerging concept. Curr Opin Anaesthesiol. 2022 Apr 1;35(2):115-121.
4. Aydas AD, Basaranoglu G, Ozdemir H, Dooply SL, Muhammedoglu N, Kucuk S, Saidoglu L. Airway changes in pregnant women before and after delivery. Ir J Med Sci. 2015 Jun;184(2):431-3.

5. Pilkington S, Carli F, Dakin MJ, et al. Increase in Mallampati score during pregnancy. Br J Anaesth 1995; 74(6):638-42.

6. Izci B, Vennelle M, Liston WA, et al. Sleep-disordered breathing and upper airway size in pregnancy and post-partum. Eur Respir J 2006;27(2):321-7.

7. Borràs R, Periñan R, Fernández C, Plaza A, Andreu E, Schmucker E, Añez C, Valero R. Algoritmo de manejo de la vía aérea en la paciente obstétrica / Airway management algorithm in the obstetrics patient. Rev. Esp. Anestesiol. Reanim; **59(8): 436-443, oct. 2012.**

8. Aydas AD, Basaranoglu G, Ozdemir H, Dooply SL, Muhammedoglu N, Kucuk S, Saidoglu L. Airway changes in pregnant women before and after delivery. Ir J Med Sci. 2015 Jun;184(2):431-3.

9. Crapo RO. Normal cardiopulmonary physiology during pregnancy. Clin Obstet Gynecol 1996;39(1): 3-16.

10. Mushambi MC, Athanassoglou V, Kinsella SM. Anticipated difficult airway during obstetric general anaesthesia: narrative literature review and management recommendations. Anaesthesia. 2020 Jul;75(7):945-961.

11. Yentis SM. Predicting difficult intubation: worthwhile exercise or pointless ritual? Anaesthesia 2002; 57:105-109.

12. Kristensen MS, Teoh WHL. The ultrasound probe in the hands of the & anesthesiologist: a powerful new tool for airway management. Anesthesiology News 2013; 38:23-30

13. Zhou S, Zhou Y, Cao X, Ni X, Du W, Xu Z, Liu Z. The efficacy of high flow nasal oxygenation for maintaining maternal oxygenation during rapid sequence induction in pregnancy: a prospective randomised clinical trial. Eur J Anaesthesiol. 2021 Oct 1;38(10):1052-1058.

14. Mushambi MC, Kinsella SM, Popat M, Swales H, Ramaswamy KK, Winton AL, Quinn AC; Obstetric Anaesthetists' Association; Difficult Airway Society. Obstetric Anaesthetists' Association and Difficult Airway Society guidelines for the management of difficult and failed tracheal intubation in obstetrics. Anaesthesia. 2015 Nov;70(11):1286-306.

15. Sorensen MK, Bretlau C, Gatke MR, Sorensen AM, Ras- mussen LS. Rapid sequence induction and intubation with rocuronium-sugammadex compared with succinylcholine: a randomized trial. British Journal of Anaesthesia 2012; 108: 682-9.

16. Brown JP, Werrett GC. Bag-mask ventilation in rapid sequence induction. A survey of current practice among members of the UK Difficult Airway Society. European Jour- nal of Anaesthesiology 2015; 32: 446-8.

17. Petito SP, Russell WJ. The prevention of gastric inflation – a neglected benefit of cricoid pressure. Anaesthesia and Intensive Care 1988; 16: 139-43.

18. Benumof JL, Cooper SD. Quantitative improvement in laryn- goscopic view by optimal external laryngeal manipulation. Journal of Clinical Anesthesia 1996; 8: 136-40.

19. Latto IP, Stacey M, Mecklenburgh J, Vaughan RS. Survey of the use of the gum elastic bougie in clinical practice. Anaesthesia 2002; 57: 379-84.

20. McGuire B, Lucas DN. Planning the obstetric airway. Anaesthesia. 2020 Jul;75(7):852-855.

21. Apfelbaum JL, Hagberg CA, Connis RT, Abdelmalak BB, Agarkar M, Dutton RP, Fiadjoe JE, Greif R, Klock PA, Mercier D, Myatra SN, O'Sullivan EP, Rosenblatt WH, Sorbello M, Tung A. 2022 American Society of Anesthesiologists Practice Guidelines for Management of the Difficult Airway. Anesthesiology. 2022 Jan 1;136(1):31-81.

22. Alhomary M, Ramadan E, Curran E, Walsh SR. Videolaryngoscopy vs. fibreoptic bronchoscopy for awake tracheal intubation: a systematic review and meta-analysis. Anaesthesia 2018; 73: 1151-61.

21
CENÁRIOS ESPECÍFICOS – OBESO

Cecilia Leon Calderon ■ Fábio Tanzillo Moreira

Introdução

O paciente obeso, historicamente conhecido por ser portador de via aérea difícil, pode evoluir para um cenário caótico, quando não se consegue assegurar sua ventilação e oxigenação. Por isso, é de suma importância que uma via aérea difícil seja identificada pelo médico assistente, para que ele tenha um plano sequencial em mente.

Esse cuidado se torna mais necessário nos pacientes internados na unidade de terapia intensiva (UTI), que podem estar em estado crítico e precisar ser intubados em um cenário de urgência ou emergência. Quando os profissionais de Saúde são devidamente treinados e preparados para um cenário de via aérea difícil prevista ou imprevista, obtêm-se melhores resultados, menores traumas e menos complicações relacionadas à falha na intubação orotraqueal.

A obesidade vem aumentando nos últimos tempos e, com ela, suas complicações. Nos pacientes obesos, é muito comum a presença de outras comorbidades, doenças cardiovasculares, endocrinopatias, entre outras. Todas essas alterações, tanto anatômicas como patológicas, tornam desafiadora à abordagem nesses pacientes. Vários estudos mostraram um risco elevado de doenças respiratórias perioperatórias e complicações no manejo das vias aéreas nesse público. Um índice de massa corporal (IMC) maior que 26 kg/m^2 resultou em uma ventilação como uso de máscara facial três vezes mais difícil e uma intubação orotraqueal dez vezes mais difícil do que em um paciente com um IMC dentro da normalidade.

Os profissionais de Saúde precisam saber como manejar com segurança cenários de via aérea difícil, tanto de forma antecipada como não antecipada, e devem ter ciência do algoritmo de via aérea difícil da Sociedade Americana de Anestesiologia.

→ Alterações das vias aéreas e respiratórias relacionadas à obesidade

A gordura corporal dos pacientes obesos é armazenada em vários compartimentos, incluindo costelas, diafragma, ao redor da parede torácica e abdômen; além disso, há acúmulo de tecido adiposo em região faríngea, úvula, amígdalas, tonsilas e língua. Esse acúmulo de gordura prejudica o sistema respiratório e gera aumento de pressão intra-abdominal e diminuição da complacência da parede torácica, levando a um distúrbio respiratório restritivo.

Em razão dessas alterações, há, então, redução dos volumes pulmonares, sobretudo da capacidade residual funcional. Esses valores se reduzem exponencialmente com o aumento do IMC. Portanto, pacientes gravemente obesos têm pequena reserva de oxigênio, o que torna períodos de apneia muito pouco toleráveis.

O aumento da pressão intra-abdominal resulta em uma diminuição de ventilação das bases pulmonares, que são relativamente bem perfundidas, caracterizando alteração da relação ventilação/perfusão e hipoxemia. Essa hipoventilação de bases pulmonares favorece a ocorrência de atelectasias.

Consequentemente ao excesso de tecido corporal e do aumento do trabalho respiratório, os pacientes obesos têm um aumento do consumo de oxigênio e de produção de dióxido de carbono.

A síndrome da apneia obstrutiva do sono (SAOS) e a síndrome de hipoventilação do obeso são muito prevalentes e a obesidade é a condição mais associada à SAOS. Essa condição é caracterizada por episódios de apneia e hipopneia que duram 10 segundos e ocorrem várias vezes por hora durante o período noturno

A SAOS resulta do acúmulo de gordura nos tecidos e nas estruturas da hipofaringe e da região cervical que causa maior resistência ao fluxo de ar durante a inspiração e, consequentemente, maior esforço do diafragma. Esse acúmulo de gordura em região faríngea também pode resultar em aumento da possibilidade de colapso da via aérea superior quando a musculatura está relaxada.

O resultado dessas alterações é a hipoxemia crônica, que resulta em policitemia secundária, hipercapnia, hipertensão pulmonar (por vasoconstrição) e, em última instância, tem-se um paciente com risco elevado para desenvolver doenças cardiovasculares.

→ Avaliação da via aérea e obesidade

De acordo com a Sociedade de Via Aérea Difícil (DAS – Difficult Airway Society), algumas complicações são mais comuns no paciente obeso, por exemplo, broncoaspiração, falha na cricotireoidostomia, falha na intubação, que podem evoluir para lesão cerebral hipoxêmica e, até mesmo, morte. Portanto, deve-se sempre lembrar de avaliar a existência dos possíveis preditores de via aérea difícil e fazer um planejamento prévio que contemple todas as possíveis dificuldades. A obesidade em si não parece ser um preditor isolado de via aérea difícil, porém é um dos vários fatores que devem ser levados em conta durante a avaliação das vias aéreas.

Alguns fatores de risco foram isolados para mostrar dificuldade em laringoscopia: Mallampati III ou IV; circunferência cervical > 40 cm, aumentando a dificuldade na laringoscopa de 5%; e, se a circunferência fosse maior que 60 cm, a dificuldade aumentaria para 35% (mensurar na borda superior da cartilagem cricoide). Esses dados podem ajudar durante a avaliação, porém seus valores preditivos são limitados.

Quando se fala em dificuldade de ventilação com máscara facial, outros fatores de risco também sao isolados, como: desproporção orofaringeana; suspeita ou diagnóstico de SAOS; Mallampati III ou IV; e gênero masculino.

A cricotireoidostomia pode se tornar problemática pelas alterações anatômicas já mencionadas neste capítulo. O acesso frontal do pescoço pode ser mais difícil e, por isso, o método de intubação acordado deve ser considerado sempre que possível. Além disso, todos os pacientes com alterações anatômicas que implicam maior dificuldade ao acesso frontal do pescoço podem se beneficiar da avaliação ultrassonográfica da via aérea, para ajudar a identificar as estruturas anatomicas de forma antecipada.

Estratégias para otimizar o manejo da via aérea

O posicionamento ideal é **fundamental** nesses pacientes e, quando, devidamente concretizado, aumenta-se a chance de sucesso na obtenção de uma via aerea definitiva.

Estamos acostumados com a clássica posição olfativa, porém no caso do paciente obeso e nas gestantes tambem, é necessária uma posição olfativa modificada que permitirá melhor alinhamento entre os eixos, oral, faríngeo e laríngeo, proporcionando melhor ventilação com máscara facial e visualização da via aérea durante a laringoscopia direta.

A posição HELP (*head-elevated laryngoscopy position*), também conhecida como "posição rampa", mostrou-se mais eficaz que a posição olfativa nesse público (Figura 21.1). Nela há maior elevação da cabeça, das costas e dos ombros, ocorrendo, assim, melhor alinhamento entre o meato acústico externo e o manúbrio esternal do paciente. É possível obter esse posicionamento com o uso de coxins (Figura 21.2) ou com o emprego de um trapézio inflável (Figura 21.3).

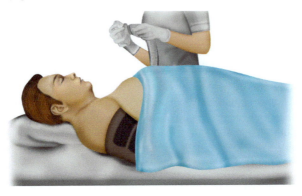

Figura 21.1 – A mesma paciente da Figura 21.1 colocada na posição de olfativa.
Fonte: Adaptada de Kristensen MS. Airway management and morbid obesity. Eur J Anaesthesiol. 2010;27(11):923–7.

Quanto à ventilação com o uso da máscara facial, com ou sem o emprego de cânula orofaríngea (cânula de guedel), é fundamental o posicionamento correto para que ela seja bem-executada, promovendo, assim, maior tempo seguro de apneia e, consequentemente, prevenindo a hipóxia. Em alguns casos, o uso de CPAP com uma PEEP um pouco mais elevada (entre 5 e 10 mmHg) é válido e repercurtirá em melhores oxigenação e reserva respiratória.

CENÁRIOS ESPECÍFICOS – OBESO

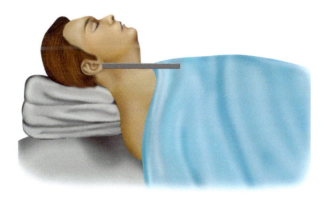

◼ **Figura 21.2** – Paciente obeso mórbido em posição HELP (observe-se o alinhamento horizontal do canal auditivo externo e do manúbrio esternal).
Fonte: Adaptada Pontes Cerqueira, Mendes Carmona, Miecznikowski, 2012.

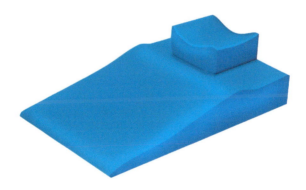

◼ **Figura 21.3** – Trapézio inflável (Wedge-shaped Troop Pillow, Mercury Medical).
Fonte: Adaptada de Pontes Cerqueira M, Mendes Carmona B, Miecznikowski R. Controle de via aérea. 2012. 294–301 p.

Se o paciente for submetido a um procedimento sem muita complexidade, mas com necessidade de indução anestésica, dispositivos supraglóticos (p. ex., máscara laríngea) podem ser usados com segurança. Como pressões maiores podem ser necessárias durante a ventilação desses pacientes, pode ser que ocorra algum vazamento, o que determina uma limitação para o uso desses dispositivos.

Laringoscopia direta e indireta

Novos laringoscópios surgiram nos últimos tempos que permitem visualização indireta da via aérea e, nos pacientes com estigmas de via aérea dificil, eles têm desempenhado (conforme demonstrado em alguns estudos) um papel muito promissor quando comparados à laringoscopia convencional com o laringoscópio Macintosh.

Entre os novos lanringoscópios, citem-se videolaringoscópios e estiletes ópticos rigidos ou semirrigidos (Figura 21.4).

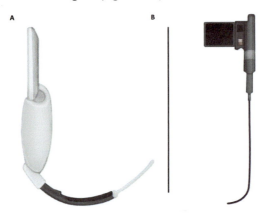

Figura 21.4 – (A) Videolaringoscópio – Mc Grath®. (B) Estilete óptico.
Fonte: Adaptada de Yoon HK, Lee HC, Park J Bin, Oh H, Park HP. McGrath MAC videolaryngoscope versus optiscope video stylet for tracheal intubation in patients with manual inline cervical stabilization: A randomized trial. Anesth Analg. 2020;130(4):870–8.

Embora a laringoscopia convencional ainda seja uma técnica válida nesses pacientes, é necessário ter em mente que quanto maior o grau de dificuldade antecipado, seja pelo contexto anatomico, seja pelo fisiológico, maior será a necessidade de utilizar dispositivos mais avançados, como videolaringoscópio ou, até mesmo, broncoscopia.

Adjuvantes durante a intubação orotraqueal

Os dispositivos supraglóticos não só ajudam na oxigenação e ventilação dos pulmões, mas também podem atuar como "guia" para manter uma via aérea aberta, contribuindo para o acesso do tubo orotraqueal à entrada laríngea.

É possível intubar um paciente com ajuda de um broncoscópio através de um dispositivo supraglótico inserido em um momento de emêrgencia durante a tentativa de intubação. Há também a possibilidade de se garantir uma via aérea invasiva pelo uso da máscara laríngea para intubação (LMA Fastrach® – Figura 21.5, que proporciona a ventilação e a intubação orotraqueal por um único dispositivo. Essa técnica foi avaliada e mostrou excelente taxa de sucesso de intubação orotraqueal na primeira tentativa, porém deve ser reservada para quando não houver disponibilidade do broncoscópio.

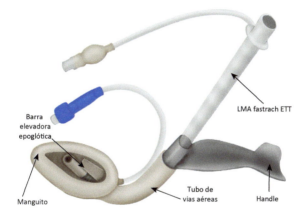

◼ Figura 21.5 – Máscara laríngea de intubação orotraqueal – Fastrach® acoplada ao tubo endotraqueal.

Fonte: Adaptada de Gerstein NS, Braude DA, Hung O, Sanders JC, Murphy MF. The fastrachTM intubating laryngeal mask airway®: An overview and update. Can J Anesth. 2010;57(6):588–601.

Falha de intubação

Mesmo que haja falha da intubação, deve-se ter em mente que as prioridades sempre serão a ventilação e a oxigenação do paciente, tanto com o uso de dispositivos supraglóticos como com o uso de bolsa-válvula-máscara; em cenários eletivos, é recomendado que o paciente seja acordado após a recuperação da oxigenação e o procedimento seja postergado; entretanto, essa possibilidade dificilmente se apresentará em pacientes que precisam ser intubados na UTI. Caso ocorra falha na oxigenação, o próximo passo é, como última alternativa, cricotireoidostomia cirúrgica de emergência.

FONA

Quando não se consegue intubar nem ventilar, deve-se prosseguir com o acesso cervical anterior (FONA – *front of neck access*). Deve-se fazer o possível para se evitar chegar a esse extremo, pois os pontos anatômicos de referência ficam mais difíceis de identificar pelo excesso de tecido subcutâneo e pelo fato de o pescoço desses pacientes ser curto.

A técnica mais indicada atualmente é a cricotireoidostomia com uma incisão da pele e membrana cricotireóidea, com a passagem de um tubo 5,5 a 6 mm, utilizando o bougie como guia, conforme descrito em capítulo específico deste Manual.

→ Conclusão

O manejo da via aérea com segurança em pacientes críticos já é um desafio e a obesidade representa um acréscimo no potencial de dificuldade desse procedimento, tornando imperativo um planejamento meticuloso sempre que possível.

Várias técnicas podem ajudar a otimizar esse manejo. Uma avaliação completa e a preparação de toda a equipe para uma via aérea difícil prevista, incluindo o posicionamento adequado em "rampa", uma pré-oxigenação otimizada com o uso de pressão positiva e a prontidão imediata de dispositivos de ventilção de resgate fazem toda a diferença nesse cenário.

BIBLIOGRAFIA

1. Chung F, Mezei G, Tong D. Pre-existing medical conditions as predictors of adverse events in day-case surgery. Br J Anaesth [Internet]. 1999;83(2):262-70. Disponível em: http://dx.doi.org/10.1093/bja/83.2.262.

2. Gautam P, Gaul TK, Luthra N. Prediction of difficult mask ventilation [3]. Eur J Anaesthesiol. 2005;22(8):638-40.

3. Salome CM, King GG, Berend N. Physiology of obesity and effects on lung function. J Appl Physiol. 2010;108(1):206-11.

4. Adams JP, Murphy PG. Obesity in anaesthesia and intensive care. Br J Anaesth [Internet]. 2000;85(1):91-108. Disponível em: http://dx.doi.org/10.1093/bja/85.1.91.

5. Dargin J, Medzon R. Emergency department management of the airway in obese adults. Ann Emerg Med [Internet]. 2010;56(2):95-104. Disponível em: http://dx.doi.org/10.1016/j.annemergmed.2010.03.011.

6. Patil SP, Schneider H, Schwartz AR, Smith PL. Adult obstructive sleep apnea: Pathophysiology and diagnosis. Chest [Internet]. 2007;132(1):325–37. Disponível em: http://dx.doi.org/10.1378/chest.07-0040.

7. Benumof JL. Obesity, sleep apnea, the airway and anesthesia. Curr Opin Anaesthesiol. 2004;17(1):21-30.

8. Aceto P, Perilli V, Modesti C, Ciocchetti P, Vitale F, Sollazzi L. Airway management in obese patients. Surg Obes Relat Dis [Internet]. 2013;9(5):809-15. Disponível em: http://dx.doi.org/10.1016/j.soard.2013.04.013.

9. Loder WA. Airway management in the obese patient. Crit Care Clin [Internet]. 2010;26(4):641-6. Disponível em: http://dx.doi.org/10.1016/j.ccc.2010.08.002.

10. Gonzalez H, Minville V, Delanoue K, Mazerolles M, Concina D, Fourcade O. The importance of increased neck circumference to intubation difficulties in obese patients. Anesth Analg. 2008;106(4):1132-6.

11. Wojcikiewicz T, Cousins J, Margarson M. The bariatric airway. Br J Hosp Med. 2018;79(11): 612-9.

12. Pontes Cerqueira M, Mendes Carmona B, Miecznikowski R. Controle de via aérea. 2012. p. 294-301.

13. Yazigi A, Chalhoub V, Madi-Jebara S, Haddad F, Charuluxananan S, Kyokong O, et al. Ondansetron for Prevention of Intrathecal Opioids-Induced Pruritus, Nausea and Vomiting after Cesarean Delivery [1] (multiple letters). Anesth Analg. 2004;98(1):264.

14. Kristensen MS. Airway management and morbid obesity. Eur J Anaesthesiol. 2010;27(11):923-7.

15. Yoon HK, Lee HC, Park J Bin, Oh H, Park HP. McGrath MAC videolaryngoscope versus optiscope video stylet for tracheal intubation in patients with manual inline cervical stabilization: a randomized trial. Anesth Analg. 2020;130(4):870-8.

16. Frerk C, Mitchell VS, McNarry AF, Mendonca C, Bhagrath R, Patel A, et al. Difficult Airway Society 2015 guidelines for management of unanticipated difficult intubation in adults. Br J Anaesth. 2015;115(6):827-48.

17. Frappier J, Guenoun T, Journois D, Philippe H, Aka E, Cadi P, et al. Airway management using the intubating laryngeal mask airway for the morbidly obese patient. Anesth Analg. 2003;96(5):1510-5.

18. Gerstein NS, Braude DA, Hung O, Sanders JC, Murphy MF. The fastrachTM intubating laryngeal mask airway®: An overview and update. Can J Anesth. 2010;57(6):588-601.

22

CENÁRIOS ESPECÍFICOS: PACIENTES NEUROCRÍTICOS

Fábio Tanzillo Moreira ■ Felipe Viana ■ Roseny Rodrigues

Introdução

Pacientes neurocríticos apresentam condições que frequentemente comprometem os mecanismos fisiológicos responsáveis pela manutenção da perviedade das vias aéreas e da ventilação. Essas alterações podem causar hipoxemia, hipercapnia e acidose que agravarão a lesão neurológica caso não sejam prontamente corrigidas. O manejo adequado desses pacientes exige a coordenação de diversas medidas que visam avaliar os diagnósticos sindrômico, topográfico e etiológico da lesão, enquanto se estabiliza o paciente de forma a evitar a ocorrência de insultos secundários.

Nesse contexto, a intubação orotraqueal tem um papel fundamental. A falta da via aérea devidamente assegurada, com garantia de ventilação e oxigenação adequadas, pode ocasionar rápido declínio clínico, parada cardiorrespiratória, lesão neurológica secundária por hipóxia e hipofluxo cerebral, além de broncoaspiração e síndrome de desconforto respiratório agudo.

Entretanto, o emprego de sedação e o manuseio das vias aéreas podem causar repercussões fisiológicas desfavoráveis como aumento da pressão intracraniana (PIC), hipotensão arterial, agravamento da hipoxia e hipercapnia; fatores que também poderão gerar ou agravar lesão neurológica secundária.

Portanto, os profissionais envolvidos na abordagem das vias aéreas de pacientes neurocríticos devem conhecer as particularidades fisiopatológicas presentes e aplicar condutas tecnicamente embasadas, visando minimizar as alterações da oxigenação, ventilação e pressão de perfusão cerebral.

→ Fisiopatologia

Os pacientes neurocríticos se caracterizam por apresentar lesões primárias já instaladas no momento do primeiro contato com o sistema de saúde. A essas lesões, sobrepor-se-ão lesões secundárias, agravando o comprometimento neurológico do paciente.

Tomando-se como exemplo os pacientes vítimas de traumatismo cranioencefálico (TCE), a lesão primária ocasiona dano imediato no parênquima cerebral e nos vasos sanguíneos causada pelo fator mecânico. Por ocorrer no momento da ocorrência do trauma, essa lesão não é passível de tratamento. As lesões secundárias decorrem de cascatas fisiopatológicas que se desenvolvem ao longo de um tempo variável e agravarão o dano neurológico primário. Entre os mecanismos mediadores da lesão secundária, estão: excitotoxidade do glutamato; quebra de membrana celular; geração de radiais livres; neuroinflamação; e alteração da homeostase intracelular de cálcio. Os eventos finais da lesão secundária são necrose e apoptose. As lesões secundárias podem ser agravadas ou iniciadas por insultos secundários. Até o momento, não existe tratamento que impeça o desenvolvimento das lesões.

Os insultos secundários são todos os eventos que geram um novo estresse fisiopatológico sobre o cérebro já lesionado. Esses eventos podem ser intracranianos (aumento da pressão intracraniana, hipoperfusão cerebral, crise epilética, vasoespasmo) ou sistêmicos (hipotensão arterial, hipoxemia, hipertermia, hiperglicemia). Os insultos secundários são comuns e têm um grande impacto no prognóstico dos pacientes neurocríticos. Dessa forma, o manejo de pacientes com TCE e de outros pacientes neurocríticos é focado na prevenção de insultos secundários. Pacientes neurológicos graves apresentam alta incidência de insultos secundários. Em estudo da década de 1990 envolvendo 124 paciente com TCE, Jones e colaboradores verificaram uma incidência de insultos secundários em 91% dos pacientes. Uma regressão logística dessa mesma série de pacientes mostrou que hipotensão, febre e hipoxemia se associaram a maior mortalidade.

Esses insultos secundários seriam lesivos, a princípio, até para cérebros normais. O que ocorre em pacientes neurocríticos é que o cérebro já lesionado é mais vulnerável aos efeitos deletérios dessas alterações. Os mecanismos responsáveis por essa vulnerabilidade não são completamente compreendidos.

Um dos fatores envolvidos é a perda da reatividade vascular cerebral. Os mecanismos vasculares compensatórios desencadeados por alterações de fluxo ou oxigenação estão comprometidos nesses pacientes, isso faz com que a circulação cerebral não consiga reagir de forma adequada a estados de hipoxemia ou de hipotensão arterial, ocasionando isquemia. Outros mecanismos que implicam maior vulnerabilidade seriam: alteração na concentração de metabólitos no meio extracelular; disfunção mitocondrial; e alterações do perfil de expressão gênica.

→ Avaliação da indicação de intubação orotraqueal

Uma das grandes questões envolvendo o cuidado de pacientes críticos, em geral, que não têm uma resposta definitiva é "devo intubar esse paciente agora?". Embora em alguns casos essa decisão seja mais fácil de tomar, quando, por exemplo, a capacidade de manter a patência e a segurança da via aérea e/ou a capacidade de ventilação e oxigenação estejam evidentemente comprometidas, ainda existem situações clínicas nas quais até profissionais experientes apresentam incerteza da indicação de intubação imediata e, muitas vezes, há divergência de opinião entre colegas.

Considerando-se os possíveis impactos negativos, tanto do atraso da intubação como do próprio procedimento, já comentados anteriormente, é necessário que a decisão de intubar seja tomada com base num processo decisório que avalie criteriosamente a relação risco *versus* benefício e o curso clínico esperado.

Como forma de ajudar a tomar essa decisão, podemos utilizar o protocolo de manejo de via aérea, sedação e ventilação mecânica do programa *Emergency Neurological Life Support*, da Neurocritical Care Society. Neste, as indicações de intubação para o doente neurocrítico são divididas em quatro categorias:

Falência de manter oxigenação adequada

Essa avaliação pode ser feita com base apenas em parâmetros do exame clínico, como cianose e/ou queda da saturação; gasometria arterial pode ajudar no diagnóstico de hipoxemia em cenários nos quais a avaliação clínica estiver prejudicada e pode também demonstrar o grau de hipoxemia presente, porém não se deve postergar a decisão de intubar um paciente evidentemente hipoxêmico caso a gasometria não esteja prontamente disponível.

Falência de ventilação adequada

Novamente, a avaliação clínica é muito importante para detectar padrões ventilatórios inadequados e/ou insuficientes, usando como parâmetros a expansão torácica e sinais de esforço ventilatório, como uso de musculatura acessória e batimento de asa de nariz.

Falência na proteção da via aérea

A proteção da via aérea é feita com base na soma de interações entre a função bulbar, a anatomia da via aérea superior e da glote, reflexo de tosse e de deglutição íntegros e a quantidade de secreção acumulada na via aérea. O reflexo de vômito após estimulação das estruturas da orofaringe já foi bastante utilizado, mas esse reflexo não apresenta boa correlação com proteção de via aérea e, portanto, não deve ser utilizado de rotina.

Antecipação de piora neurológica ou cardiovascular, com necessidade de intervenção terapêutica ou transporte

A antecipação de uma piora clínica provável é fundamental para manter a garantia do paciente, pois, dessa forma, evita-se a necessidade de se realizarem procedimentos de emergência, sem o preparo adequado da estratégia e dos materiais necessários, com maior risco de falha e em ambientes desfavoráveis.

Após constatada a indicação de estabelecimento de via aérea avançada, deverá ser realizada uma avaliação neurológica rápida do paciente objetivando caracterizar o seu estado neurológico de base para direcionamento de investigação complementar e acompanhamento durante a internação. Devem ser documentados: nível de consciência, fluência e compreensão verbal; atenção; nervos cranianos (campos visuais, movimentação ocular, pupilas, mímica facial); força muscular nos quatro membros; tônus; reflexos; presença de nível sensitivo; e presença de dor à palpação da coluna cervical.

→ Avaliação da via aérea

A avaliação adequada da via aérea, embora possa oferecer informações importantíssimas para guiar o planejamento da intubação, pode ser muito limitada no contexto do paciente neurocrítico, tanto pela possível falta de colaboração do paciente para realizar uma avaliação detalhada como pela escassez de tempo viável, dependendo do caso.

A via aérea anatomicamente difícil pode estar presente em até 30% das intubações na sala de emergência. Nos pacientes neurocríticos, a suspeita de lesão da coluna cervical é frequente, pois, muitas vezes, há suspeita ou confirmação de trauma, bem como rebaixamento do nível de consciência que compromete a avaliação clínica da coluna cervical. Dessa forma, é frequente os pacientes precisarem ser intubados com estabilização manual da coluna cervical, o que potencialmente compromete a visualização das estruturas da glote durante a laringoscopia direta.

A não identificação de uma via aérea potencialmente difícil anteriormente à indução é um importante determinante de falha de intubação, por isso deve ser empreendido todo esforço para uma avaliação acurada da presença de fatores de risco para dificuldade de intubação ou ventilação nesses pacientes.

Embora existam mnemônicos (Quadros 22.1 a 22.4) que ajudem a predizer as possíveis dificuldades encontradas nas quatro dimensões do manejo da via aérea (ventilação manual, laringoscopia, uso de dispositivos de resgate e cricotireoidostomia) (Figura 22.1), elas exigem a devida colaboração do paciente e tempo adequado.

Contudo, a eventual urgência da intubação no paciente neurocrítico não deve impedir que se faça uma avaliação objetiva antes de se começar o procedimento. Dessa forma, o escore MACOCHA (Tabela 22.1) é uma ferramenta validada e rápida e de fácil aplicação para prever dificuldade no manejo da via aérea, mais recomendada para a avaliação de via aérea no paciente crítico.

Caso o paciente apresente rebaixamento do nível de consciência e não permita uma avalição focada, é de suma importância checar se há documentação, em prontuário, referente a dificuldades de intubação em ocasiões anteriores e, caso haja algum familiar presente, perguntar-lhe se o paciente já foi intubado em alguma ocasião prévia e se houve alguma intercorrência.

Quadro 22.1 – LEMON – mneumônico para avaliar dificuldade na laringoscopia direta.

L	Look externally	Olhar externamente: avaliar de forma subjetiva se há sinais facilmente identificáveis na ectoscopia
E	*Evaluate*	Avaliar principalmente se há espaço para deslocar anteriormente a língua e criar espaço para a passagem do tubo. Utilizar a regra 3-3-2 como guia: abertura bucal < 3 cm, distância mento-hioide < 3 cm e distância tíreo-hioide < 2 cm são marcadores de laringoscopia difícil
M	Mallampati	Escala de Mallampati. Graus 3 e 4 nessa escala estão associados a maior dificuldade. A avaliação deve ser feita com o paciente sentado no leito com o tronco a 90º em relação ao chão e o examinador deve ficar na mesma linha de visão da abertura bucal do paciente
O	Obstrução/obesidade	Alterações da voz, inabilidade de deglutir secreções, estridor e dispneia podem ser sinais de via aérea obstruída
N	*Neck extension*	Mobilidade cervical reduzida; pode ser por fatores associados a patologias do paciente ou por necessidade de estabilização da coluna cervical em casos de trauma

Fonte: Adaptado de The Walls Manual of Emergency Airway Management. Calvin Brown III, John Sackles e Nathan W. Mick, 4 ed. 2017.

Quadro 22.2 – ROMAN – mneumônico para avaliar dificuldade na ventilação com bolsa-válvula-máscara fácil (VBVM).

R	Radiação/restrição	Histórico de radiação cervical. Restrição – doenças pulmonares restritivas
O	Obstrução/obesidade	Descrito no Quadro 22.1
M	*Mask seal / Mallampati / Male*	Vedamento da máscara pode ser prejudicado por alterações anatômicas faciais, dentição incompleta ou barba. Mallampati e sexo masculino são fatores independentes para maior dificuldade para ventilação com máscara
A	*Age*	Idade > 55. Fator independente de dificuldade, possivelmente por alterações anatômicas decorrentes do envelhecimento em relação ao tônus muscular
N	*No teeth*	Pacientes desdentados oferecem maior dificuldade no acoplamento correto da máscara à face

Fonte: Adaptado de The Walls Manual of Emergency Airway Management. Calvin Brown III, John Sackles e Nathan W. Mick, 4 ed. 2017.

Quadro 22.3 – RODS – mneumônico para avaliar dificuldade no uso de dispositivos extraglóticos

R	Restrição	Semelhante ao item "restrição" do mneumônico ROMAN, refere-se à dificuldade de ventilação por presença de doenças pulmonares restritivas
O	Obstrução/obesidade	Descrito no Quadro 22.1
D	Distorção da via aérea	Atentar para a patologia principal do paciente e se esta pode causar alteração no funcionamento do dispositivo (p. ex., abscesso faríngeo, trauma cervical penetrante etc.)
S	Short	Distância tireo-mentoniana curta (< 12cm)

Fonte: Adaptado de The Walls Manual of Emergency Airway Management. Calvin Brown III, John Sackles e Nathan W. Mick, 4 ed. 2017.

Quadro 22.4 – SMART – mneumônico para avaliar dificuldade na cricotireoidostomia.

S	*Surgery*	Cirurgia prévia na região cervical, recente ou antiga, pode distorcer significativamente a anatomia
M	Massa	Abscessos, hematomas ou tumores na região cervical dificultam encontrar os pontos anatômicos de referencia
A	Acesso/anatomia	Obesidade, pescoço curto ou com impossibilidade de extensão
R	Radiação	Descrito no Quadro 22.2
T	Tumor	Podem causar distorção tanto de forma intrínseca como extrínseca à via aérea

Fonte: Adaptado de The Walls Manual of Emergency Airway Management. Calvin Brown III, John Sackles e Nathan W. Mick, 4 ed. 2017.

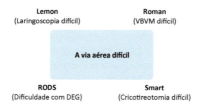

Figura 22.1 – As quatro dimensões de dificuldade no manejo da via aérea.

Fonte: Adaptado de The Walls Manual of Emergency Airway Management. Calvin Brown III, John Sackles e Nathan W. Mick, 4 ed. 2017.

Tabela 22.1 – Escore de Macocha. Pontuação 0 = fácil; pontuação 12 = muito difícil.

Fatores	Pontos
FATORES RELACIONADOS AO PACIENTE	
Mallampati III ou IV	5
Síndrome de apneia obstrutiva do sono	2
Mobilidade cervical reduzida	1
Abertura bucal limitada (< 3 cm)	1
FATORES RELACIONADOS À PATOLOGIA	
Coma	1
Hipoxemia grave	1
FATORES RELACIONADOS AO OPERADOR	
Intubação não será feita por um anestesista	1
Total	**12**

Fonte: Adaptado de: de Jong A, Molinari N, Terzi N, Mongardon N, Arnal JM, et al. Early identification of patients at risk for difficult intubation in the intensive care unit: Development and validation of the MACOCHA score in a multicenter cohort study. American Journal of Respiratory and Critical Care Medicine. 2013;187(8):832-9.

Da mesma forma, é importante também ressaltar que a ausência de dificuldade em intubações anteriores não exclui a necessidade de reavaliação antes da intubação atual, pois tanto mudanças anatômicas como fisiológicas podem interferir de forma dinâmica no grau de dificuldade para cada momento, ou seja, intubação fácil no passado não é garantia de intubação fácil no presente.

Uma observação importante que deve ser feita em relação à realidade pós-pandemia de covid-19 é que, devido à prevalência maior de pacientes que foram submetidos à ventilação mecânica prolongada nesse período, devemos nos atentar sempre à região cervical de todos pacientes à procura cicatriz de traqueostomia. Pacientes que foram traqueostomizados podem apresentar alterações anatômicas subglóticas que impossibilitem a intubação orotraqueal e, dessa forma, o planejamento de abordagem da via aérea deve ser reajustado.

Sempre que houver a presença de fatores de risco para via aérea difícil, o profissional mais experiente deverá estar presente durante a intubação. É importante salientar que os métodos preditores de via aérea difícil são imperfeitos e há sempre a possibilidade da ocorrência de via aérea difícil não antecipada.

⇨ Intubação orotraqueal no paciente neurocrítico

Os pacientes em estado crítico comumente apresentam complicações clínicas durante a intubação orotraqueal: hipoxemia grave (20%-25%); hipotensão grave (10%-25%); e parada cardiorrespiratória (2%). Os pacientes com lesão cerebral aguda apresentarão piora secundária caso desenvolvam essas complicações, sendo indicada a adoção de condutas para a manutenção da oxigenação e da pressão de perfusão cerebral adequadas durante a intubação orotraqueal. É também importante que sejam tomadas todas as medidas que aumentem a probabilidade de sucesso da intubação orotraqueal na primeira tentativa. Estudos revelam que a presença de dois profissionais durante a intubação reduz complicações relacionadas ao procedimento, sendo enfaticamente recomendada.

A administração de pré-oxigenação é uma etapa fundamental em qualquer abordagem de via aérea e deve ser realizada com a cabeceira a 30 graus objetivando limitar a redução da capacidade residual funcional que ocorre na posição supina. Existem evidências que apontam que o uso de ventilação não invasiva (VNI) por pelo menos 3 minutos no período pré-intubação ou de cateter nasal de alto fluxo (CNAF) pré e durante a intubação se associam a menor incidência de hipoxemia durante o procedimento. Outra conduta que pode reduzir a incidência de hipoxemia durante a intubação é o uso de oxigenação apneica. Isso pode ser realizado com o CNAF ou com um cateter convencional de oxigênio a 15 L/min.

Em pacientes neurocríticos, a intubação orotraqueal acordado com utilização de broncofibroscópio é o procedimento de escolha para garantir uma via aérea definitiva em pacientes com suspeita de lesão cervical. A intubação acordado é ainda indicada em casos de preditores de intubação difícil quando associados a preditores de ventilação difícil ou a estômago cheio.

A técnica de intubação traqueal acordado utiliza mais comumente sedação leve e anestesia tópica. Para ser empregada, o paciente deve apresentar drive respiratório espontâneo e deve conseguir manter uma saturação de oxigênio satisfatória com administração de oxigênio suplementar. Além disso, é preciso que haja um grau mínimo de cooperação por parte do paciente e essa particularidade pode ser o maior limitador do emprego dessa técnica nos pacientes neurocríticos. Em casos de hipertensão intracraniana, a intubação acordado está contraindicada. Outro grande fator que limita seu uso é a pouca disponibilidade geral de profissionais experientes com a técnica.

A sequência rápida de intubação (SRI) consiste na utilização de um hipnótico e um bloqueador neuromuscular com rápido início de ação com a finalidade de obter via aérea definitiva de forma rápida sem utilização de ventilação com máscara antes da tentativa de intubação. Comumente, são utilizadas medicações pré-anestésicas em associação com a finalidade de se obterem analgesia e outros efeitos. A indicação clássica da SRI são cenários com risco aumentado de broncoaspiração. Em pacientes com hipertensão intracraniana, a SRI é a técnica de escolha para intubação orotraqueal. A resposta fisiológica normal da laringoscopia é o aumento da pressão intracraniana. A SRI limita essa elevação. Por isso, a utilização da SRI é recomendada inclusive nos pacientes neurocríticos em coma.

A estabilização de pacientes com complicações intracranianas agudas graves requer a manutenção de pressão intracraniana (PIC) próxima a limites fisiológicos (< 20 mmHg) e da pressão arterial média (PAM) suficiente para obter uma pressão de perfusão cerebral (diferença entre PAM e PIC) de no mínimo 60 mmHg. A elevação da PIC durante a laringoscopia ocorre tanto por um mecanismo direto de reflexo laríngeo como por ocorrência de resposta simpática reflexa. A resposta simpática eleva a PAM e a frequência cardíaca, o que eleva o volume sanguíneo intracraniano, sendo esse último um dos determinantes diretos da PIC. Esse aumento do volume sanguíneo secundário ao aumento do fluxo é exacerbado em pacientes com desregulação da circulação cerebral, que o caso dos pacientes neurocríticos.

As principais formas de limitarmos elevações da PIC durante a intubação orotraqueal são a manipulação laríngea mínima durante a intubação e o emprego de medicações adequadas. Duas pré-medicações que podem ser usadas para limitar elevações da PIC são a lidocaína e o fentanil. Outros dois fatores que se associam à elevação da PIC durante a intubação são cabeceira baixa e retenção de gás carbônico (CO_2). O CO_2 atua como um potente vasodilatador cerebral, o que também eleva o volume sanguíneo cerebral e, consequentemente, a PIC. Portanto, também deve haver um esforço para limitar o tempo de cabeceira baixa e o tempo de apneia nesses pacientes.

Grande parte dos pacientes com doenças intracranianas agudas graves (trauma, acidente vascular cerebral (AVC), encefalopatia hipoxicoisquêmica, hemorragia subaraquinóidea) apresenta, como substrato fisiopatológico, isquemia. O uso de algumas medicações ou a ocorrência de hipotensão podem exaurir mecanismos compensatórios, nesses casos, agravando a lesão neurológica. O cérebro de pacientes com AVC isquêmico, por exemplo, apresenta áreas já infartadas (*core*) e áreas isquêmicas potencialmente salváveis (penumbra). A área de penumbra se mantém temporariamente viável em razão da resposta compensatória cardiovascular sistêmica com taquicardia e hipertensão arterial e alterações vasculares locais com desvio de fluxo sanguíneo de áreas normais para áreas hipoperfundidas.

Algumas medicações podem alterar essas respostas, ocasionando aumento da área de infarto e redução da área de penumbra. É fundamental que se evite hipotensão arterial (ainda que relativa) nesses pacientes. Medidas que podem contribuir para a manutenção da hemodinâmica cerebral durante a intubação orotraqueal nesses casos são: administração de fluidos para correção de hipovolemia; emprego de vasopressores durante a intubação orotraqueal; e uso de hipnóticos com perfil cardiovascular neutros como o etomidato e a cetamina.

Os pacientes com suspeita de lesão da coluna vertebral cervical devem receber cuidados para proteger a medula durante a mobilização e a realização de procedimentos. Na intubação orotraqueal, ocorrem diversas situações que podem gerar lesão medular caso instabilidade cervical esteja presente: *sniffing position*; elevação da lâmina do laringoscópio durante a laringoscopia; manobra de pressão cricoide. Dessa forma, caso as condições clínicas do paciente permitam (paciente contactuante, com ventilação espontânea, sem hipoxemia), o procedimento de escolha para intubação orotraqueal é a intubação acordado com broncofibroscópio. Entretanto, muitos pacientes com suspeita de lesão de coluna cervical se apresentarão em insuficiência respiratória franca ou com rebaixamento do nível de consciência, não sendo candidatos à intubação acordado.

Nesses casos, está indicada SRI com estabilização manual em linha da coluna vertebral cervical. Para a intubação com estabilização manual, o colar cervical tem sua parte anterior retirada para facilitar a abertura da boca e um auxiliar se posiciona ao lado do paciente e segura a cabeça com uma mão de cada lado (em geral, o polegar se posiciona na região do tragus e os demais dedos próximos ao processo mastóideo), mantendo a cabeça na posição neutra. Essa manobra limitará a movimentação cervical durante a laringoscopia, o que liminará a visualização das estruturas da glote. Nessa situação, a incidência de laringoscopia Cormack III ou IV é de cerca de 22%, sendo, por isso, recomendada a utilização de videolaringoscopia e, se disponível, com lâmina hiperangulada.

Na laringoscopia convencional, o desafio maior é realizar a laringoscopia otimizada, de forma suave, para alinhar o eixo da glote com nossa linha de visão; a partir desse ponto, a passagem do tubo por esse caminho encontrado se torna fácil. Na videolaringoscopia, acontece o oposto; o uso do videolaringoscopia facilita bastante encontrar a glote, porém o que está sendo visto na tela nem sempre está alinhado com o eixo da nossa linha de visão e pode haver maior dificuldade na passagem do tubo para o caminho correto por esse motivo.

Essa dificuldade é criada por falta de prática na utilização desse dispositivo e a tendência de o operador querer posicionar a glote no centro da tela. No entanto, para que se forme um caminho mais fácil de progressão do tubo pela boca, o videolaringoscópio deve ser introduzido lentamente, com reconhecimento das estruturas anatômicas à medida que o dispositivo avança. Ao encontrar a epiglote, o dispositivo deve ser manipulado de forma que a epiglote apareça no topo e a glote ocupe apenas a metade superior da tela.

Todos os cuidados supracitados, como pré-oxigenação, posicionamento adequado, escolha correta do dispositivo a ser utilizado (laringoscopia direta, videolaringoscopia ou broncofibroscópio), são essenciais para que a primeira tentativa de intubação seja otimizada, tenha sucesso e com mínima repercussão fisiológica.

Mesmo assim, é possível que a primeira tentativa não seja bem-sucedida. Portanto, é fundamental fazer um *briefing* com a equipe para estabelecer quais serão as estratégias de resgate e quais serão os materiais necessários e deixá-los à disposição **antes** de iniciar a intubação, para que o estresse da situação não prejudique a tomada de decisão nesse momento de falha do plano A (Figuras 22.2 e 22.3).

O fundamento mais importante que não deve ser esquecido é que manter o paciente com ventilação e oxigenação adequadas é mais importante do que concretizar a intubação em si. Portanto, se houver dificuldade na intubação e o paciente começar a ter queda da saturação (saturação abaixo de 90%), o mais importante é parar a tentativa, ventilar, recuperar a oxigenação, identificar o motivo da falha e somente depois desses passos fazer uma nova tentativa.

CENÁRIOS ESPECÍFICOS: PACIENTES NEUROCRÍTICOS

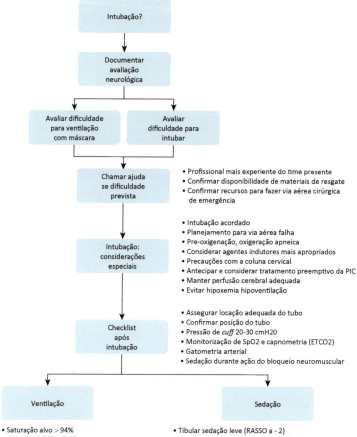

Figura 22.2 – Fluxograma adaptado do ENLS específico para manejo de via aérea em pacientes neurocríticos.

Fonte: Adaptado de Emergency neurological life suport: Airway, ventilation and sedation protocol version 4.0. 2019. https://enls.neurocriticalcare.org/protocols.

Preparo do paciente	Preparo de equipamento	Preparo da equipe	Preparo para dificuldade

• Acesso IV/IO confiável
• Otimizar posição
• Avaliação da via aérea
  • Identificar membrana cricotireóideo
  • Intubação acordada é uma opção
• Otimizar pré-oxigenação
  • Considerar VNI ou CNAF
  • Cateter nasal de O2
• Otimizar paciente
  • Fluidos/drogas vasoativas
  • Aspirar sonda nasogástrica
  • Intubação por sequencia atrasada
• Alergias?
  • Alto risco de hipercalemia? Evitar succinilcolina
	• Aplicar monitorização
	  • SpO2 / EtCO2 / Pressão arterial
	• Checar equipamento
	  • 2 tubos com cuffs testados
	  • Laringoscóplo convencional
	  • Videolaringoscópio
	  • Bougie / fio gula
	  • Aspiração a vácuo
	  • Dispositivos extraglóticos
	  • Guedel/cânulas nasofaríngeas
	  • Sonda trocadora
	  • Kit de cricotireoidostomia
	• Checar medicações
	  • Considerar cetamina
	  • Bloqueio neuromuscular
	  • Vasopressores/inotrópicos
	  • Sedação de manutenção
		• Designar papeis (uma pessoa poder ter mais de um papel)
		  • 1º intubador
		  • 2º intubador
		  • Manipulação laríngea externa
		  • Assistente do Intubador
		  • Medicações
		  • Monitorização
		  • Estabilização da coluna cervical
		  • Acesso via cervical (cricotireoidostomia)
		• Quem será chamado para ajudar?
		• Quem está marcando o tempo?
			• É possível acordar o paciente se a intubação falhar?
			• Verbalizar "o plano é"
			  • Plano A Induzir e intubar
			  • Plano B e C Dispositivos de resgate (Máscara facial e dispositivos extraglóticos)
			  • Plano D FONA (*Front of neck access*) - Acesso via cervical
			• Tirar dúvidas da equipe e esclarecer preucupações

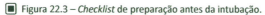

Figura 22.3 – *Checklist* de preparação antes da intubação.

CNAF: cateter nasal de alto fluxo; VNI: Ventilação não-invasiva.

Fonte: Adaptada de Higgs A, McGrath BA, Goddard C, Rangasami J, Suntharalingam G, Gale R et al. Difficult Airway Society; Intensive Care Society; Faculty of Intensive Care Medicine; Royal College of Anaesthetists. Guidelines for the management of tracheal intubation in critically ill adults. Br J Anaesth. 2018 Feb;120(2):323-352.

Medicamentos utilizados na sequência rápida de intubação de pacientes neurocríticos

Hipnóticos

Etomidato

É um hipnótico de curta duração (início do efeito em 30 a 60 segundos, com duração de 3 a 5 minutos). Além de hipnose, causa leve relaxamento muscular. Não tem efeito analgésico. É considerado o indutor com menor repercussão sobre parâmetros hemodinâmicos. Reduz a PIC e o fluxo sanguíneo cerebral. Como efeitos colaterais principais, a redução de limiar convulsivo e a supressão da adrenal. Sua dose de indução é 0,3 mg/kg.

Cetamina

É um anestésico geral dissociativo que causa estimulação simpática, tendo um dos perfis hemodinâmicos mais favoráveis entre os indutores. Apresenta início de ação em 1 a 2 minutos, com duração do efeito de 5 a 15 minutos. Era pouco utilizado em pacientes neurocríticos, pois a ativação simpática pode aumentar a PIC. Recentemente, foi demonstrado que, quando utilizado em conjunto com outros sedativos, não há aumento significativo da PIC. É o indutor de escolha em pacientes chocadoz e com redução da pressão de perfusão cerebral. Apresenta efeito analgésico e broncodilatador. Não deprime o *drive* respiratório. Sua dose de indução é 2 mg/kg. Está contraindicado no AVC hemorrágico com hipertensão arterial, na hemorragia subaraquinóidea com aneurisma não tratado e nas síndromes coronarianas agudas.

Propofol e midazolam

Ambos os fármacos podem ser utilizados como hipnóticos para a indução anestésica da sequência rápida em pacientes graves em geral. Contudo, estão mais associados à hipotensão e à instabilidade hemodinâmica e, por esse motivo, seu uso deve ser evitado em pacientes neurocríticos caso etomidato ou cetamina estejam disponíveis. As características detalhadas dessas duas medicações serão relatadas em outro capítulo desse manual.

Bloqueadores neuromusculares

Succinilcolina

É um bloqueador neuromuscular despolarizante que tem rápido início de ação (30 a 60 segundos) e duração curta do efeito (5 a 15 minutos). É o bloqueador neuromuscular de escolha para SRI. Seu uso se associa a uma discreta elevação da PIC, porém sem repercussão clínica. Em razão de seu efeito despolarizante pode ocorrer hipercalemia grave em algumas situações, como doenças neurológicas (miopatias, neuropatias periféricas, esclerose lateral amiotrófica, imobilidade). Sua dose na SRI é 1,5 a 2 mg/kg.

Agentes não despolarizantes

O rocurônio é um bloqueador neuromuscular não despolarizante com características farmacológicas apropriadas para emprego na SRI. Seu início de ação é rápido (45 a 60 segundos). Seu efeito dura consideravelmente mais tempo (45-70 minutos) que o da succinilcolina. Entretanto, existe um antídoto disponível para reversão de seus efeitos, o sugamadex. O uso do sugamadex consegue reverter a função muscular mesmo logo após o uso do rocurônio. A dose de indução de SRI do rocurônio é 1,2 a 1,4 mg/kg. Já a dose do sugamadex é 4 a 12 mg/kg. O rocurônio não se associa à ocorrência de hipercalemia e pode ser utilizado em pacientes com doenças neuromusculares.

Fármacos utilizados previamente à indução

Fentanil

O uso de opioides anteriormente à indução de hipnose na SRI é recomendado para efeito analgésico e para atenuar as respostas hemodinâmica e do reflexo laríngeo. Entre os opioides, o fentanil é um dos que apresentam menor risco de instabilidade hemodinâmica, uma das razões pelas quais é o mais utilizado. O uso do fentanil atenua o aumento transitório da PIC durante a intubação orotraqueal. O efeito do fentanil se inicia entre 1 e 2 minutos após administração, com pico em 3 a 4 minutos e duração de 30 minutos. Sua metabolização é hepática. Um dos efeitos colaterais temíveis é a ocorrência de rigidez torácica, o que, nas doses utilizadas para acesso à via aérea, é raro. A dose habitualmente utilizada para intubação orotraqueal é 2 a 3 mcg/kg.

Lidocaína

A lidocaína é um anestésico local que pode ser usado durante a intubação orotraqueal de pacientes neurocríticos com a finalidade principal de atenuar a elevação da PIC secundária ao reflexo laríngeo. Sua dose é 1,5 mg/kg e seu início de ação ocorre em 45 a 90 segundos, com duração de 10 a 20 minutos. Pode induzir bloqueio atrioventricular e bradicardia em pacientes predispostos.

→ Traqueostomia

Uma vez intubado, o paciente ficará sedado e em ventilação mecânica durante o tempo necessário para que o manejo da lesão neurológica seja realizado. Dessa forma, o tempo de sedação e de ventilação mecânica dependerá bastante da evolução neurológica em cada caso.

Em pacientes críticos gerais, é recomendado que a traqueostomia após o 14º dia de ventilação mecânica caso não seja possível extubar o paciente até esse momento. O benefício da traqueostomia consiste em reduzir a chance de complicações mecânicas que podem surgir pela presença de uma cânula orotraqueal por tempo prolongado e por facilitar o desmame da ventilação mecânica.

Existem condições básicas que precisam estar presentes para que o paciente possa ser extubado com segurança; as principais são: a) a causa que motivou a intubação estar resolvida ou em melhora significativa; b) nível neurológico adequado, com o paciente alerta e colaborativo; e c) necessidade mínima de auxílio da ventilação mecânica. Em pacientes com comprometimento crônico do nível neurológico (p. ex., demência), a decisão de extubar deve ser individualizada, considerando o contexto do paciente.

A traqueostomia precoce (até 7 dias) é recomendada em pacientes com trauma raquimedular alto (C5 ou acima) por essa lesão ser associada à necessidade de ventilação mecânica prolongada, enquanto a indicação de traqueostomia em pacientes com lesões abaixo desse nível deve ser individualizada.

Pacientes com trauma cranioencefálico (TCE) também podem necessitar de ventilação por tempo prolongado e a traqueostomia precoce também é indicada por ajudar em reduzir o tempo de ventilação. Entretanto, não há evidências de que essa prática reduza mortalidade.

Nos demais pacientes neurocríticos, não existe um consenso sobre o momento ótimo da traqueostomia e essa decisão deve ser tomada em conjunto pelas equipes de neurologia, neurocirurgia (em casos cirúrgicos) e equipe da terapia intensiva, considerando o prognóstico da doença neurológica e o contexto clínico geral.

BIBLIOGRAFIA

1. Carney N, Totten AM, O'Reilly C, Ullman JS, Hawryluk GW, Bell MJ et al. Guidelines for the Management of Severe Traumatic Brain Injury, Fourth Edition. Neurosurgery. 2017 Jan 1;80(1):6-15.

2. Higgs A, McGrath BA, Goddard C, Rangasami J, Suntharalingam G, Gale R et al. Difficult Airway Society; Intensive Care Society; Faculty of Intensive Care Medicine; Royal College of Anaesthetists. Guidelines for the management of tracheal intubation in critically ill adults. Br J Anaesth. 2018 Feb;120(2):323-352.

3. Mosier JM, Sakles JC, Law JA, Brown CA 3rd, Brindley PG. Tracheal Intubation in the Critically Ill. Where We Came from and Where We Should Go. Am J Respir Crit Care Med. 2020 Apr 1;201(7):775-788.

4. Myatra SN. Airway management in the critically ill. Curr Opin Crit Care. 2021 Feb 1;27(1):37-45.

5. Barbas CS, Isola AM, Farias AM, Cavalcanti AB, Gama AM, Duarte AC et al. Brazilian recommendations of mechanical ventilation 2013. Part I. Rev Bras Ter Intensiva. 2014 Apr-Jun;26(2):89-121.

6. Kornas RL, Owyang CG, Sakles JC, Foley LJ, Mosier JM; Society for Airway Management's Special Projects Committee. Evaluation and Management of the Physiologically Difficult Airway: Consensus Recommendations From Society for Airway Management. Anesth Analg. 2021 Feb 1;132(2):395-405.

7. Russotto V, Myatra SN, Laffey JG, Tassistro E, Antolini L, Bauer P et al. INTUBE Study Investigators. Intubation Practices and Adverse Peri-intubation Events in Critically Ill Patients From 29 Countries. JAMA. 2021 Mar 23;325(12):1164-1172. doi: 10.1001/jama.2021.1727. Erratum in: JAMA. 2021 May 24;:null. PMID: 33755076; PMCID: PMC7988368.

8. Emergency neurological life suport: Airway, ventilation and sedation protocol version 4.0. 2019. https://enls.neurocriticalcare.org/protocols.

9. Wang HC, Sun CF, Chen H, Chen MS, Shen G, Ma YB et al. Where are we in the modelling of traumatic brain injury? Models complicated by secondary brain insults. Brain Inj. 2014;28(12):1491-503.

10. Calvin Brown III, John Sackles e Nathan W. Mick. The Walls Manual of Emergency Airway Management. 4 ed. 2017.

CENÁRIOS ESPECIAIS – PACIENTE POLITRAUMATIZADO

Bárbara Vieira Carneiro ■ Francília Faloni Coelho

→ Introdução

Desde a primeira edição do *Advanced Trauma Life Supporte* (ATLS), em 1980, observou-se uma verdadeira mudança da história natural da doença "trauma", permitindo melhor qualidade do atendimento às vítimas, bem como preocupação com a disseminação de conhecimento e estruturação de equipes especializadas. A instituição de abordagem sistemática e concisa no atendimento inicial do trauma é o cerne dessa alteração de paradigma.

A inadequada oxigenação do cérebro e das demais estruturas fundamentais para a vida é a maneira mais rápida de óbito no cenário do politrauma e, portanto, a garantia de via aérea pérvia, de oferta de oxigênio e de ventilação adequada tem grande influência nos desfechos obtidos.

No paciente politraumatizado, os desafios vão além da colocação de um tubo endotraqueal, a própria fisiopatologia do trauma acrescenta dificuldade. Nesses pacientes, é comum que haja dificuldades anatômicas somadas às fisiológicas, além de fatores humanos, ambientais e profissionais relacionados.

Desse modo, o entendimento da dificuldade e de seu mecanismo gerador são fundamentais para o planejamento do cenário. A solicitação por ajuda é mandatória e não deve ser retardada.

A seguir, exploraremos as situações que mais comumente podem representar desafios à abordagem da via aérea no politrauma.

Situações especiais no politraumatizado

Trauma cranioencefálico (TCE)

O pilar do tratamento do TCE é a otimização de condições com o intuito de evitar lesão neurológica secundária. O propósito do manejo da via aérea, nesse cenário, deve ser o de prover oxigenação e ventilação adequadas e evitar aspiração. A apneia e a não proteção de via aérea são as causas usuais da necessidade de intubação. No primeiro cenário, deve ser prontamente realizada, sem atrasos, enquanto no segundo, pré-oxigenação adequada e ressuscitação hemodinâmica devem ser priorizadas para que o manejo da via aérea ocorra em condição mais segura.

A apneia no TCE é decorrente de: 1) lesão neurológica catastrófica; 2) apneia secundária ao impacto; 3) obstrução funcional das vias aéreas secundária a rebaixamento do nível de consciência. Em caso de lesão neurológica catastrófica, têm-se prognóstico reservado e elevada mortalidade a despeito dos procedimentos de ressuscitação; o mesmo não acontece nos demais cenários. Na apneia secundária ao impacto, não se tem dano parenquimatoso encefálico extenso, e suporte ventilatório transitório costuma ser suficiente para a mudança de desfecho. Já na obstrução funcional das vias aéreas, o cerne da abordagem consiste na abertura de tais estruturas, seja pelo uso de manobras direcionadas, seja pela garantia de via aérea definitiva.

O procedimento de intubação pode gerar alterações hemodinâmicas importantes. Considerando-se a possibilidade de aumento da pressão intracraniana – sugerido ao exame físico pelo rebaixamento do nível de consciência, presença de alterações pupilares e descerebração –, devemos priorizar a sequência rápida de intubação.

Resposta simpática e reflexos laríngeos diretos podem também levar ao incremento da pressão intracraniana e, desse modo, medicação simpatolítica deve ser utilizada, seguida por agentes indutores de sedação e bloqueadores neuromusculares.

As particularidades do manejo de via aérea no paciente neurocrítico serão abordadadas em outro capítulo específico deste livro.

Trauma de coluna cervical

Embora relativamente pouco comum, a presença de trauma de coluna cervical, com frequência, é f presumida no atendimento inicial. Ocorre em cerca de 2% dos traumas gerais e em 6% a 8% dos pacientes com TCE e trauma de face. Colar cervical, prancha rígida e a limitação de movimentos translacionais e angulações da coluna cervical são pilares do cuidado a esses pacientes.

O real impacto de tais limitações de movimentação da coluna cervical em desfechos clínicos é pouco conhecido. É provável que a manobra de estabilização manual em linha, descrita a seguir, dificulte a realização da laringoscopia direta e, por esse motivo, é necessária sua realização de maneira correta.

Não há evidência robusta o suficiente para garantir superioridade de um dispositivo sobre o outro, nesse contexto. Profissional experiente em uso de dispositivo que lhe garanta conforto parece ser a melhor escolha. O equilíbrio entre a necessidade de rápida intubação, mitigando efeitos deletérios da hipoxemia, e a limitação de movimentos cervicais deve ser a regra; é pouco provável que mobilizações realizadas durante o processo de intubação gerem danos neurológicos secundários a uma coluna cervical que resistiu ao impacto da lesão inicial e da extricação.

Trauma maxilofacial

Fraturas maxilofaciais podem ter apresentações dramáticas e comprometerem a perviedade das vias aéreas de diversas formas (Figura 23.1). Sangramento, edema, presença de corpos estranhos e desabamento de estruturas são as principais.

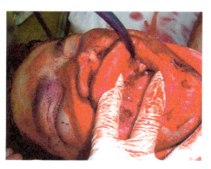

◼ Figura 23.1 – Trauma de face.
Fonte: Adaptada de ATLS, 2018.

Esse tipo de lesão costuma estar relacionado ao lançamento contra o painel de passageiro sem cinto de segurança, em colisões automobilísticas. As lesões de terço médio da face podem gerar distorções anatômicas na nasofaringe e orofaringe; por sua vez, fraturas de mandíbula, especialmente bilaterais, podem levar à perda do suporte estrutural da via aérea e consequente obstrução. Fraturas condilares podem também limitar a abertura bucal acrescentando maior dificuldade ao cenário.

Além do já exposto, a pré-oxigenação desses pacientes também é um desafio, acoplamento a dispositivos bolsa-válvula-máscara pode ser impossível e contribuir para piora de sangramentos. Quando possível, o manejo desses pacientes acordados é o procedimento de escolha, buscando o melhor posicionamento para manutenção de vias aéreas pérvias. Em casos nos quais não há essa estabilidade, com obstrução e hipoxemia, deve-se proceder à obtenção imediata da via aérea – cricotireoidostomia. É possível uma configuração dupla, com Intubação por sequência rápida (ISR) com tentativa única de intubação orotraqueal e, se insucesso, cricotireoidostomia de resgate.

Lesão de vias aéreas

Lesões de laringe e traqueia são felizmente raras, mas representam situações com potencial enorme de deterioração rapidamente. Apresentam incidência menor que 1%, sendo mais comuns em traumas penetrantes (4,5%) do que em traumas fechados (0,4%).

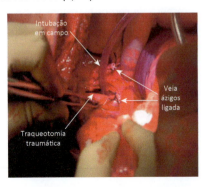

■ Figura 23.2 – Lesão traumática de traqueia.
Fonte: Adaptada de Spicer, J. D., Deckelbaum, D. L., Mulder, D. S., & Ferri, L. E. (2015). Tracheal and Esophageal Injury. Encyclopedia of Trauma Care, 1611–1619.

Caracterizam-se, clinicamente, pela tríade de rouquidão, enfisema subcutâneo e fratura palpável. Nesses casos, pressão positiva deve ser evitada, podendo acentuar pneumotórax, pneumomediastino e enfisema subcutâneo, distorcendo ainda mais a anatomia e dificultando o manejo da via aérea. Lesões parciais podem tornar-se completas, especialmente com tentativas "cegas" de intubação.

O ideal é a utilização de endoscópio flexível e posicionamento de tubo orotraqueal sob visualização direta. Em cenários controlados, com paciente acordado, colaborativo e mantendo oxigenação com baixo suporte, a abordagem ideal é a intubação orotraqueal com utilização de endoscópio flexível ou realização de abordagem infraglótica com paciente acordado, usualmente traqueostomia (a depender da altura da lesão). Titulação de doses de quetamina para conforto e colaboração são desejáveis.

Nas situações em que não há estabilidade, ISR seguida por cricotireoidostomia ou traqueostomia de resgate, se insucesso, é a escolha. O nível da abordagem infraglótica dependerá da altura da lesão de via aérea.

Paciente agitado e pouco colaborativo

Agitação e pouca colaboração são características frequentemente encontradas em pacientes politraumatizados. Podem ser de diversas etiologias, entre as principais, hipoxemia, traumatismo cranioencefálico e intoxicação. A depender do grau de agitação, medidas iniciais de ressuscitação e estabilização clínicas podem ser dificultadas.

Medidas farmacológicas iniciais podem ser tentadas, mas diante de insucesso no controle de agitação, intubação orotraqueal deve ser realizada para que o restante do atendimento prossiga.

Em 2009, Sise et al. verificaram que, de 1.078 pacientes politraumatizados intubados por agitação, 62% foram diagnosticados, posteriormente, com TCE, confirmando a dificuldade acrescentada por tal condição, na avaliação inicial.

Nesses pacientes, a adequada pré-oxigenação e a estabilização hemodinâmica podem não ser possíveis quando realizada sequência rápida de intubação, favorecendo a ocorrência de episódios de dessaturação ao longo do manejo da via aérea. Pode ser necessária, então, a utilização de doses dissociativas de cetamina.

→ Reconhecendo problemas

Inspeção e estímulo verbal fazem parte do exame primário preconizado pelo ATLS, representando os passos iniciais para diagnóstico de comprometimento de vias aéreas e/ou ventilação.

Exame primário

Inspeção

Identificar lesões ou queimaduras envolvendo face, pescoço e laringe, visto que estas apresentam risco potencial de obstrução de vias aéreas e descompensação súbita.

Entre outros achados clínicos, a recusa em permanecer em decúbito dorsal denota dificuldade em processar secreções e manter a via aérea livre.

→ **Observar o padrão ventilatório:** enquanto a taquipneia costuma ser um achado sútil e inicial; o esforço ventilatório e a cianose revelam gravidade.

→ **Atentar para sons anormais:** respiração ruidosa é igual à respiração obstruída.

→ **Avaliar o comportamento do paciente:** hipoxemia pode se apresentar como um quadro de agitação psicomotora, ao passo que obnubilação sugere hipercapnia.

Estimulação da resposta verbal

A presença de resposta verbal satisfatória, apropriada e com voz clara indica via aérea pérvia, ventilação preservada e perfusão cerebral suficiente.

Alteração do nível de consciência é condição frequente no politrauma, seja por dano neurológico direto, seja por uso de álcool e/ou outras substâncias. Caso haja incerteza sobre a habilidade de manutenção da integridade das vias aéreas, deve estabelecer uma via aérea definitiva, garantindo assistência à ventilação e prevenção da aspiração.

Entende-se por "via aérea definitiva" a "presença de tubo endotraqueal, com *cuff* insuflado abaixo das cordas vocais, e acoplado a dispositivo para ventilação assistida e suplementação de oxigênio".

Esquematicamente, deve-se ter em mente:

Significado clínico	Conduta	
Resposta positiva/ sons claros	Via aérea pérvia, não suscetível a risco imediato	Proceder a reavaliações frequentes
Resposta negativa ou sons incompreensíves	Rebaixamento do nível de consciência pode ser resultado de um comprometimento de vias aéreas e/ou ventilação	Aplicar manobras para desobstrução de vias aéreas e avaliar a possibilidade de estabelecimento precoce de uma via aérea definitiva

As principais causas de obstrução de vias aéreas ou ventilação inadequada no paciente vítima de trauma estão listadas no **Quadro 23.1.**

◼ Quadro 23.1 – Principais causas de obstrução de vias aéreas ou de ventilação inadequada em pacientes politraumatizados.

Principais causas de obstrução de vias aéreas ou ventilação inadequada em pacientes politraumatizados

Obstrução de via aérea
- Ferimento em face, mandíbula ou pescoço
- Hemorragia em nasofaringe, seios da face, boca ou via aérea
- Rebaixamento do nível de consciência secundário a trauma cranioencefálico ou intoxicação
- Aspiração de conteúdo gástrico, sangue ou corpo estranho

Ventilação inadequada
- Diminuição do drive respiratório secundário a: Trauma cranioencefálico
- Traumatismo raquimedular cervical
- Choque
- Intoxicação
- Hipotermia
- Overdose
- Trauma direto de traqueia ou brônquios
- Pneumotórax ou hemotórax
- Ferimento na parede torácica
- Aspiração do conteúdo gástrico
- Contusão pulmonar
- Broncoespasmo secundário à inalação de fumaça ou de gás tóxico

Fonte: Kovacs, G., & Sowers, N. (2018). Airway Management in Trauma. Emergency Medicine Clinics of North America, 36(1), 61–84.

Exame Secundário

Durante o exame secundário, a avaliação física segue a sequência cabeça, estruturas maxilofaciais, coluna cervical e pescoço, tórax, abdômen, pelve, períneo, sistema musculoesquelético e sistema neurológico. Nesse momento, mediante inspeção e palpação, é possível identificar lesões que tenham passado desapercebidas no exame primário, como fraturas de face e vias aéreas.

Manutenção da patência de vias aéreas

As técnicas para estabelecimento e manutenção da patência das vias aéreas serão abordadas a seguir e incluem:

a. Manobras de elevação do mento e protusão da mandíbula;

b. Uso de cânulas orofaríngeas ou nasofaríngeas;

c. Dispositivos supraglóticos e extraglóticos;

d. Via aérea definitiva.

Manobras de elevação do mento *(Chin-lift)* e Protusão da Mandíbula *(Jaw-Thrust)*

Aplicadas, entre outras indicações, como intervenção inicial em pacientes nos quais suspeita-se que o rebaixamento do nível de consciência tenha ocasionado a retração da língua sob a hipofaringe.

Estabilização manual em linha (manual *in-line stabilization* (MILS))

No cenário do trauma, é mandatório que, durante toda abordagem da via aérea, seja realizada a estabilização manual em linha por um segundo membro da equipe. Essa técnica objetiva limitar a mobilidade cervical excessiva, prevenindo o desenvolvimento ou progressão de um déficit neurológico. **(Figuras 23.3 e 23.4).** Deve-se lembrar que um exame físico normal não exclui o diagnóstico de traumatismo raquimedular. "Baseado no mecanismo do trauma, assumir que a lesão espinhal exista".

De forma prática, existem duas abordagens descritas para essa manobra:

1. Assistente em pé na cabeceira da cama: segure os processos mastóideos com as pontas dos dedos e proteja a região occipital com as palmas das mãos;

2. Assistente em pé ao lado da cama: deve-se proteger os processos mastóideos e segurar a região occipital com os dedos **(Figura 23.5).**

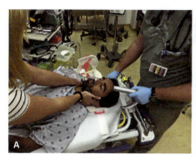
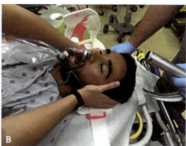

■ Figura 23.3 – (A) Manobra de estabilização manual cervical em linha aplicada incorretamente, limitando a amplitude de movimento da mandíbula. (B) Manobra de estabilização manual cervical em linha aplicada corretamente com as mãos acima das orelhas, não limitando amplitude de movimento da mandíbula.
Fonte: Adaptada de ATLS, 2018.

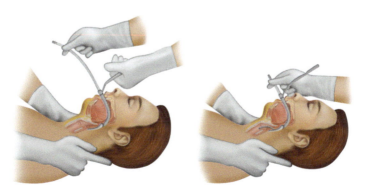

■ Figura 23.4 – Intubação através de máscara laríngea Fastrach.
Fonte: Adaptada de ATLS, 2018.

320 MANEJO DE VIAS AÉREAS

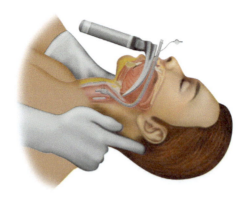

Figura 23.5 – Estabilização cervical com proteção dos processos mastóideos.
Fonte: Adaptada de ATLS, 2018.

Durante todo o procedimento, o pescoço precisa ser mantido em posição neutra e, desde que este e a cabeça estejam estabilizados por uma das técnicas supradescritas, a frente do colar cervical pode ser removida objetivando aumentar a amplitude de movimento da mandíbula.

Ressalta-se que essa manobra tem sido testada por intermédio de relevante experiência clínica, sendo considerada o padrão-ouro do cuidado no currículo ATLS.

Cânulas orofaríngeas e nasofaríngeas

Dispositivos que podem, temporariamente, garantir a permeabilidade das vias aéreas.

As cânulas orofaríngeas são pouco aceitas por pacientes cujo reflexo de tosse esteja preservado, podendo ocasionar vômito e aspiração. Vítimas de trauma que toleram seu uso tem grandes chances de requerem intubação.

As cânulas nasofaríngeas, embora mais toleradas, estão relacionadas à produção ou ao aumento do sangramento, exigindo inserção cuidadosa e o uso de lubrificantes. Ademais, não estão indicadas na presença de fratura suspeita ou confirmada de placa cribriforme pelo risco de inserção intracraniana.

Deve-se manter alto grau de suspeição na presença de equimose periorbital bilateral (sinal do guaxinim), equimose pós-auricular (sinal de Battle), rinorreia ou otorreia (possível perda de líquido cerebrospinal). Esses sinais clínicos são indícios de fratura de base de crânio ou de placa cribriforme.

Dispositvos supraglóticos

Fazem parte do algoritmo de via aérea difícil da Sociedade Americana de Anestesiologia (ASA) e são dispositivos apropriados para uso em cenários de trauma, caso alterações anatômicas de face e via aérea não impeçam seu posicionamento adequada. Assim, seu uso é limitado em cenários marcados por progressivo desenvolvimento de edema e distorção da anatomia, como em queimaduras de vias aéreas e trauma cervical. Na presença de enfisema subcutâneo considere, ainda, o risco de agravamento do quadro decorrente da ventilação com pressão positiva.

Além de constituírem apropriados dispositivos de resgate para uma via aérea difícil em cenários de atendimento pré-hospitalares e hospitalares, podem ser utilizados como guia para intubação. Um tubo traqueal pode ser inserido através do lúmen de uma máscara laríngea (ML) ou um fibroscópio pode ser usado para guiar o tubo através desta **(Figura 23.4)**. EsSa última técnica oferece vantagens perante a presença de secreções e/ou sangramentos em orofaringe, tendo em vista que a ML pode facilitar o isolamento de resíduos que gerariam obstrução da óptica.

Lembre-se que esses dispositivos não são considerados via aérea definitiva e fornecem proteção parcial contra aspiração do conteúdo gástrico ou secreções.

Via aérea definitiva

Os critérios de estabelecimento de uma via aérea definitiva são baseados em achados clínicos. Para facilitar a identificação dessas condições, deve-se lembrar o mnemônico ABCDE do atendimento ao trauma.

→ **A(*Airway*):** incapacidade de manter a patência das vias aéreas. Exemplos: fraturas maxilofaciais severas, queimaduras de vias aéreas, hematoma retrofaríngeo, lesões de laringe e traqueia.

→ **B (*Breathing*):** presença de apneia ou inabilidade de manter oxigenação adequada por máscara facial com reservatório de oxigênio.

→ **C (*Circulation*):** comprometimento circulatório resultando em hipoperfusão cerebral e consequente alteração do nível de consciência.

→ **D (*Disability*):** Glasgow ≤ 8, atividade convulsiva sustentada, necessidade de proteção de vias aéreas por aspiração de sangue ou vômitos.

Há apenas três tipos de via aérea definitiva e sua escolha deve ser individualizada.

→ **Tubo orotraqueal:** técnica preferida para proteção de vias aéreas. Resultou em menores complicações em unidades de terapia intensiva (UTI).

→ **Tubo nasotraqueal:** a depender da *expertise* do profissional e, em situações pontuais, pode ser uma abordagem alternativa. Tem as mesmas contraindicações das cânulas nasorofaríngeas.

→ **Via aérea cirúrgica (cricotireoideostomia e traqueostomia):** pode representar técnica de escolha ou plano alternativo à falha declarada de intubação.

Abordagem da intubação orotraqueal

Deve-se estar preparado

→ Proceder à monitorização (eletrocardiograma, pressão arterial, oxímetro e capnógrafo);

→ Realizar *check-list* dos equipamentos: aspirador, fonte de oxigênio, sistema bolsa-válvula-máscara, cânulas orofaríngeas e/ou nasofaríngea, aspirador, bougie, dispositivos extraglóticos, tubos orotraqueais e lâminas de laringoscópios de diferentes tamanhos, videolaringoscópio, capnógrafo, ventilador mecânico, drogas.

A seguir, serão descritas três estratégias possíveis para intubação no cenário do politrauma:

1. Intubação acordada;
2. Intubação em sequência rápida;
3. Intubação em sequência atrasada.

Intubação acordada

Consiste na inserção de um tubo traqueal em pacientes capazes de manter a ventilação espontânea. A topicalização de vias aéreas com anestésico local diminui a incidência de tosse que, por sua vez, relaciona-se a risco aumentado de aspiração e/ou sangramento.

É a abordagem de escolha em cenários de sangramento profuso de vias aéreas ou de distorção anatômica suspeita ou confirmada. Deve, também, ser considerada no manejo da via aérea difícil antecipada, desde que o paciente se apresente cooperativo e hemodinamicamente estável.

Pode ser instituída por laringoscopia direta, videolaringoscopia ou fibroscopia óptica flexível. Independentemente do dispositivo, exige mais tempo e habilidade técnica, o que nem sempre é viável no cenário do trauma.

Intubação em sequência rápida

A intubação assistida por drogas encontra recomendação em pacientes que necessitam de uma via aérea controlada, mas que apresentam reflexo de tosse intacto, sobretudo naqueles que apresentam injúria cerebral sustentada.

No paciente agitado, não colaborativo, a indução em sequência rápida parece ser a conduta mais adequada para garantir uma via aérea definitiva (ver Capítulo 10).

Na tradicional indução em sequência rápida, observar os seguintes passos:

1. Identificar a membrana cricotireóidea;
2. Localizar e testar os dispositivos de resgate de vias aéreas;
3. Ter um plano alternativo, o que inclui a possiblidade de uma via aérea cirúrgica;
4. Confirmar se os dispositivos de ventilação com pressão positiva e aspiração estão disponíveis;
5. Pré-oxigenar o paciente com O_2 a 100% (oxigenação adequada é provida com efetivo selo da máscara facial com fluxos de pelo menos 10 L/min);
6. Realizar pressão sobre a cartilagem cricoide; seu uso rotineiro permanece controverso na literatura;**
7. Administrar drogas hipnóticas contextualizadas com as condições clínicas e hemodinâmicas do paciente;

8. Administrar bloqueador neuromuscular: succinilcolina (1 a 2 mg/kg) – início de ação em menos de 1 minuto e duração de 5 a 10 minutos; rocurônio (0,9 a 1,2 mg/kg) – se possível, ter suggamadex prontamente disponível.

Depois do paciente encontrar-se com bloqueio neuromuscular:

9. Proceder à intubação orotraqueal.
10. Insuflar o *cuff*. Confirmaz a intubação pela ausculta respiratória e presença de CO_2 exalado.
11. Retirar a pressão cricoide.
12. Ventilar o paciente.

Manobra de Sellick

Pode promover piora do grau de visão de laringoscopia em 30% dos pacientes, sem promover efetiva prevenção de aspiração do conteúdo gástrico. Deve ser imediatamente interrompida se o executante encontrar dificuldade com a laringoscopia, intubação ou ventilação.

A falta de evidências apoiando seu uso e seu potencial de tornar a intubação mais difícil levou a American Heart Association a recomendar a sua descontinuação em situações de parada cardíaca.

Cuidado

A mais temida complicação de uso de sedativos e bloqueadores neuromusculares é a inabilidade de estabelecer uma via aérea. Em caso de falha de intubação, o paciente precisa ser ventilado com dispositivo bolsa-vávula-máscara até a resolução do bloqueio neuromuscular.

Isso explica o fato de agentes de longa duração não serem utilizados rotineiramente na indução em sequência rápida.

Proteção contra aspiração de conteúdo gástrico

Fatores relevantes fazem com que a vítima de trauma esteja sob risco aumentado de aspiração do conteúdo gástrico. Entre eles, destacam-se:

→ Ingesta de alimentos e líquidos prévios ao trauma;
→ Deglutição de sangue em traumas de face e vias aéreas;

→ Administração de contraste líquido para realização de tomografia computadorizada (TC) de abdome;

→ Retardo no esvaziamento gástrico pelo estresse traumainduzido;

→ Alteração no nível de consciência e diminuição dos reflexos protetores de vias aéreas.

É importante antecipar vômito e estar preparado para rotação lateral do paciente enquanto se mantém a restrição cervical nos casos indicados. Na presença de conteúdo gástrico em orofaringe, deve-se realizar sua imediata sucção levando-se em consideração o risco aumentado de aspiração.

Escolha de agentes de indução e otimização hemodinâmica

Instabilidade hemodinâmica é comum no trauma por danos de órgãos vitais, ativação simpática, sangramento e inflamação. Pacientes aparentemente estáveis estão sob o risco de rápida deterioração durante a intubação assistida por drogas. Considerar o uso de vasopressores nessa fase.

As doses recomendadas para intubação em sequência rápida são baseadas em pacientes com estabilidade hemodinâmica. Em pacientes com hipotensão ou Shock Index (Índice de Choque) superior a 0.8, parece ser prudente reduzir os hipnóticos em até 50%.

Bloqueadores neuromusculares não afetam diretamente a estabilidade hemodinâmica, porém, em estados de queda do débito cardíaco, demandam maiores doses para que atinjam seu sítio de ação (placa motora).

Condições ideais de intubação em pacientes com choque instalado foram atingidas com 1,2-1,6 mg/kg de rocurônio.

Intubação em sequência atrasada

Tem sido proposta como uma alternativa à indução em sequência rápida em pacientes que requerem um manejo emergencial da via aérea, porém não toleram a pré-oxigenação ou os procedimentos peri-intubação.

Essa técnica é caracterizada pela lenta titulação dos agentes de indução, separando-os temporariamente da administração de bloqueadores neuromusculares e permitindo, assim, adequada preparação e oxigenação. Quetamina é um agente amplamente utilizado como hipnótico nessa técnica.

Tanto essa técnica como as técnicas anteriores – intubação acordado e sequência rápida – são abordados com mais detalhes em outro capítulo deste livro.

Usando a fibroscopia óptica no trauma

Indicada para pacientes que apresentam conhecida instabilidade cervical, sob condições controladas e em pacientes que se mantêm cooperativos. Embora confira menor manipulação do pescoço, fatores como a rápida dessaturação, a perda da colaboração do paciente e a presença de secreções e/ou sangramento dificultam essa técnica no cenário de trauma.

Diante da suspeita de lesão de via aérea, a laringoscopia direta com preservação da ventilação espontânea pode ser suficiente para inspeção de estruturas supraglóticas. No entanto, o uso da fibroscopia óptica pode garantir não somente a intubação direta, como também permitir a localização da lesão.

Confirmada a lesão da via aérea durante a fibroscopia, deve-se realizar a intubação orotraqueal e o balonete insuflado distalmente a ela.

Para aspiração das secreções, deve-se lembrar de garantir que uma conexão de grande calibre esteja acoplada ao equipamento.

⇨ Via aérea cirúrgica no trauma

Indicada como primeira opção em contextos, entre outros, de trauma de laringe, traqueia e hemorragia orotraqueal severa ou como resgate da oxigenação em cenários *cannot intubate, cannot ventilate* (CICO). Algumas considerações especiais sobre cada técnica devem ser consideradas durante o seu emprego.

→ **Cricotireoidostomia por punção:** mais bem realizada com hiperextensão do pescoço, encontrando, portanto, uso restrito em traumatismo raquimedular suspeito ou confirmado.

→ **Cricotireoidostomia cirúrgica (bisturi-bougie):** em virtude de sua maior facilidade de execução, pode ser preferível à traqueostomia em situações que exigem pronto estabelecimento de uma via aérea definitiva. Destaca-se, porém, que, na presença de comprometimento da cartilagem cricóidea, a realização da cricotireoidostomia pode causar disjunção completa da via aérea.

→ **Traqueostomia:** método de escolha na maior parte dos casos de trauma cervical. Para minimizar complicações, deve ser feito pelo menos um anel traqueal abaixo do nível da lesão.

Atenção

Nos casos de lesão de via aérea cuja altura é desconhecida, procede-se preferencialmente à traqueostomia.

Em 2015, a diretriz da Difficult Airway Society recomendou que todos os médicos responsáveis pelo manejo da via aérea sejam capazes de estabelecer uma via aérea cirúrgica, sendo a técnica bisturi-bougie a abordagem de escolha.

Abordagem prática em cenários especiais

Trauma maxilofacial

Fraturas de Le Fort

Padrões de fratura comumente associados à contusão de face **(Figura 23.6)**. Nas três classificações, a presença de edema e hemorragia podem obstruir progressivamente a via aérea, demandando avaliação minuciosa da necessidade de intubação precoce.

Le Fort 2 e 3 merecem, ainda, atenção quanto à possível existência de fratura de placa cribriforme.

Em geral, a associação de fraturas maxilares e mandibulares gera dificuldade de ventilação sob máscara facial. Palpação de ossos faciais antes da manipulação das vias aéreas fornece indícios desse quadro.

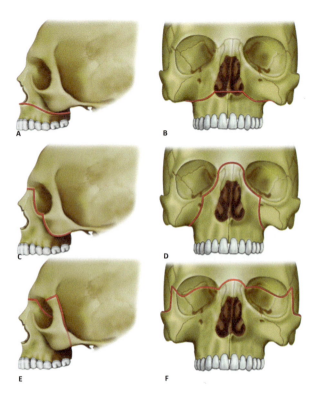

◼ Figura 23.6 – Fraturas de le Fort. (A, B) Fratura de le Fort 1: visão lateral (A) e frontal (B). (C,D) Fratura de le Fort 2: visão lateral (C) e frontal (D). (E, F) Fratura de le Fort 3: visão Lateral (E) e frontal (F).
Fonte: Adaptada de Jain, McCunn, Smith, Pittet, 2016.

Trismo

Em pacientes com fratura de mandíbula e arco zigomático, a presença de trismo frequentemente decorre de quadro álgico; no entanto, restrições anatômicas precisam ser descartadas. Embora muitas vezes, o trismo encontre resolução com uso de bloqueadores neuromusculares, é importante estabelecer a extensão da abertura de boca e se esta é adequada para permitir a intubação traqueal assistida por drogas. Intubação nasal acordada fibroscopia-assistida é uma valiosa ferramenta nesse contexto.

Na presença de fraturas bilaterais de mandíbula, deve-se mater atenção especial ao posicionamento. Perda da estrutura normal de suporte e obstrução de vias aérea podem acontecer na posição supina. Além disso, o uso de agentes hipnóticos ou bloqueadores neuromusculares pode ocasionar a perda total da patência de vias aéreas consequente à diminuição ou à abolição do tônus muscular.

Trauma cervical

A classificação anatômica mais bem aceita para o trauma penetrante cervical é feita por meio de três zonas **(Figura 23.7)**.

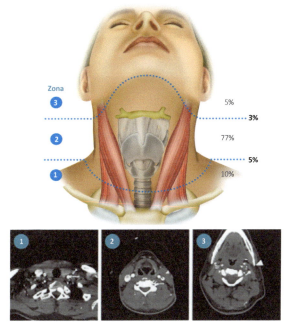

◼ Figura 23.7 – Zonas do pescoço para avaliação e tratamento de traumas cervicais penetrantes e contusos. As imagens tomográficas computadorizadas axiais (parte inferior) correspondem às zonas 1, 2 e 3. Os números representam a porcentagem de lesão em cada zona do pescoço.

Fonte: Adaptada de Jain U, McCunn M, Smith CE, Pittet JF. Management of the Traumatized Airway. Anesthesiology. 2016 Jan;124(1):199-206

→ **Zona 1 – da clavícula até a região de cartilagem cricóidea:** manejo desafiador em razão da presença de grandes vasos, pulmão e traqueia. Apesar de incomum, a mortalidade é alta.

→ **Zona 2 – da cartilagem cricóidea até o ângulo da mandíbula:** região mais frequentemente atingida no trauma cervical. A hemorragia é mais fácil de controlar, pois os grandes vasos não estão ancorados às estruturas adjacentes, ao contrário das zonas 1 e 3.

→ **Zona 3 – do ângulo da mandíbula até a base do crânio:** acesso cirúrgico difícil, podendo exigir craniotomia ou mandibulotomia. Intervenção angiográfica é frequentemente utilizada e o controle de sangramento de estruturas vasculares nessa região é desafiador.

Potenciais dificuldades a serem consideradas são hematoma do pescoço e enfisema subcutâneo, e a traqueostomia é o método de escolha na maior parte dos casos. Alternativamente, a intubação acordada com fibroscopia sob mão hábeis mostrou ser efetiva.

Rutura laringotraqueal

Via aérea cirúrgica sob ventilação espontânea é a melhor abordagem. Fibroscopia óptica pode ser usada como técnica alternativa e a passagem do tubo deve ser realizada distalmente ao sítio de lesão. Laringoscopia direta é altamente arriscada na presença de separação parcial ou total de laringe ou traqueia.

Intubação através da via aérea exposta pelo trauma

A intubação traqueal pode ser realizada diretamente pelo ferimento cervical no qual houve exposição da traqueia com elevada taxa de sucesso. É necessário o pinçamento distal à intubação para que a traqueia não retraia para dentro do tórax durante a introdução do tubo traqueal.

Manejo da via aérea difícil no cenário do trauma

Considerando-se que a fisiopatologia do trauma oferece complexidade adicional à abordagem da "via aérea difícil" e "via aérea fisiologicamente difícil", temas abordados individualmente em outros capítulos desse livro; todo paciente vítima de trauma deve ter ambos os fatores, anatômicos e fisiológicos, rigorosamente avaliados.

Preditores de dificuldade no manejo da via aérea no trauma estão listados no **Quadro 23.2**, bem como suas respectivas abordagens alternativas.

O mnemônico LEMON é uma ferramenta útil para avaliação de dificuldade de intubação e vários dos seus componentes são particularmente relevantes no trauma **(Quadro 23.3).**

O Comitê ASA de Trauma e Emergência preparou uma modificação do seu algoritmo de via aérea difícil para pacientes com trauma. Várias estratégias diferem do algoritmo ASA, e as seguintes questões devem ser consideradas ao gerenciar vias aéreas em pacientes com trauma.

■ Quadro 23.2 – Preditores de via aérea difícil no cenário de trauma

Cenário relacionado ao trauma	Desafio	Abordagem
Presença de colar cervical	Limitação da abertura de boca	Abertura da parte anterior do colar, mantendo adequada manobra de estabilização cervical (Figura 23.10)
Instabilidade cervical suspeita ou confirmada	Impossibilidade de posicionamento com alinhamento dos eixos (sniffing position)	Manobra laríngea externa (BURP), uso de bougie e/ou videolaringoscópio
Trauma facial	Presença de sangramento em cavidade orofaríngea	Garantir aspiração adequada (preferencialmente 2 aspirados rígidos) Via aérea cirúrgica
Trauma penetrante ou contundente em região cervical	Distorção anatômica de vias aéreas	Via aérea cirúrgica Intubação com manutenção da ventilação espontânea Se disponível, fibroscopia óptica é a técnica de escolha

BURP: *backward, upward, rigghtward pressure* – pressão na cartilagem tireoide em três sentidos.
Fonte: Adaptado de Kovacs, Sowers, 2018.

1. Despertar o paciente ou cancelar o procedimento raramente é uma alternativa, já que a necessidade de controle da via aérea de emergência presumidamente permanece.

2. Uma via aérea cirúrgica pode ser a primeira/melhor escolha em certas condições.

3. Fatores que comumente agregam dificuldade técnica no contexto do trauma.

Quadro 23.3 – Avaliação Lemon para intubação difícil.

L (*look*) Observar as características conhecidas por causarem dificuldade de intubação ou ventilação, p. ex, trauma facial, abertura limitada de boca

E (*evaluate*)
Avaliar a regra 3-3-2.
- Distância interincisivos: de pelo menos 3 dedos de largura **(3)**
- Distância entre o mento e o hioide: pelo menos a largura de 3 dedos **(3)**
- Distância entre a cartilagem tireoide e o teto da boca: de pelo menos 2 dedos de largura **(2)**

A possibilidade de alinhamento dos eixos faríngeo, laríngeo e oral (*sniff position*) está associada às relações supracitadas.

M (Mallampati)
A visão da hipofaringe é graduada pela classificação de Mallampati

O (*obstruction*)
Qualquer condição que cause obstrução de vias aéreas poderá dificultar a ventilação e laringoscopia

N (*neck mobility*)
Exigência vital para o sucesso da intubação.
Pacientes que requerem restrição da mobilidade cervical obviamente não possibilitam a movimentação do pescoço, impondo maiores dificuldades ao manejo da via aérea

Fonte: Adaptado de Reed, Rennie, Dunn, Gray, Robertson, McKeown, 2004.

3.1 Falha de reconhecimento de uma via aérea difícil em pacientes inconscientes;

3.1 Pacientes com reconhecida via aérea difícil que se apresentam hemodinamicamente instáveis ou que se recusam a cooperar com intubação acordada.

4. Se uma tentativa de intubação traqueal falhar e o paciente estiver apneico, ventilação com O_2 a 100% sob bolsa-válvula-máscara (BVM) deve ser iniciada.

5. Se a ventilação BVM for adequada, uma variedade de técnicas de intubação pode ser empregada.

6. Se a ventilação BVM for inadequada, a instalação de um dispositivo supraglótico pode ser tentada.

7. Ventilação suave com BVM realizada em pressões < 20 cm de H_2O antes da intubação pode ser benéfica em pacientes que não alcançaram pré-oxigenação adequada por causa de urgência clínica, de não cooperação ou de baixa capacidade residual funcional.

8. Manual *in-line stabilization* (MILS): pode piorar a visão da laringoscopia, fazendo com que maiores pressões aplicadas pelo profissional que realiza a intubação sejam transmitidas à coluna cervical. Adicionalmente, parecem resultar em maior tempo ou falha de intubação.

    Portanto, assim como a manobra de Sellick, recomenda-se a descontinuação da MILS se seu uso impede a intubação traqueal.

9. A videolaringoscopia tem ganhado uso em pacientes com preditores de via aérea difícil e/ou lesão cervical suspeita ou conhecida. Comparada à laringoscopia direta, parece reduzir a mobilidade cervical durante a intubação; no entanto, relaciona-se à dificuldade de obtenção de visão apropriada em uma orofaringe contaminada com sangue e/ou secreções.

    Embora a introdução de videolaringoscópios aumente o arsenal de dispositivos no gerenciamento da via aérea, estes ainda não substituíram a laringoscopia direta no cenário do trauma (**Figura 23.8).**

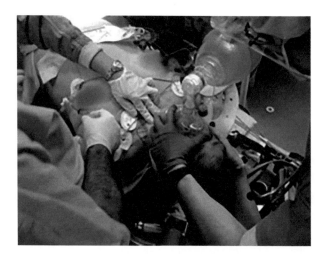

Figura 23.8 – Intubação de emergência em paciente vítima de trauma, sobre uma prancha de imobilização. A frente do colar cervical é removida e a estabilização cervical manual em linha é estabelecida, permitindo pressão cricoide e maior mobilização da mandíbula.
Fonte: Adaptada de De Dutton RP. Spinal cord injury. Int Anestesiol Clin 2002; 40:111.

CENÁRIOS ESPECIAIS – PACIENTE POLITRAUMATIZADO

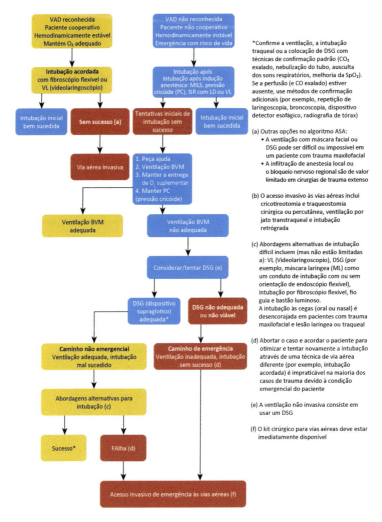

Figura 23.9 – Fluxograma geral de manejo de via aérea no paciente politraumatizado.
Fonte: Adaptada de Hagberg, Kaslow, 2014.

→ Conclusão

A prioridade no manejo da via aérea em paciente traumatizado é a oxigenação. Dificuldades em controle da via aérea, nesses cenários, são aumentadas por falência vital, risco de aspiração e específicas considerações relacionadas ao trauma raquimedular cervical.

Manejar seguramente a via aérea difícil prevista ou não prevista envolve decisões sobre como e quando intervir. *Guidelines* padronizados são limitados, exigindo atendimento multidisciplinar, técnicas e regimes de indução individualizados.

BIBLIOGRAFIA

1. ACoSCo Trauma, ATLS Studend Manual. 10th ed. Chicado, IL: American College of Surgeons; 2018;23-39.

2. Negro MS, Rodrigues RD. Tratado de anestesiologia: anestesia em trauma da face e do pescoço. 9. ed. São Paulo: Editora dos Editores Eireli; 2021. p. 2407-2418.3 vol.

3. Kovacs G, Sowers N. (2018). Airway Management in Trauma. Emergency Medicine Clinics of North America, 36(1), 61-84.

4. Spicer JD, Deckelbaum DL, Mulder DS, Ferri LE. (2015). Tracheal and Esophageal Injury. Encyclopedia of Trauma Care, 1611-1619.

5. Pimentel L, Diegelmann L. Evaluation and management of acute cervical spine trauma. Emerg Med Clin N Arm 2010;Nov;28(4):719-38.

6. Apfelbaum JL, Hagberg CA, Connis RT, Abdelmalak BB, Agarkar M, Dutton RP, et al. 2022 American Society of Anesthesiologists Practice Guidelines for Management of the Difficult Airway. Anesthesiology. 2022 Jan 1;136(1):31-81.

7. JR Gavagno SM, Steurer MP, Gissom TE. Anesthesia for trauma. In: Miller's Anesthesia. 9 ed. Philadelphia: Elsevier, 2019. P2115-26. 2vol.

8. Estime SR, Kuza CM. Trauma airway management: induction agents, rapid versus slower sequence intubations, and special considerations. Anesthesiol Clin. 2019 Mar;37(1):33-50.

9. Weingart SD, Trueger NS, Wrong N, Scofi J, Singh N, Rudolph S, Singh N, Rudolph SS. Delayed sequence intubation. Ann Emerg Med 2015; 65(4): 349-55.

10. Frerk C, Mitchell VS, McNarry AF, Mendonca C, Bhagrath R, Patel A, et al. Difficult Airway Society intubation guidelines working group. Difficult Airway Society 2015 guidelines for management of unanticipated difficult intubation in adults. Br J Anaesth. 2015 Dec;115(6):827-48.

11. Walls RM, Vissers RJ. The traumatized airway. In: Benumof's Airway Management. 2ed. Mosby; 2007.p.939-958.

12. Jain U, McCunn M, Smith CE, Pittet JF. Management of the traumatized airway. Anesthesiology. 2016 Jan;124(1):199-206.

13. Reed MJ, Rennie LM, Dunn MJ, et al. Is the "LEMON" method an easily applied emergency airway assessment tool? Eur J Emerg Med 2004;11(3):154-157.

14. Hagberg CA, Kaslow O. Difficult airway management algorithm in trauma updated by COTEP. ASA Monitor 2014 Sep;78(9): 56-59.

24

COMPLICAÇÕES RELACIONADAS AO MANEJO DA VIA AÉREA

Mayara Laíse Assis

→ Introdução

A abordagem da via aérea (VA) pode ser realizada em diversas situações, entre as quais, anestesia geral para cirurgias eletivas e de emergência, pronto-socorro e unidade de terapia intensiva (UTI). Este capítulo se aterá ao manejo da VA na UTI, manejo este que pode se dar em uma situação eletiva ou de emergência, sendo a última relacionada a mais complicações. Griesdale et al. mostraram alto risco de complicações em intubações de emergência, com mais de três tentativas, principalmente hipoxemia grave.

Independentemente de qualquer coisa, um planejamento adequado é de suma importância, bem como a comunicação em alça fechada e todo o plano para a equipe multidisciplinar.

→ Abordagem da Via Aérea

A anamnese e avaliação física da via aérea previamente ao procedimento através de escores podem antever uma via aérea difícil, culminando em uma adequada preparação. Porém, complicações no manejo da via aérea difícil (VAD) podem ocorrer se esta for identificada previamente ou não; portanto, o adequado planejamento se faz necessário em qualquer situação, inclusive durante a ventilação com bolsa valva máscara, ventilação mecânica e extubação do paciente.

Um estudo realizado em 2011 levantou complicações associadas à VA no centro cirúrgico, setor de emergência e UTI, denominado NAP 4 (do inglês, The Fourth National Audit Project of the Royal College od Anaesthetists and the Difficult Airway Society). Também avaliou diversos fatores associados a complicações como planejamento ruim para o manejo da VA e para casos de insucesso na sua obtenção, múltiplas tentativas, obesidade, uso inapropriado de dispositivos supraglóticos, falha no reconhecimento da intubação esofágica pelo uso incorreto da capnografia, intubação no setor de emergência ou na UTI.

A VA pode ser dividida entre anatômica e fisiologicamente difícil. A primeira é a dificuldade de intubação orotraqueal (IOT) e/ou ventilação com bolsa valva máscara (VBVM) por um profissional treinado (Quadro 24.1). A segunda é o processo no qual a indução e a intubação podem oferecer risco de deterioração por piorar as condições fisiológicas. A falência de intubação ocorre quando há falha após múltiplas tentativas de realizá-la através do tubo orotraqueal. Ambos temas são abordados em capítulos específicos neste livro.

Quadro 24.1 – Classificação de VAD.

Via aérea anatomicamente difícil	Características
Dificuldade de ventilação bolsa-valva-máscara	Impossibilidade de ventilar o paciente confirmada mediante capnografia
Dificuldade de alocar dispositivo supraglótico (DSG)	Na presença ou não de patologia da traqueia, impossibilidade de instalar o DSG após várias tentativas
Laringoscopia difícil	Impossibilidade de visualizar qualquer ponto da corda vocal após múltiplas laringoscopias convencionais
Intubação difícil ou falha	Múltiplas tentativas na presença ou ausência de patologia da traqueia

Fonte: Adaptado de The Walls Manual of Emergency Airway Management. Calvin Brown III, John Sackles e Nathan W. Mick, 4th edition. 2017.

A dificuldade de realizar IOT envolve uma série de fatores relacionados ao paciente crítico e à sua situação clínica. A urgência na obtenção da VA e a redução da reserva fisiológica contribuem para complicações periprocedimento como hipoxemia, hipotensão, arritmia cardíaca, dano neurológico e óbito. Além disso, a habilidade do profissional, fatores humanos e o ambiente físico da UTI, também podem interferir no sucesso durante o procedimento de alto risco, bem como no surgimento de complicações.

Russoto et al. publicaram um estudo observacional, multicêntrico, em 2021, com 2.964 pacientes submetidos à intubação orotraqueal em UTI, setor de emergência e enfermarias, com objetivo primário de avaliar a incidência das principais complicações. Os autores identificaram que 45,2% dos pacientes apresentaram pelo menos uma intercorrência periprocedimento. Em pacientes submetidos à intubação de emergência, 42,6% sofreram instabilidade cardiovascular, seguida de hipoxemia grave (9,3%) e parada cardiorrespiratória (3,1%).

Para minimizar o risco de injúria ao paciente, o médico intensivista deve realizar uma anamnese (história prévia de VAD, doença pregressa, radioterapia cervical, entre outros) e um exame físico minucioso da VA, identificar potenciais problemas e elaborar um plano para o atendimento. A American Society of Anesthesiologists (ASA) elaborou um algoritmo de via aérea difícil (Figura 24.1).

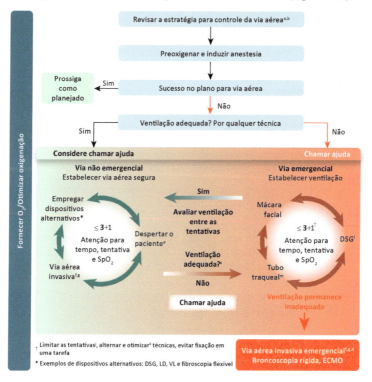

■ Figura 24.1 – Fluxograma do Manejo da Via aérea difícil.
Fonte: Adaptada de Apfelbaum JL, Hagberg CA, Connis RT, Abdelmalak BB, Agarkar M, Dutton RP, et al. 2022 American Society of Anesthesiologists Practice Guidelines for Management of the Difficult Airway. Vol. 136, Anesthesiology. 2022. 31–81 p.

Na UTI, a única ferramenta validada para avaliar a via aérea de pacientes críticos é o escore MACOCHA, se ≥ 3, prediz intubação difícil (Tabela 24.1).

Tabela 24.1 – Escore Macocha.

Fatores	Pontos
Relacionados ao paciente	
Mallampati 3 ou 4	5
Síndrome de apneia obstrutiva do sono	2
Mobilidade da coluna cervical reduzida	1
Abertura bucal menor que 3 cm	1
Relacionados a patologia	
Coma	1
Hipoxemia severa (< 80%)	1
Relacionados ao operador	
Não anestesista	1
Total	12

Fonte: Adaptado de de Jong A, Molinari N, Terzi N, Mongardon N, Arnal JM, et al. Early identification of patients at risk for difficult intubation in the intensive care unit: Development and validation of the MACOCHA score in a multicenter cohort study. American Journal of Respiratory and Critical Care Medicine. 2013;187(8):832-9.

Deve-se ter em mente um *checklist* para IOT que elencará o preparo do paciente, do equipamento, do time multidisciplinar para intercorrências, dividindo-se o plano do atendimento com toda a equipe.

Complicações no manejo da VA

A complicação no manejo da via aérea pode ocorrer desde o preparo, com a ventilação bolsa-valva-máscara até a extubação. Neste capítulo, serão abordados os principais (Quadro 24.2).

O estudo NAP4 mostrou que, na UTI, as principais complicações estavam relacionadas ao manejo da traqueostomia, à retirada acidental ou ao deslocamento do tubo orotraqueal, à intubação falha e à intubação esofágica.

◼ Quadro 24.2 – Complicações encontradas durante o manejo da via aérea.

Intubação difícil	Treinamento insuficiente
Ventilação difícil	Ausência de especialista
Intubação falha	Diagnóstico errôneo
Aspiração	Ausência de jejum
Laringoespasmo	Monitorização inadequada
Broncoespasmo	Equipamento inadequado
Pneumotórax	Trauma de via aérea
Obstrução de via aérea	

Fonte: Adaptado de Schiff JH, Walther A, Krier C, Hagberg CA. Complications of Managing the Airway [Internet]. Fourth Edition. Benumof and Hagberg's Airway Management: Third Edition. Elsevier Inc.; 2012. 868-889.e9 p. Available from: https://doi.org/10.1016/B978-0-323-42881-1.00049-3

Complicação com dispositivos supraglóticos

As máscaras laríngeas (ML) fazem parte do arsenal dos dispositivos supraglóticos, podendo ser divididas em 1ª e 2ª gerações. Por se repousarem sobre a glote, são chamados de supraglóticos, enquanto os dispositivos que se posicionam atrás da glote são chamados de retroglóticos, entre eles tubo laríngeo, combitube, entre outros.

A falha na sua utilização é definida como ventilação e oxigenação inadequadas após três tentativas.

Seu uso está associado a dois momentos no manejo de via aérea: quando o relaxamento muscular não é necessário; ou em emergências em que a ventilação com bolsa-valva-máscara não é adequada e a intubação orotraqueal por laringoscopia direta ou por videolaringoscópio é impossível.

Deve-se lembrar que não os dispositivos supraglóticos não oferecem proteção contra broncoaspiração, pois não isolam a traqueia do esôfago e, quando o paciente está de estômago cheio, seu uso, de forma eletiva, é contraindicado.

Pode ocorrer lesão das estruturas em contato com o dispositivo (língua, nervo laríngeo recorrente e hipoglosso, epiglote e aritenoides, dentes, língua, lábios, mucosa da via aérea, principalmente orofaringe quando associado a altas pressões do *cuff*), aspiração de conteúdo gástrico e obstrução da via aérea ao empurrar um corpo estranho para a traqueia. Durante a passagem do tubo laríngeo, pode ocorrer lesão da mucosa da faringe que pode ser minimizada com a laringoscopia por ajudar na abertura bucal.

Máscara Laríngea:

Sua instalação correta em alguns pacientes pode ser de difícil realização, por diversos motivos:

→ Durante sua colocação, a epiglote pode ser empurrada para a glote, a ponta da máscara pode se dobrar obstruindo a laringe, ocasionando a obstrução parcial ou total da VA. Para corrigi-la, a exteriorização leve da máscara e sua posterior reintrodução podem resolver o problema. Na Figura 24.2, observam-se exemplos de mau posicionamento da máscara laríngea.

→ Excesso de lubrificante pode escorregar pela via aérea, gerando obstrução e irritação das vias aéreas.

→ Posicionamento inadequado decorrente de abertura bucal pequena, *cuff* insuflado na inserção, tamanho e profundidade de inserção errados, sedação e posicionamento inadequado do paciente (deve-se colocá-lo, se possível, em *sniffing position* e não realizar pressão cricoide para sua passagem).

→ Risco de broncoaspiração, que pode ser minimizado ao se utilizarem máscaras de 2ª geração, que contêm espaço para a passagem de tubo orogástrico, aspiração e descompressão gástrica.

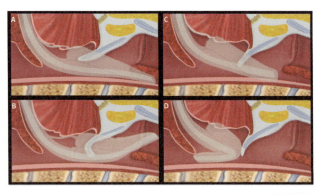

■ Figura 24.2 – Posicionamento da máscara laríngea.

(A) Posicionamento adequado. (B) Posicionamento inadequado: a ML avança dentro da glote. (C) Posicionamento inadequado: a ML não veda o espaço entre a glote e a epiglote. (D) Posicionamento inadequado: a ML dobra-se acima da epiglote. ML: máscara laríngea.

Fonte: Adaptada de Timmermann A, Bergner UA, Russo SG. Laryngeal mask airway indications: New frontiers for second-generation supraglottic airways. Curr Opin Anaesthesiol. 2015;28(6):717–26.

A obesidade; sexo masculino; dentição ausente ou reduzida; Mallampati 3 ou 4; abertura bucal e mobilização do pescoço reduzidas; patologias na glote, epiglote ou hipofaringe; uso de dispositivo menor que o recomendado; e múltiplas inserções estão associadas à dificuldade de uso da máscara laríngea.

Essa dificuldade, portanto, pode acarretar obstrução parcial ou total e causar aumento do trabalho respiratório, tosse, laringoespasmo, broncoespasmo, má vedação da máscara e incapacidade de ventilação dos pulmões.

Complicação durante intubação orotraqueal

A IOT é composta por vários momentos, desde a preparação do paciente, do equipamento a ser utilizado e do time multiprofissional, até o procedimento anestésico, inserção do tubo orotraqueal e o manejo inicial pós-intubação. Pode haver complicações em todos esses momentos (Figura 24.3).

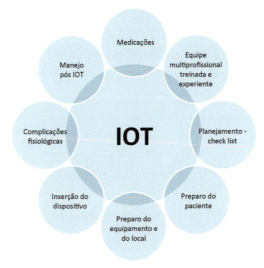

Figura 24.3 – Momentos críticos durante a intubação orotraqueal.
Fonte: Desenvolvido pelos autores.

Já discutida anteriormente a necessidade de identificar possíveis complicações e de preparo para o manejo da via aérea de maneira adequada para se evitar hipoxemia, broncoaspiração, trauma de via aérea, instabilidade hemodinâmica, dano neurológico e parada cardiorrespiratória.

Hipoxemia

Para reduzir a hipoxemia, indicam-se a pré-oxigenação e a oxigenação periprocedimento através de bolsa valva máscara, cateter nasal simples, cateter nasal de alto fluxo e/ou ventilação não invasiva. Novamente ressaltamos a importância de um planejamento caso a intubação seja falha (Figura 24.1).

Diante de um paciente com hipoxemia, deve-se atentar para outros diagnósticos causadores, como:

→ Falha do fornecedor de oxigênio

→ Bloqueio do sistema de fornecimento de oxigênio

→ Problema no dispositivo que está fornecendo o oxigênio (ventilador mecânico através de ventilação não invasiva, cateter nasal de alto fluxo, cateter nasal simples, máscara facial e bolsa valva máscara)

→ Vedamento ruim da máscara facial;

→ Pressão cricoide em excesso;

→ Laringoespasmo;

→ Corpo estranho;

→ Broncoaspiração;

→ Pneumotórax;

→ Sangue;

→ Broncoespasmo;

→ Hipotensão severa;

→ Parada cardiorrespiratória.

Se paciente com alto risco de broncoaspiração, além de suspender a dieta, considerar passagem de sonda nasogástrica para esvaziar o estômago e, se presente, realizar a aspiração dela. Considerar realizar uma correta pressão na cartilagem cricoide, caso o time tenha prática, para reduzir a insuflação gástrica. Suspender a manobra se vômitos, dificuldade de inserção do tubo orotraqueal, laringoscopia ou ventilação.

Durante a indução anestésica, considerar o quadro hemodinâmico do paciente para a escolha das drogas sedativas e analgésicas.

Laringoscopia

A laringoscopia pode ser difícil e ocorre mais frequentemente em situações de emergência e em pacientes críticos. Múltiplas laringoscopias estão associadas a trauma da via aérea e piora da oxigenação.

Para uma laringoscopia ótima, deve-se atentar ao preparo adequado do paciente, ao posicionamento (*sniffing* position ou posicionamento em rampa, se obeso), à escolha correta do material (tubo orotraqueal, lâmina do laringoscópio ou videolaringoscópio, medicações para indução e bloqueio neuromuscular, com atenção à dose e ao tempo de ação), à experiência e ao treinamento e planejamento para atender intercorrências.

Instabilidade hemodinâmica

Muito presente no período peri-intubação conforme artigo publicado em 2021, por Russoto et al, e já discutida neste capítulo.

A instabilidade hemodinâmica pode ocorrer por diversos motivos:

→ Redução do retorno venoso após instalação de pressão positiva pela IOT, alterando a fisiologia da interação cardiopulmonar;

→ Depleção volêmica.

→ *Status* inflamatório da doença de base levando à vasodilatação e perda de volume para o espaço extravascular;

→ Uso de sedativos.

Realizar ressuscitação volêmica e utilizar drogas vasoativas no período peri- intubação pode prevenir e tratar a instabilidade hemodinâmica.

A escolha do agente indutor e sedativo deve ser criteriosa e adequada ao contexto fisiológico do paciente no momento. Esse tema também está descrito com detalhes em outro capítulo do presente livro.

Intubação traumática

Pode ocorrer intubação traumática com o aumento do número de laringoscopias. Estas tendem a receber mais força, que pode resultar em lesões nos lábios, úvula, língua, cavidade oral com cortes, sangramentos, edema e perfuração de partes moles. Pode ocorrer avulsão dentária com risco de aspiração.

Lesão de cordas vocais durante a passagem do tubo orotraqueal pode ocasionar rouquidão ou obstrução de via aérea se unilateral ou bilateral, respectivamente. Geralmente temporárias. A principal causa é o posicionamento subglótico do balonete do tubo orotraqueal causando pressão sobre o nervo laríngeo recorrente, o que pode ser corrigido com o controle da pressão do balonete e seu posicionamento abaixo das cordas vocais aproximadamente 15 mm.

Lesão na traqueia geralmente ocorre por excesso de pressão no balonete do tubo/cânula de traqueostomia, tamanho inadequado e mau posicionamento que ocasiona edema, inflamação, ulceração, necrose da via aérea. Também durante a laringoscopia, a utilização de fio-guia e de sonda trocadora, geralmente associado ao treinamento inadequado dos profissionais, causando um trauma mecânico, como ruptura traqueal e bronquial. Uso prolongado de tubo/cânula traqueal pode levar ao desenvolvimento de granulomas, estenose de traqueia e traqueomalácia.

Barotrauma pode ocorrer quando pressões excessivas são utilizadas durante a ventilação após a intubação orotraqueal.

Intubação esofágica

Intubação esofágica pode ter consequências graves quando não é identificada rapidamente. Mais frequente quando realizada por profissionais inexperientes. A utilização de capnografia é essencial para sua identificação, mas a presença de outras alterações ao exame físico pode aventar a hipótese diagnóstica, como ausência de incursão e sons respiratórios, ausculta do epigástrio com ruídos e condensação e retorno de material gástrico pelo tubo orotraqueal. Na capnografia, as ondas diminuem rapidamente (Figura 24.4).

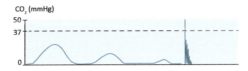

■ Figura 24.4 – Capnografia em forma de onda.

Capnografia em forma de onda demonstrando uma intubação esofágica: há redução progressiva do gás carbônico (CO_2) exalado até a sua ausência.

Fonte: Adaptada Valiatti, Santos, et al., 2012.

Em complicações relacionadas ao esôfago, cite-se a perfuração esofágica, geralmente associada a relato de intubação difícil e, mais uma vez, mais frequente em mãos inexperientes ou na presença de patologia esofágica. Ocorrem geralmente na porção acima do músculo cricofaríngeo, onde a parede esofágica é mais fina. Podem causar febre, dor, enfisema subcutâneo, mediastinite, empiema e óbito se não tratadas adequadamente.

Cook et al., em 2016, publicaram um estudo que mostrou que, após a publicação do NAP4, em 2011, mudanças foram observadas principalmente no ambiente de UTI, no qual o uso de capnografia em forma de onda foi mais frequente, bem como a melhora em prever e organizar-se frente a uma via aérea difícil.

Complicações no manejo pós intubação

Após o paciente ser intubado, pode haver algumas intercorrências como:

→ **Obstrução do tubo orotraqueal:** por secreção intraluminal ou compressão extrínseca. Realizar humidificação e aspiração traqueal regular pode reduzir e evitar a obstrução. Cuidados devem ser realizados quanto ao suporte do circuito ventilatório e da fixação para que não haja dobra do tubo ou seu estrangulamento.

→ **Deslocamento do tubo:** pode ser parcial ou total e o uso da capnografia é um importante auxílio diagnóstico. Pode ocorrer durante mobilização, troca de fixação, passagem de dispositivos pela cavidade oral (desde sondas até realização de endoscopia digestiva e ecocardiograma transesofágico), também em pacientes agitados e devido a circuito pesado.

Complicação com dispositivos infraglóticos

Podem ocorrer complicações associadas à inserção dos dispositivos e durante seu uso na UTI. Como dispositivos infraglóticos, citem-se a cricotireoidostomia e a traqueostomia.

A cricotireoidotomia é um procedimento de emergência quando o intensivista se depara com a situação de "não intubo e não ventilo" em um paciente em deterioração clínica. É uma via aérea translaríngea e pode ser por punção ou cirúrgica. Exemplos de complicações do procedimento: sangramento; hipoxemia; insucesso no acesso à via aérea; enfisema subcutâneo; pneumotórax; lesão de parede posterior da traqueia; fístula esofágica; e lesão de laringe. Logo após o acesso e a estabilização do paciente, deve ser realizada a troca de modalidade de via aérea definitiva, em razão do risco de se desenvolverem estenose subglótica, formação de granulomas e hematomas, paralisia de cordas vocais, entre outros.

A traqueostomia, procedimento programado, acessa a via aérea por via transtraqueal, cirúrgica ou percutânea. As complicações agudas são semelhantes às presentes na cricotireoidostomia.

A cânula de traqueostomia também pode se deslocar tota ou parcialmente, inclusive com a formação de um falso trajeto, em condições similares ao deslocamento do tubo orotraqueal. Para prevenir o problema, a adequada fixação e o cuidado durante as manipulações da prótese e manipulação do paciente são de fundamental importância (Figura 24.5).

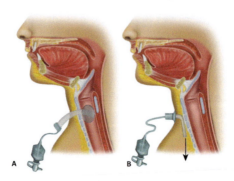

■ Figura 24.5 – Deslocamento de traqueostomia. (A:)Deslocamento com parcial com obstrução da luz da traqueia. (B) Falso trajeto.
Fonte: Adaptada de McGrath BA, Bates L, Atkinson D, Moore JA. Multidisciplinary guidelines for the management of tracheostomy and laryngectomy airway emergencies. Anaesthesia.2012;67(9):1025–41.

O tempo de traqueostomia e o modo de confecção são informações importantes durante o atendimento de um deslocamento/suspeita de traqueostomia e devem ser sinalizados entre a equipe multiprofissional que está atendendo o paciente. Uma ideia é deixar essa informação no próprio leito do paciente e facilmente acessível. Traqueostomia recentes (< 7 dias) é um fator ominoso no atendimento do deslocamento total do dispositivo, por ser difícil a sua realocação durante uma emergência, com risco de lesão de traqueia e desabamento da via aérea ao se tentar realocá-lo.

Em um paciente em deterioração clínica (colapso hemodinâmico e respiratório), deve-se realizar sua oxigenação por via oral e traqueostomia se possível (se não, ocluir uma das vias) e realizar intubação orotraqueal preferencialmente. Se insucesso, realizar intubação pelo traqueostoma com auxílio de um bougie com tubo orotraqueal de fino calibre (p. ex., número 6) ou cânula de traqueostomia de fino calibre. Após, avaliar necessidade de broncoscopia e reavaliação da equipe cirúrgica.

→ Conclusão

Realizar um adequado planejamento para o manejo da via aérea é essencial para se reduzir o risco de eventos adversos, baseando-se em fluxogramas, *checklists* e utilizando-se uma comunicação eficaz, que engloba toda a equipe envolvida no atendimento. Por meio dessas ações associadas à *expertise* dos profissionais de saúde, o atendimento à via aérea torna-se mais seguro.

BIBLIOGRAFIA

1. Ahmed A, Azim A. Difficult tracheal intubation in critically ill. J Intensive Care. 2018;6(1):1–9.

2. Apfelbaum JL, Hagberg CA, Connis RT, Abdelmalak BB, Agarkar M, Dutton RP, et al. 2022 American Society of Anesthesiologists Practice Guidelines for Management of the Difficult Airway. Vol. 136, Anesthesiology. 2022. 31–81 p.

3. Cook TM, Woodall N, Frerk C. A national survey of the impact of NAP4 on airway management practice in United Kingdom hospitals: Closing the safety gap in anaesthesia, intensive care and the emergency department. Br J Anaesth [Internet]. 2016;117(2):182–90. Available from: http://dx.doi.org/10.1093/bja/aew177

4. Cook TM, Woodall N, Frerk C. Major Complications of Airway management in the United Kingdom. Report and Findings. Vol. 106, Fourth National Audit Project of the Royal College of Anaesthetists and Difficult Airway Society. 2011. 617–31 p.

5. Griesdale DEG, Bosma TL, Kurth T, Isac G, Chittock DR. Complications of endotracheal intubation in the critically ill. Intensive Care Med. 2008;34(10):1835–42.

6. Higgs A, McGrath BA, Goddard C, Rangasami J, Suntharalingam G, Gale R, et al. Guidelines for the management of tracheal intubation in critically ill adults. Br J Anaesth [Internet]. 2018;120(2):323–52. Available from: https://doi.org/10.1016/j.bja.2017.10.021

7. Hsiao YJ, Chen CY, Hung HT, Lee CH, Su YY, Ng CJ, et al. Comparison of the outcome of emergency endotracheal intubation in the general ward, intensive care unit and emergency department. Biomed J [Internet]. 2021;44(6):S110–8. Available from: https://doi.org/10.1016/j.bj.2020.07.006

8. Langeron O, Amour J, Vivien B, Aubrun F. Clinical review: Management of difficult airways. Crit Care. 2006;10(6):1–5.

9. Law JA, Duggan L V., Asselin M, Baker P, Crosby E, Downey A, et al. Canadian Airway Focus Group updated consensus-based recommendations for management of the difficult airway: part 1. Difficult airway management encountered in an unconscious patient. Vol. 68, Canadian Journal of Anesthesia. 2021. 1373–1404 p.

10. Law JA, Duggan L V., Asselin M, Baker P, Crosby E, Downey A, et al. Canadian Airway Focus Group updated consensus-based recommendations for management of the difficult airway: part 2. Planning and implementing safe management of the patient with an anticipated difficult airway. Vol. 68, Canadian Journal of Anesthesia. 2021. 1405–1436 p.

11. Malhotra S. Practice Guidelines for Management of the Difficult Airway. Pract Guidel Anesth. 2016;(2):127–127.

12. McGrath BA, Bates L, Atkinson D, Moore JA. Multidisciplinary guidelines for the management of tracheostomy and laryngectomy airway emergencies. Anaesthesia. 2012;67(9):1025–41.

13. Mort TC. Complications of emergency tracheal intubation: Immediate airway-related consequences: Part II. J Intensive Care Med. 2007;22(4):208–15.

14. Mosier JM, Joshi R, Hypes C, Pacheco G, Valenzuela T, Sakles JC. The physiologically difficult airway. West J Emerg Med. 2015;16(7):1109–17.

15. Ramachandran SK, Mathis MR, Tremper KK, Shanks AM, Kheterpal S. Predictors and clinical outcomes from failed laryngeal mask airway unique™: A study of 15,795 patients. Anesthesiology. 2012;116(6):1217–26.

16. Russotto V, Myatra SN, Laffey JG, Tassistro E, Antolini L, Bauer P, et al. Intubation Practices and Adverse Peri-intubation Events in Critically Ill Patients from 29 Countries. JAMA- J Am Med Assoc. 2021;325(12):1164–72.

17. Russotto V, Tassistro E, Myatra SN, Parotto M, Antolini L, et al. Peri-intubation Cardiovascular Collapse in Critically Ill Patients: Insights from the INTUBE Study. Am J Respir Crit Care Med. 2022;1–59.

18. Schiff JH, Walther A, Krier C, Hagberg CA. Complications of Managing the Airway [Internet]. Fourth Edition. Benumof and Hagberg's Airway Management: Third Edition.

Elsevier Inc.; 2012. 868-889.e9 p. Available from: https://doi.org/10.1016/B978-0-323-42881-1.00049-3

19. Thomas AN, McGrath BA. Patient safety incidents associated with airway devices in critical care: A review of reports to the UK National Patient Safety Agency. Anaesthesia. 2009;64(4):358–65.

20. Timmermann A, Bergner UA, Russo SG. Laryngeal mask airway indications: New frontiers for second-generation supraglottic airways. Curr Opin Anaesthesiol. 2015;28(6):717–26.

21. Wan C, Hanson AC, Schulte PJ, Dong Y, Bauer PR. Propofol, Ketamine, and Etomidate as Induction Agents for Intubation and Outcomes in Critically Ill Patients: A Retrospective Cohort Study. Crit Care Explor. 2021;3(5):e0435.

22. Valiatti, Jorge Luis dos Santos et al. Ventilação mecânica: fundamentos e prática clínica. 2 Edição: Rio de Janeiro: Guanabara Koogan, 2021.